Hans Strotzka

Psychotherapie und Tiefenpsychologie

Ein Kurzlehrbuch

Dritte, unveränderte Auflage

Springer-Verlag Wien New York

Prof. Dr. Hans Strotzka
Vorstand des Instituts für Tiefenpsychologie und Psychotherapie
Universität Wien, Österreich

Printed in Austria

IBM-Composersatz: Springer-Verlag Wien
Umbruch und Druck: Novographic, Ing. W. Schmid, A-1238 Wien

Gedruckt auf säurefreiem, chlorfrei gebleichtem Papier – TCF

SPIN: 10730461

ISBN 3-211-82572-X Springer-Verlag Wien New York
ISBN 0-387-82572-X Springer-Verlag New York Wien

ISBN 3-211-81810-3 2. Aufl. Springer-Verlag Wien New York
ISBN 0-387-81810-3 2nd ed. Springer-Verlag New York Wien

Vorwort

Aus dem Institut für Tiefenpsychologie und Psychotherapie der Universität Wien sind in den Jahren 1975 bis 1980 drei Bücher (Strotzka, Psychotherapie: Grundlagen, Verfahren, Indikationen, 2. Auflage, 1978; Fallstudien zur Psychotherapie, 1979; Der Psychotherapeut im Spannungsfeld der Institutionen, 1980) hervorgegangen, die unter Beteiligung aller Mitarbeiter ein umfassendes Bild der psychotherapeutischen Szene darstellen sollten. Das vorliegende Buch gibt eine einführende Darstellung der Tiefenpsychologie und Psychotherapie für Studierende, Ärzte, Sozialarbeiter und interessierte Laien. Wer in das Gebiet tiefer eindringen will, sei auf die oben angeführten Bücher hingewiesen.

Ich versuche klarzumachen, daß das Chaos in der Psychotherapieentwicklung von einem festen Punkt aus, nämlich der *Klienten- (Patienten-) Orientiertheit (Zentriertheit)*, bei gleichzeitiger Haltung des *Methodenpluralismus* (Becker und Reiter, 1977) verständlich und transparent gemacht werden kann. Was man unter diesen zwei Schlagworten verstehen soll, wird in diesem Buch behandelt; vorläufig soll nur gesagt werden, daß wir auf dem Standpunkt stehen, daß das Interesse des Patienten in seinem jeweiligen Bezug entscheidend sein soll für die Wahl der Therapie, und daß eine solche, wenn sie wirklich indiziert ist, auch zugänglich gemacht werden soll. Dies setzt eine vergleichende Psychotherapieforschung (Fürstenau, 1979) voraus, wie wir sie erst in den Anfängen besitzen, und setzt weiter voraus, daß keine Schule für sich Offenbarungscharakter, also Allgemeingültigkeit, beanspruchen kann.

Psychotherapie kann nicht durch Buchlektüre gelernt, sie muß mühsam erarbeitet werden. Eine solche Orientierung wird aber dem Ausbildungsinteressierten vielleicht den Weg durch das Labyrinth der Schulen erleichtern und dadurch ermöglichen, eine solche Ausbildung in einer der großen Schulen zu finden, die wohl unverändert die Basis für jede psychotherapeutische Aktivität darstellt.

Ein Exkurs über psychoanalytische Theorie ist deswegen angeschlossen, weil wir überzeugt sind, daß diese Theorie trotz aller Kritik und Weiterentwicklung seit Freud die beste Basis zum Verständnis innerpsychischer und interaktioneller Vorgänge darstellt und daher eine besondere Berücksichtigung verdient.

Wien, im Sommer 1982 **H. Strotzka**

Vorwort zur zweiten Auflage

Der Autor freut sich natürlich, daß schon 2 Jahre nach dem ersten Erscheinen dieses Kurzlehrbuches eine weitere Auflage notwendig und möglich geworden ist. Das Buch hat sich in der Unterrichtspraxis bewährt und ist auch in der Kritik gut angekommen, so daß Veränderungen vorerst nicht notwendig waren.

Das Vorwort gibt aber Gelegenheit, auf eine nationale und internationale Entwicklung hinzuweisen, die mir gerade für Studenten wichtig ist. Hier in Österreich hat sich der Dachverband Österreichischer Psychotherapeutischer Vereinigungen als lebensfähig erwiesen und bietet nun eine kooperative Gesprächsbasis für die verschiedenen wissenschaftlichen Schulen, ohne daß ihre Identität dadurch angegriffen wird.

International gesehen beginnen sich Psychoanalytiker wieder mehr auf ihre gesellschaftliche Verantwortung zu besinnen, wie es ja einer guten Freudianischen Tradition entspricht. Neben H. E. Richter sei auf L. Rangell und jüngst auf C. Nedelmann und H. Becker verwiesen. Die psychoanalytische Alltagsethik scheint endlich zu versuchen, das Ethikdefizit unserer Zeit zu bekämpfen.

Wien, im Frühjahr 1984 **H. Strotzka**

Inhaltsverzeichnis

1. Allgemeine Psychotherapie

1.1. Definition der Psychotherapie

Die Frage, was Psychotherapeuten eigentlich machen, ist zweifellos der Beginn jeder Auseinandersetzung mit diesem Thema. Nun gibt es allerdings ein Scherzwort, daß es so viele Definitionen gibt wie publizierende Therapeuten. Für uns jedenfalls hat sich folgende Definition bewährt:

Psychotherapie ist eine Interaktion zwischen einem oder mehreren Patienten und einem oder mehreren Therapeuten (auf Grund einer standardisierten Ausbildung), zum Zwecke der Behandlung von Verhaltensstörungen oder Leidenszuständen (vorwiegend psychosozialer Verursachung) *mit psychologischen Mitteln* (oder vielleicht besser durch Kommunikation, vorwiegend verbal oder auch averbal), *mit einer lehrbaren Technik, einem definierten Ziel* und *auf der Basis einer Theorie des normalen und abnormen Verhaltens.*

Wir vermeiden mit dieser Definition eine Diskussion des heiklen Krankheitsbegriffes, über den kein allgemeiner Konsens besteht. Wohl aber muß eine gewisse Übereinstimmung über die Behandlungsbedürftigkeit zwischen Therapeuten, Patienten und den Bezugsgruppen bestehen, die natürlich kulturrelativ ist und stark vom Gesellschaftssystem abhängt. Die hier gewählte relativ enge Definition zeigt die Psychotherapie bis zu einem gewissen Grade als ein Luxusphänomen auf, das heißt, daß sie an einen gewissen Wohlstand gebunden ist, wo bereits eine Infrastruktur besteht, die etwa Psychotherapeutenausbildung impliziert. Es gibt Gesellschaften, wo unverändert wie in der Frühzeit (siehe geschichtliche Entwicklung, S. 3) Medizinmänner oder Priester die Psychotherapeutenrolle übernehmen.

Die Forderung nach einer lehrbaren Technik soll die rein charismatische Wirkung einzelner „geborener“ Psychotherapeuten, die auf Grund ihrer suggestiven Ausstrahlung wirken, ausschließen sowie die Professionalität dieser Begegnung unterstreichen.

Eine Zieldeklaration ist deshalb wichtig, weil Erfolgsbeurteilungen nur möglich sind, wenn die Behandlungsziele bekannt sind. So kann man etwa rein auf Symptombesserung orientierte Therapien (wie die Verhaltensmodifikation) nicht mit Behandlungen, die Persönlichkeitsumstrukturierungen anstreben, wie die Psychoanalyse, vergleichen.

Als Theorien, die den Orientierungshintergrund psychotherapeutischen Handelns darstellen, finden wir derzeit die Lerntheorien, die tiefenpsychologischen Konzepte (alle Psychologien des Unbewußten, also vor allem die Psychoanalyse), die Systemtheorie (vorwiegend für die Familientherapie), eventuell sozialpsychologische Konzepte (für Gruppenpsychotherapien) und philosophische Anthropologien (etwa die Existenzphilosophie für die Daseinsanalyse oder Frankls Logotherapie oder eine humanistische Philosophie für die kognitive Psychotherapie).

Dieser *engen* Definition kann man die *weiteste* Definition einer *psychotherapeutischen Grundhaltung* gegenüberstellen. Man erwartet sich dabei eine Besserung von

einem wertfreien Akzeptieren des Patienten,
dem Bemühen um eine sympathisierende Einfühlung (Empathie),
einem indirekten Beratungsstil
und der Echtheit dieser Haltung (Kongruenz).

Carl Rogers, der Begründer der patientenzentrierten indirektiven Beratung, sieht in diesen Kriterien überhaupt die Basis jedes psychotherapeutischen Wirkens und wir finden fast identische Forderungen auch bei der modernen Sozialarbeit (als „case-work"-Haltung). Wir werden noch mehrfach darauf zurückkommen.

Entscheidend wichtig ist, daß der Psychotherapeut sich bewußt ist, daß seine professionelle Hilfe nur einen sehr kleinen Anteil am allgemeinen Hilfesuchverhalten einnimmt. Ein Mensch mit Problemen wendet sich zuerst an Angehörige, Partner, Freunde, Nachbarn und andere Menschen, denen er eine Kompetenz zuschreibt, wie Priester, Apotheker usw. Auch der Hausbesorger in Österreich und der Barmann in den U.S.A. (Redlich; persönliche Mitteilung) werden viel konsultiert. Und jeder, der Alltagsgespräche, etwa im Café oder Gasthaus, in Österreich besonders beim Heurigen, mithört, wird beeindruckt sein, wieviel Gesundheit und Krankheit die Menschen beschäftigt und wie viele direkte Ratschläge gegeben werden. Je professioneller der Ratgeber ist, umso mehr tritt der direkte Rat zurück gegenüber verständnisvollem Zuhören.

1.2. Geschichte der Psychotherapie

Psychotherapie, verstanden als Heilung durch – wie wir heute sagen würden – Suggestion und Persuasion, ist sicher die älteste Heilmethode des Menschen. Wohl waren auch sehr früh Heilkräuter und chirurgische Eingriffe bis zur Trepanation bekannt, aber im großen und ganzen haben Magie und Zauberei die Szene beherrscht. Medizinmänner und Schamanen waren die ersten Träger, Priesterärzte und Priester die späteren Vorläufer unserer heutigen Bemühungen. Trotz aller Fortschritte einer naturwissenschaftlichen Medizin hat sich die Heilkunde im allgemeinen und die Psychotherapie im besonderen nicht ganz von diesem Erbe freimachen können. Noch vor kurzem wurden Fälle von Exorzismus (Teufelsaustreibung) berichtet, das heißt, daß die Theorie von Krankheit als Besessenheit durch Dämonen weiterhin auch heute noch wirksam ist. Auch die Theorie, daß es sich um eine Strafe Gottes handle, für eigene oder Vorfahren-Schuld, hat nicht nur eine weite Verbreitung als meist unbewußte Tradition, sondern findet in der modernen Psychosomatik und Familientherapie sogar eine merkwürdige wissenschaftliche Erneuerung.

Der Arzt als Priester und Meister, charakterisiert durch Allmacht und Allwissenheit, ist ein von der Naturwissenschaft recht gerne übernommenes Erbe einer Charismatik, die von den Patienten unverändert gesucht wird. Man denke etwa an das Ritual der sogenannten „Chefvisite“. Wenn man aber von dem Leitbild des „mündigen Patienten“ ausgeht, dann wird man bestrebt sein, die unbestrittene Autorität in der medizinischen Hierarchie abzubauen und eine verstärkte Mitbeteiligung von Patienten, Pflegepersonal und Angehörigen zu etablieren.

Andererseits wissen wir, daß die Therapeutenvariable (das heißt seine Persönlichkeit) oder anders ausgedrückt sein Charisma, ebenso wie die Erwartungen, die Patienten in bezug auf ihn haben

(Goldstein, 1962), das Ergebnis der Psychotherapie weitgehend bestimmen. Daher wäre ein völliger Abbau des Magischen nicht im Interesse des Patienten und wir werden erkennen, daß vor allem die Schulgründer recht große Zauberer sind. So sehen wir uns in der Psychotherapie zwischen Wissenschaftsanspruch und magischer Tradition mit einem der vielen Paradoxa konfrontiert, die für das Fach charakteristisch sind.

Es ist wohl typisch, daß der erste Versuch einer wissenschaftlichen Psychotherapie, der tierische Magnetismus *Mesmers* (1734–1815), auf einer schon damals als falsch erkannten Theorie beruhte, was die Erfolge in keiner Weise beeinträchtigte.

Hypnose wurde in der Folge experimentell untersucht. Verhaltenstherapie ist aus dem psychologischen Tierexperiment erwachsen, Psychoanalyse aus der Einführung des Subjekts in die Medizin und der Anerkennung tiefenhermeneutischer Konzepte (Hermeneutik heißt die Deutung eines Phänomens aus dem gesamten Sinnzusammenhang, „Verstehen" gegenüber „Erklären").

Für die höchst interessanten Details aus der Geschichte müssen wir auf die Spezialliteratur verweisen; siehe u.a.: E. Ackerknecht (1967), F. Baumer (1970), J. Ehrenwald (Hrsg.) (1976), H. Ellenberger (1970).

1.3. Psychotherapeutische Schulen

Die moderne Psychotherapie, wie sie sich derzeit im Westen und Osten repräsentiert, ist im wesentlichen durch die Tätigkeit von Einzelpersonen, meist außerhalb der Universitäten, entstanden. Die große Ausnahme war die Verhaltenstherapie, die, wie erwähnt, in den Tierlaboratorien der experimentellen Psychologie entwickelt wurde. Aber auch sie stand zuerst (mit Ausnahme von Wien) in keiner Verbindung mit der psychiatrischen Klinik. Nur in den sozialistischen Staaten ist die Entwicklung anders – wir werden kurz darauf eingehen.

Das Modellbeispiel ist *Sigmund Freud* (1856–1939), ein traditioneller naturwissenschaftlicher Forscher mit Erfahrung in Labor und Klinik, der fasziniert von dem Phänomen der Neurose (Hysterie) mit Hypnose und Katharsis (Abreaktion) zu behandeln versuchte, dann enttäuscht von beiden Methoden mit einer eigenständigen Technik [freie Assoziation des Patienten, Deutung (Interpretation) auf Seite des Therapeuten] ein ganz neues Forschungsgebiet entwickelt, die Entdeckung des Unbewußten (Ellenberger, 1973). Mit den damit verbundenen Erkenntnissen von der Bedeutung der - besonders kindlichen - Sexualität, der kopernikanischen Einsicht, daß wir normalerweise von unseren wirklichen (triebhaften) Motivationen nichts wissen, stieß er aber bald auf eine so starke Ablehnung von seiten der etablierten Wissenschaft, daß die kleine Gruppe von Schülern, die sich in Wien um ihn scharte (später auch in Budapest, Berlin, Paris und London), immer mehr in eine völlige Isolierung geriet.

Die Integration in die Psychiatrie ist nur an vielen nordamerikanischen Universitäten gelungen, wo psychoanalytische Gedankengänge die sogenannte dynamische Psychiatrie prägten. Seine Schule („Internationale psychoanalytische Vereinigung" IPV) mit Tochtergesellschaften in den meisten westlichen Ländern, (zum Beispiel Deutsche und Schweizer psychoanalytische Vereinigung in der Bundesrepublik Deutschland und der Schweiz, Wiener psychoanalytische Vereinigung in Österreich) ist bis zu einem gewissen Grade ein Vorbild für alle weiteren psychotherapeutischen Vereinigungen geworden. Sie fungiert als internationaler Dachverband, der regelmäßig internationale Kongresse organisiert, die dem Kontakt und der Harmonisierung der wissenschaftlichen Entwicklung dienen (wenn dies auch über Konflikte erfolgt), und garantiert eine gewisse gleichmäßige Ausbildung und einen professionellen (auch ethischen) Standard.

Die äußerst kostspielige und langwierige Ausbildung schafft eine Art esoterisches Elitebewußtsein und eine relativ hohe Kohärenz.

1911 trennte sich Alfred Adler von Freud, 1912 C. G. Jung. In beiden Fällen waren sachliche und persönliche Schwierigkeiten mit Freud die Ursache, vor allem die Ablehnung der Libidotheorie.

Obwohl Adler (1865–1937) eigentlich eine sozialpsychologische Theorie enwickelte (Wille zur Macht, Gemeinschaftsgefühl), nannte er seine Theorie und den entsprechenden Verein „Individualpsychologie", seine Behandlungstechnik ist viel ermutigender als die Abstinenz der Psychoanalytiker es gestattet. Ein großes Verdienst erwarb sich diese Richtung in der modernen Pädagogik (z.B. Oskar Spiel).

C.G. Jung (1870–1961) mit seinem Konzept des kollektiven Unbewußten, der Archetypen, seiner Beziehung zu Mythen, Sagen, der Religion, Alchemie, Astrologie, zum Numinosen überhaupt, paßte wohl persönlichkeitsmäßig nicht zu Freud, der ihn vor allem als einen der wenigen Nichtjuden in seiner Gruppe halten wollte. Jung war nicht sehr an einer Schule interessiert, also ist der Zusammenhang etwas lockerer, die Überlebenschance vielleicht geringer. Sein Ideenreichtum wird jedoch immer befruchtend wirken.

Die große Gruppe der sogenannten *Neoanalytiker* ist recht heterogen. Es handelt sich um Freudianer nach eigener Definition, die aber von der Internationalen psychoanalytischen Vereinigung nicht akzeptiert werden, oder selbst eine eigenständige Entwicklung genommen haben. *Erich Fromm*, der fruchtbare Autor der Aufklärung mit Beziehung zu Freud, Marx, dem Christentum, Judentum und den östlichen Religionen war selbst kein Schulbildner, stellte aber eine Leitfigur dar. Die Tendenzen vieler Forscher und Therapeuten, beeinflußt von Karen Horney, H. S. Sullivan und Ida Fromm-Reichmann fanden sich zu einer psychoanalytischen Akademie zusammen.

In Berlin gründete *Harald Schultz-Hencke* die Deutsche psychoanalytische Gesellschaft (DPG), die allerdings auf Deutschland beschränkt blieb. Er versucht ein „Amalgam" der Auffassungen von Freud, Adler und Jung verbunden mit eigenen Ideen, wobei die Hemmung im Vordergrund steht.

In Österreich hat *Igor Caruso* den Arbeitskreis für Tiefenpsychologie geschaffen und Ausstrahlung vor allem in Südamerika erreicht. Seine Entwicklung ist sehr interessant und reicht von einem katholischen Existentialismus (v. Gebsattel) bis zum Marxismus. Die Freudianische Grundhaltung hat sich dabei aber eher noch verstärkt.

Raoul Schindler, an sich zum Carusokreis gehörend, hat sich große Verdienste um die Schaffung des Österreichischen Arbeitskreises für Gruppenpsychotherapie und Gruppendynamik (ÖAGG) erworben; diese Organisationsform hat sich so bewährt, daß sie im DAGG in Deutschland und im SAGG in der Schweiz kopiert werden konnte. Schindler gelang auch das Kunststück, die Psychodramatherapeuten (Moreno), die Gestalttherapeuten (Perls) und die Familientherapeuten unter ein organisatorisches Dach zu bekommen. In Deutschland gelang es, einen Dachverband der tiefenpsychologischen Vereinigungen (DGTPT) zur Vertretung der gemeinsamen Interessen zu etablieren, in Österreich wird derzeit versucht, ein erweitertes Konzept zu realisieren (Dachverband der psychotherapeutischen Vereinigungen Österreichs – DpVÖ), wo auch die Verhaltens- und Gesprächstherapeuten erfaßt werden.

Wallnöfer hat in Wien einen Verein für Autogenes Training und praktische Psychotherapie etabliert, der mehr zufällig auch das katathyme Bilderleben (H. C. Leuner) vertritt (eine Therapie, die auf gelenkten Tagträumen beruht).

Verhaltenstherapeuten und Gesprächstherapeuten (C. Rogers) haben ebenfalls ihre Vereine mit eigener Ausbildungsordnung gegründet. Es ist zu vermuten, daß anderen Schulen, etwa die kognitiv-emotive Psychotherapie (Ellis), die Transaktionsanalyse (Berne), die Primärtherapie (Janow), die themenzentrierte Interaktionsanalyse (TZI) – Ruth Cohn – dieser Tendenz folgen, soweit dies noch nicht geschehen ist.

Bei dieser Lage ist es verständlich, daß die Universitäten entweder nur einen informativen Überblick vermitteln können, oder nur jene Theorie vertreten, der zufällig der jeweilige Leiter angehört, oder eine mehr oder weniger selbstgebastelte eklektische Psychotherapie anbieten.

In den sozialistischen Ländern ist eine solche Vielfalt zumindest bis jetzt kaum vorstellbar und es gibt so etwas ähnliches wie eine Parteilinie auch in der Psychotherapie. In der Sowjetunion war es lange Zeit Pawlow, derzeit scheint es die Systemtheorie (Kabanow, Bechterew-Institut Leningrad) zu sein. In der DDR is ist eine recht anspruchsvolle Gruppentherapie (*Höck*) etabliert, sonst wird auch in den anderen sozialistischen Ländern eine eklektische Psychotherapie gelehrt und praktiziert.

In Österreich ist noch eine pikante Besonderheit darin gegeben, daß private Vereine keine Ausbildungsberechtigung haben, so daß eine gesetzliche Anerkennung fehlt, woran bis jetzt die Schaffung eines Zusatzfacharzttitels „Psychotherapie“ wie in der Bundesrepublik Deutschland gescheitert ist.

Eine merkwürdige Entwicklung ist die Schule von Ammon als eine sich selbst als psychoanalytisch verstehende Absplitterung der beiden großen bundesdeutschen Schulen, wobei ein sehr rasches Wachstum natürlich seine besonderen Probleme hat.

1.4. Was haben alle Psychotherapien gemeinsam?

Ein Kenner der europäischen und amerikanischen Szene, *Helm Stierlin*, hat kürzlich geschätzt, daß die Schulen, die Anspruch auf Selbständigkeit erheben, bereits in die Tausende gehen (vor allem neue Formen der Familientherapie); aber auch wenn es nur Hunderte gibt, dann ist die Orientierung für einen Studenten oder Patienten gegenüber dem Chaos, das sich ja auch in den Schaufenstern der Buchhandlungen darbietet, fast unmöglich.

Wir glauben, daß jedoch eine relativ klare und einfach Zuordnung möglich ist, wenn man sich auf die wenigen Grunddimensionen besinnt, wie menschliches Verhalten überhaupt beeinflußt werden kann. Eine solche Ordnung würde dann folgendermaßen aussehen (Schema 1):

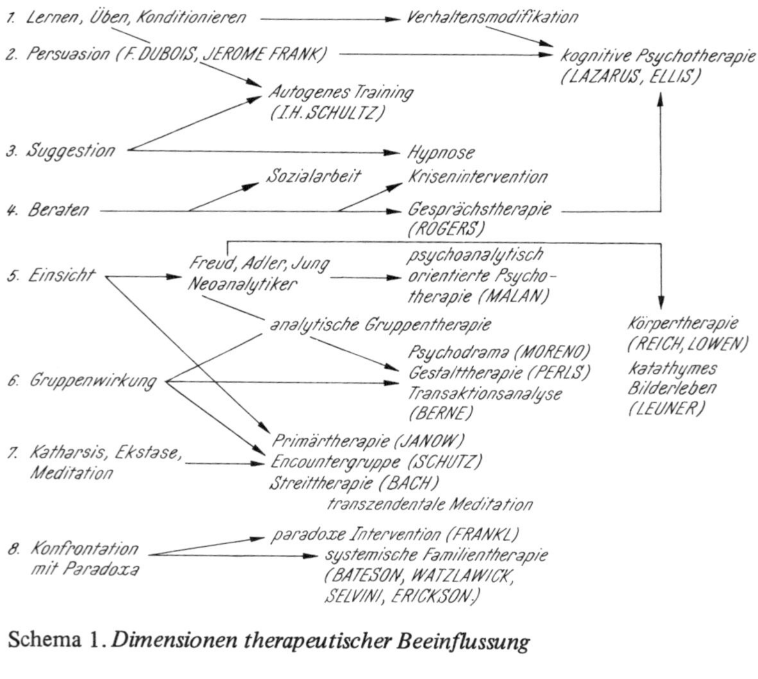

Schema 1. *Dimensionen therapeutischer Beeinflussung*

Bis auf den Punkt 8 handelt es sich um seit Urzeiten bekannte Konzepte, die nur mehr oder weniger verwissenschaftlicht, systemisiert und differenziert wurden. In den folgenden Kapiteln wird auf die einzelnen Punkte genauer eingegangen. Unsere Übersicht bietet eine Basis für eine Differentialindikation (siehe Kap. 1.8.), die von Persönlichkeit, Art der Störung, sozialer Situation auf beiden Seiten (Patient und Therapeut) sowie Ausbildung auf Seite des Therapeuten bestimmt wird. Erfolge werden von allen Psychotherapieformen relativ gleichmäßig berichtet.

1.5. Wie lehrt und lernt man Psychotherapie?

Zuerst ein Wort zur Wahl der Schule für den angehenden Therapeuten. Sie wird derzeit noch weitgehend von der Verfügbarkeit eines Ausbildungsplatzes bestimmt. Es beeindruckt den Beobachter, welche Opfer an Zeit, Geld und Energie von manchen Kandidaten auf sich genommen werden, um eine möglichst hohe Kompetenz zu erreichen. Der Autor würde einem Anfänger vor der endgültigen Entscheidung empfehlen, sich erst in der Szene etwas umzusehen, die Vertreter der vorhandenen Schulen in ihrem öffentlichen Auftreten (Vorträge und Vorlesungen) und durch ihre Publikationen kennenzulernen. Die Situation ist ähnlich wie bei einer Partnerwahl, wo man sich auch nicht vorschnell entscheiden soll. Auch für den Patienten gilt ähnliches, obwohl dessen Wahlmöglichkeiten noch mehr eingeschränkt sind.

Bei fast allen psychotherapeutischen Schulen, zumindest soweit sie tiefenpsychologisch beeinflußt sind, beruht die Ausbildung auf drei Säulen:

1. Selbsterfahrung (z.B. Lehranalyse, Selbsterfahrungsgruppe)
2. Supervision selbstbehandelter Fälle (Kontrollanalysen)
3. Theoretische und technische Seminare (meist in Gruppenarbeit).

Eine Schule wird auch nur ernstgenommen, wenn sie gewisse *Selektionskriterien* für die Aufnahme von Kandidaten praktiziert und einen Abschluß der Ausbildung durch irgendein *Beurteilungsverfahren* festlegt. Fast immer werden die Ausbildungsgänge berufsbegleitend (eventuell neben dem Studium) konstruiert. Die Finanzierung der Ausbildung muß von den Kandidaten (mit Ausnahme der Bundesrepublik Deutschland, wo Mitscherlich von der Deutschen Forschungsgemeinschaft eine Teilfinanzierung erreicht hatte) selbst getragen werden. Dies impliziert natürlich, daß Begüterte eher in den Genuß einer Ausbildung kommen können. Leider läßt sich dieser an sich unerträgliche Nachteil nur schwer eliminieren. Rückzahlbare Kredite wären ein Weg; Staatsfinanzierung in irgendeiner Form ein anderer, dabei ergibt sich aber wieder der Nachteil, daß die freie Entscheidung, vor allem der Kandidaten, aber auch der Ausbildner, erheblich beeinträchtigt würde. Die finanzierende Öffentlichkeit wäre dann nämlich wohl gezwungen, sich ein Mitspracherecht in der Psychotherapieausbildung vorzubehalten.

Meist dauert die Trainingsperiode mehrere Jahre. Das liegt zum Teil an der Länge der Lehranalyse, die in manchen psychoanalytischen Instituten bis zu tausend Stunden beträgt, zum anderen Teil in den Supervisionen, die bei zwei bis drei Fällen mindestens je ein Jahr beträgt. Schließlich soll der Ausbildungsprozeß ja zu Persönlichkeitsveränderungen führen, die die Handhabung von Übertragung und Gegenübertragung erleichtern und einen Abbau von blinden Flecken und Vorurteilen sowie eine Zunahme von Geduld, Toleranz, Empathiefähigkeit und Frustrationstoleranz ermöglichen soll. Dies kann nur von einem längerdauernden Prozeß erwartet werden.

Die Eigenerfahrung ist ein höchst privater, intimer Prozeß, der nicht zusammen mit Vorgesetzten und in sonstigem engen privaten oder beruflichen Kontakt stehenden Personen geleistet werden kann. Bis zu einem gewissen Grad gilt dies auch für die Supervision. Der Kandidat kann wohl nur einem Außenstehenden gegenüber wirklich frei von seinen Unsicherheiten, Zweifeln und Ängsten bei der Diskussion seiner eigenen Persönlichkeit und seiner Arbeit sprechen, da er nur dann vor negativen Konsequenzen in seinem Berufsleben sicher sein kann.

Die Frage, ob Gruppen- oder Einzelsupervision vorzuziehen sei, kann eigentlich nur in dem Sinne beantwortet werden, daß beides parallel angeboten werden sollte. Supervision heißt praxisbegleitende Beratung und ist vorwiegend auf die Arbeit mit dem jeweiligen Patienten bezogen, dies kann aber nicht ausschließen, daß man sich bis zu einem gewissen Grade auch immer wieder mit der Therapeutenproblematik befassen muß.

Eine wichtige Form der Entwicklung optimaler Strategien im Umgang mit Problempatienten in der Allgemeinpraxis, das heißt mit Patienten, die vorwiegend aus psychosozialen und psychosomatischen Gründen den Arzt aufsuchen, ist die sogenannte *Balintgruppe*. *Michael Balint* (1886–1970), ein ungarischer Psychoanalytiker, der jahrzehntelang an der mit Recht berühmten Tavistock-Clinic in London als Therapeut, Forscher und Lehrer wirkte, hat eine Technik eingeführt, bei der eine Gruppe von 8 bis 12 praktischen Ärzten mit einem erfahrenen Psychoanalytiker – in am besten wöchentlichen Sitzungen von eineinhalb Stunden – über in der Regel zwei Jahre ihre Problemfälle diskutiert (1965): Die Teilnehmer werden dadurch zwar keine professionellen Psychotherapeuten, sie erwerben sich aber durch diese Arbeit die Fähigkeit, auf den psychosozialen, meist unbewußten Hintergrund ihrer scheinbar organischen Patienten zu hören und darauf einzugehen. Dies hat sich zu der wirksamsten und auch ökonomisch tragbaren Technik einer Annäherung und gegenseitigen Bereicherung von sogenannten „Organmedizinern", wie sie von unserem medizinischen Curriculum produziert werden, und Psychoanalytikern (Psychotherapeuten) entwickelt. Diese Bemühung steht in ganz ausgeprägter Form im Dienst des Patienten. Eine gewisse Überschneidung zur Gruppensupervision ist unverkennbar.

Es hat sich als empfehlenswert erwiesen, für Gynäkologen (Springer-Kremser) und Kinderärzte (Katschnig) wegen der Besonderheiten der Klientel beider Fachgebiete gesonderte Balintgruppen durchzuführen.

Balintgruppen haben sich zu einer Weltbewegung entwickelt (Luban-Plozza) und sind zu einem festen Baustein der Fortbildung in der Medizin geworden.

Die chaotische Explosion der Psychotherapieschulen, über die wir schon berichtet haben, mußte zu einer Gegenbewegung führen, die wieder eine Vereinheitlichung anstrebt. Die Schlüsselworte für diese Betrebung heißen „schulübergreifend" und „integrativ". Natürlich steht diese Entwicklung in einem inneren Zusammenhang mit dem Begriff Eklektizismus (mit üblicherweise negativen Konnotationen) und integrale oder integrative Psychotherapie (was moderner und positiver klingt). Der Sprachgebrauch ist in dieser Beziehung recht unklar. Für unsere Zwecke wollen wir jenen Psychotherapeuten als Eklektiker bezeichnen, der keine Vollausbildung in einer spezifischen Schule hat, sondern sich für die Behandlung seiner Patienten jene Bruchteile von Theorien und Techniken heraussucht, von denen er annimmt, daß sie für seine jeweilige Behandlung sinnvoll wären.

Unter integraler oder integrativer Therapie verstehen wir die Arbeit jener Therapeuten, die auf Grund einer *vollen Ausbildung* in mehreren Techniken und Theorien imstande sind, Techniken zu variieren, kombinieren oder aufeinander folgen zu lassen. Wir haben in unserem Fallstudienbuch derartige Beispiele gebracht (1979). Der Unterschied gegenüber dem Eklektiker besteht darin, daß man erwarten kann, daß die Integration verschiedener Konzepte auf dieser Basis besser unterbaut und organischer ist. Unsere Definition ist natürlich sehr subjektiv und es wird sich erweisen, ob sie sich durchsetzen kann.

Kürzlich ist eine Einführung in die Psychotherapie einer amerikanischen Psychologengruppe aus Seattle (J. S. Zaro, R. Barach, D. J. Nedelman, I. Dreiblatt, 1980) erschienen, die auf einer schulneutralen Weise ein Ausbildungskonzept anbietet, von dem man ebenfalls erst sehen muß, ob es sich bewährt.

1.6. Gemeinsame Psychotherapieprobleme

1.6.1. Klienten- versus Theorie- oder Technikorientierung (Die Frage einer Differentialindikation)

Die beschriebene Schulbezogenheit der Psychotherapie hatte den Nachteil, daß die Therapeuten ihre mühsam erworbenen Konzepte überschätzten und die Tendenz zeigten, jeden Patienten unabhängig von seinen spezifischen Voraussetzungen den Gegebenheiten der eigenen Auffassung anzupassen oder als unbehandelbar auszustoßen. Dies hat ohne Zweifel zu vielen Nachteilen auf der Patientseite geführt. Andererseits konnte ein Therapeut nur relativ wenige Techniken selbst beherrschen und eine Überweisung an einen anderen Therapeuten stieß auf eine Reihe von Schwierigkeiten. Patienten lieben es nicht, ohne ersichtlichen Grund herumgeschoben zu werden, und für viele Therapeuten bedeutet ein Weiterschicken einen Prestigeverlust und die Opferung eines narzißtischen Allmachtgefühles.

Für die Patientenzentriertheit ist es eine wichtige Frage, wieviel Techniken ein Therapeut beherrschen kann. Es wird immer häufiger, daß jüngere Interessierte Ausbildungen verschiedenster Art hamstern. Sie berichten über einige Gruppen, ein paar Gestaltwochenenden, ein bioenergetisches Seminar, eine halbe Verhaltenstherapie und eine ganze Gesprächsausbildung usw. Natürlich werden dabei kurze und unvollständige Ausbildungen bevorzugt. Mir würde es scheinen, daß eine vollständige psychoanalytische Ausbildung als Basis für jede psychotherapeutische Betätigung ideal wäre. Ob man dazu nun pragmatische Psychotherapie (etwa das Autogene Training), Gruppentherapie, Psychodrama oder eine der Körperpsychotherapien macht, um einige sinnvolle Kombinationen zu nennen, ist relativ gleichgültig. Ich setze allerdings voraus, daß der Analytiker sich nicht nur in der Standardtechnik der großen Psychoanalyse sicher fühlt, sondern auch in der psychoanalytisch orientierten Psychotherapie. In der etwas gequälten Diskussion, ob qualitative oder quantitative Unterschiede zwischen Standardtechnik und Kurzbehandlung bestehen, sind wir eindeutig der Meinung, daß nur quantitative Differenzen nachweisbar sind. Interessant ist die Frage, ob der Psychoanalytiker auch suggestiv, als Hypnosetherapeut, arbeiten kann. Mitscherlich hat dies abgelehnt, für A. M. Becker, mit dem ich sehr eng zusammenarbeite, und mich selbst, bestehen hier überhaupt keine Schwierigkeiten; man muß nur wissen, was man tut.

Große Schwierigkeiten bestehen für den Analytiker, systemische Familientherapie zu integrieren. Vielleicht liegt dies aber nur in der Neuheit dieses Paradigmas (im Sinne von T. Kuhn, 1973).

Eine grobe Übersicht über ein Konzept einer Differentialindikation könnte etwa so aussehen:

1. Bei Streßreaktionen mit psychogenen Reaktionen nur Krisenintervention.

2. Bei akuten hysterischen Krisen Suggestion (ebenso bei Patienten, die der Mitarbeit in einer der anspruchsvollen Therapien etwa aus Altersgründen oder sonstigen Einschränkungen nicht gewachsen sind).

3. Persuasion, Logotherapie oder individualpsychologische

Techniken bei allen Patienten, wo ein Bewußtmachen Gefahren mit sich bringen würden, etwa unheilbare körperliche Krankheit oder unveränderbare negative soziale Umstände.

4. Gesprächstherapie oder kognitive Therapie bei Lebensschwierigkeiten ohne nennenswerte Psychopathologie.

5. Autogenes Training bei vielen leichten bis mittelschweren vegetativen Neurosen.

6. Verhaltenstherapie bei möglichst monosymptomatischen Neurosen, wo man eine Angsthierarchie bilden kann, und bei mit geringer Dynamik leer weiterlaufenden gewohnheitsbedingten Verhaltensstörungen.

7. Psychodrama, Gestalttherapie, Körpertherapie bei jenen Patienten, die in einer gewöhnlichen Einzel- und Gruppentherapie zu wenig Anregung zu einer Veränderung bekommen.

8. Gruppenpsychotherapie bei Süchtigen (Abhängigen jeder Art), Verwahrlosten und bei fast allen Indikationen, wo das Gruppensetting akzeptiert wird (besonders Kontaktstörungen).

9. Familientherapie bei allen Störungen, wo die Familie hoch mitbeteiligt ist, etwa Anorexia nervosa, ein schizophrenes Kind in der Familie, Ablösungskonflikte, usw.

10. Psychoanalytisch orientierte Psychotherapie ist dort angezeigt, wo die Fähigkeit zur Introspektion und Verbalisation besteht, sowie ein Bedürfnis zu einer kausalen Selbsterkenntnis.

Psychoanalyse im engeren Sinne (Standardtechnik), sollte erst dann angewendet werden, wenn bei den oben gegebenen Voraussetzungen die Kurztherapie nicht ausreicht. Das heißt, ich empfehle die Indikation zur „großen Analyse“ in der Regel nur dann zu stellen, wenn in einer vorgeschalteten Kurztherapie einerseits sich die Eignung für diese anspruchsvolle Technik gezeigt hat und andererseits die Notwendigkeit erwiesen wird.

In die Differentialindikation ist noch viel Forschungsarbeit zu investieren, sie muß auf einer vergleichenden Psychotherapieforschung beruhen (Fürstenau, 1979). Das Buch von *A. Blaser* (1977) ist hier vorbildlich. Seine Zusammenfassung lautet (S. 225):

„Dieser Teil der Untersuchung hat folgende Ziele:

1. Es sollte gezeigt werden, welche in der Literatur gängigen Persönlichkeitsvariablen bei der Indikation zu verschiedenen Psychotherapieformen (analytische Verfahren, nichtanalytische Verfahren und Verhaltenstherapie) in statistisch signifikanter Weise „tatsächlich“ wirksam sind. Neben einigen

Patienteneigenschaften haben sich auch Gefühle des Therapeuten als wirksame Indikatoren erwiesen. Bestimmte Eigenschaftskonstellationen des Patienten stehen in Wechselwirkung zu den Therapeutengefühlen, was zu Handlungskonsequenzen im Sinne der Indikationsstellung führt. Der Psychoanalysepatient hat sich eindeutig als der gesündeste und attraktivste erwiesen. Die medikamentös Behandelten sind psychopathologisch am auffälligsten und geben dem Therapeuten das Gefühl, machtlos zu sein. Die Indikationsstellung ist eine Funktion adäquater fachlicher Personenwahrnehmung, aber auch affektiver Motive des Therapeuten.

2. Sollte die theoretisch fundierte Behauptung überprüft werden, wonach nur eine geringe Zahl von Patientenmerkmalen von Therapeuten zu Indikationszwecken verarbeitet werden kann. ...

3. ... Ein signifikanter Zusammenhang zwischen dem Indikationsstereotyp für Psychoanalyse und der empirischen Indikation konnte erneut nachgewiesen werden. Man neigt dazu, therapeutische Zielvorstellungen als Indikationskriterien aufzustellen.

4. Sollte die Struktur der klinischen Beurteilung beschrieben werden. Die klinische Wahrnehmung bei der Indikationsstellung zeichnet sich durch ihre Ausrichtung auf erwünschte Patienteneigenschaften aus. Es ergibt sich eine Kovarianz zwischen erwünschten Partnereigenschaften und positivem affektivem Angesprochensein des Therapeuten.

5. Ergab eine Befragung an 67 praktizierenden Psychotherapeuten über ihre idealen Indikationsstereotypen, daß weit mehr Therapieformen vorhanden sind, als umschriebene Indikationsvorstellungen dazu angegeben werden. Man kann nur ein analytisches und ein nicht-analytisches Indikationsstereotyp zuverlässig voneinander unterscheiden. Die Therapieziele fließen als Aufnahmebedingungen in die Indikationsstellung ein. Der Vergleich von impliziten zu expliziten Indikationen bestätigt den steuernden Einfluß idealtypischer Indikationsvorstellungen."

1.6.2. Organisation und Finanzierung

Der einsam in seiner Ordination hinter der Couch sitzende und reiche Privatpatienten behandelnde Psychoanalytiker, der so oft karikiert worden ist, ist weitgehend ausgestorben. Auch voll Ausgebildete machen meist neben großen Analysen noch Supervisionen, Balintgruppen, Konsiliartätigkeit und vor allem auch psychoanalytisch orientierte Psychotherapien und Gruppen. Wir haben dies auch empirisch unterbaut (*Strotzka*, 1972). Dieser Wandel hat viele Ursachen: Schwierigkeiten der Finanzierung, Konkurrenz anderer Techniken und soziales Verantwortungsgefühl mögen die

Hauptursachen sein. Die Annahme Freuds, daß ein finanzielles Opfer für den Erfolg der Psychoanalyse notwendig sei, hat sich nicht bestätigt. Erfahrungen mit kostenfreien, auch langdauernden Therapien (siehe etwa im Zentralinstitut für psychogene Krankheiten in Berlin und in unserem eigenen Ambulatorium (Strotzka, 1969)) haben keine wesentlichen Unterschiede gezeigt. Wohl aber wird mit der Privathonorierung eine zweifache Selektion erzielt, einerseits eine unerfreuliche, die uns schon bei der Ausbildungsfinanzierung begegnet ist, daß sich nur Bemittelte die Behandlung leisten können, was ethisch zumindest problematisch ist, und andererseits, daß man nur stark positiv motivierte Patienten auswählt, die bereit sind, ein Opfer zu bringen. Natürlich bessert dies die Chancen, es schränkt aber die Indikation ganz deutlich ein. Patienten, die entweder die Psychogenie ihres Leidens nicht einsehen, überhaupt kein Behandlungsbedürfnis erleben, oder denen letztlich Krankheitseinsicht überhaupt fehlt (psychosomatische Krankheiten, Charakterneurosen und Psychosen) werden hingegen damit ausgegliedert. Es bleibt dann die ursprüngliche Freudsche Indikation übrig, die er Übertragungspsychoneurosen genannt hat (vorwiegend Hysterie, Zwangsneurose und neurotische Depression). Dies würde aber dem Fortschritt nicht entsprechen, daß eben auch die anderen Krankheitsgruppen – wenn auch mit gewissen Modifikationen der Technik – durchaus therapierbar sein können.

Es wäre daher die nächstliegende Konsequenz, daß Psychotherapie von den Krankenkassen honoriert wird wie alle anderen Heilmethoden. Leider ist eine solche Forderung wegen der Besonderheit dieser Therapie nicht mit gutem Gewissen voll zu vertreten. Die hohen Kosten, die mit dem Zeitaufwand hochausgebildeten Personals verbunden wären, erfordern gewisse Einschränkungen, die aber übrigens auch sachlich vertretbar sind.

Drei Voraussetzungen müssen gegeben sein, damit die Verantwortlichen in den Kassen die Kosten übernehmen können:

1. Die Garantie einer adäquaten Ausbildung,

2. Die Garantie einer ökonomisch tragbaren Durchführung der Behandlung.

3. Die Garantie, daß billigere Methoden nicht ausreichen.

Da man nicht damit rechnen kann, daß alle Ärzte, in Österreich bis jetzt nicht einmal alle Psychiater, einen entsprechenden Ausbildungsstand haben, muß eine zusätzliche Qualifikation (siehe Zusatztitel Psychotherapie in der Bundesrepublik Deutschland) und zweitens ein Prüfungsverfahren durch unabhängige Gutachter eingeführt werden, was eine äußerst problematische, aber wohl unausweichliche Maßnahme wäre. Die Erfahrungen in der Bundesrepublik Deutschland sind allerdings offenbar relativ gut. Eine Teilfinanzierung durch die Mitbeteiligung des Patienten ist jedenfalls empfehlenswert (mit gewissen Einschränkungen, z.B. bei Psychosen). Dies scheint auch heute eher politisch durchsetzbar als noch vor kurzer Zeit, da inzwischen ökonomische Zwänge durch die Kostenexplosion in der Medizin unübersehbar geworden sind.

Nach dem in den bisherigen Kapiteln Gesagten scheint es überhaupt so zu sein, daß Psychotherapie optimal nur in interdisziplinären Teams auf der Basis des Methodenpluralismus patientengerecht durchgeführt werden kann. Nur dort ist eine Differentialindikation möglich, das heißt, daß dem Patienten jene Methode empfohlen werden kann, die seiner Gesamtlage entspricht, und nur dort ist eine gegenseitige (Gruppen-)Supervision möglich, die den Therapeuten der oft verhängnisvollen Konsequenzen der Einsamkeit in seinen Interventionsentscheidungen enthebt. Dies kann in Ambulatorien, Polikliniken, Dispensarien und privatwirtschaftlich in Gruppenpraxen erfolgen.

1.6.3. Hilft Psychotherapie? Wie hilft Psychotherapie?

Für den Patienten und die finanzierende Allgemeinheit ist einzig die Frage wichtig, ob die Ziele des Patienten (in der Regel Beschwerdefreiheit) und der Allgemeinheit (in der Regel Arbeitsfähigkeit und ein gewisses Minimum an sozialer Anpassung) in einer ökonomisch optimalen Weise erreicht werden. Alle anderen Überlegungen über Behandlungsziele (Individuation, genitale Reife, Emanzipation versus Anpassung, volle Entfaltungsmöglichkeit der Potentiale, usw.) scheinen demgegenüber häufig als Leerformel, Luxus und Gesellschaftsspiel, respektive rein theoriebezogen. Der Psychotherapeut, wenn er patientenzentriert arbeiten will (noch dazu auf Kosten der Krankenkasse), wird sich diesem Anspruch stellen müssen, das heißt, er wird mit dem Patienten gemeinsam, entsprechend der gesellschaftlichen

Situation, die Ziele seiner Therapie erarbeiten müssen. Dies ist bei fast allen Psychotherapieformen mehr oder weniger möglich, nur bei der Standardtechnik der großen Psychoanalyse mit der definitorisch gegebenen Offenheit des Zieles und der Bearbeitung aller Abwehrmechanismen, die auftauchen, ergeben sich dabei prinzipielle Schwierigkeiten. Dort, wo privat honoriert wird und das Ziel ein optimales Maß an Selbsterkenntnis ist, wie es Freud am Ende seines Lebens vorgeschwebt hat, spielt dies keine Rolle. Bei Fremdfinanzierung wird aber die Indikation für eine Behandlung sehr eng (nach einer Probetherapie, siehe oben) gestellt werden müssen.

Ergebnisforschung in der Psychotherapie ist also ein dringendes Erfordernis (ebenso wie Prozeßforschung, die aber später besprochen wird). Man wird etwa vor Beginn der Therapie eine Testbatterie verwenden, die am Ende der Behandlung und einige Zeit später (Katamneseforschung) wiederholt werden muß. Optimalerweise wird dies durch Interviews ergänzt. Ein eindrucksvolles Beispiel für eine solche Forschung ist der Vergleich zwischen Gesprächs- und Verhaltenstherapie von *Grawe* und *Ploog* (1979). Von den zahllosen Forschern, die sich hier verdient gemacht haben, seien nur *Cremerius, Hans Strupp* und *Lester Luborsky* erwähnt (siehe auch das Kapitel von Graupe in unserem Psychotherapiebuch, Strotzka, 1978).

Eine besonders eindrucksvolle Arbeit stammt von A. Dührssen (1972), die an tausend Psychotherapiepatienten vor der Behandlung mehr Spitalsbehandlungen und Krankenstände aufzeigen konnte als nachher (je eine 5-Jahres-Periode).

Die weithin bekannt gewordene Auffassung H. Eysencks, daß mit und ohne Psychotherapie nach einiger Zeit ein Drittel gut gebessert, ein Drittel leicht gebessert und ein Drittel ungebessert wären hat sich als falsch erwiesen.

Psychotherapie hat offenbar einen zwar nicht sehr eindrucksvollen, aber deutlich nachweisbaren Erfolg, wobei längere Behandlungen besser abschneiden. Schließt man Psychosen ein, dann sind kombinierte Therapien (Medikamente und psychiatrische Betreuung) erfolgreicher als jede dieser Behandlungsformen allein.

Alter, Art der Diagnose, Dauer der Krankheit, Art der Therapie, soziale Situation, haben natürlich einen Einfluß auf das Ergebnis; sehr eindrucksvoll ist jedoch der Einfluß von Erwartungshaltungen von Patienten, Arzt, Bezugsgruppen und Institution, in der die Therapie stattfand (A. Goldstein). Dies bezieht sich auf Dauer, Verlauf und Ergebnis der Therapie. Wir selbst konnten einen klaren Zusammenhang mit dem Zuweisungsmodus in einer Kassenambulanz aufzeigen. Patientenempfehlung zeigt bessere Ergebnisse als Zuweisung durch Kontrollärzte der Kasse. Dies wird klar, wenn man typische Formulierungen zitiert: im ersten Fall: „Geh' hin, die haben mir geholfen“ – im zweiten: „Ihnen fehlt nichts, gehen Sie halt in die Psychotherapie“ (Strotzka, 1969).

Ein Vergleich der Ergebnisse zeigt nicht sehr bedeutende Unterschiede zwischen den Techniken. Die Befunde sprechen dafür, daß unspezifische Faktoren, die letztlich suggestive sind (wie das Engagement der Therapeuten) eine recht entscheidende Rolle spielen. Ähnlich sind wohl die Befunde zu deuten, daß Laien und Selbsthilfegruppen ähnliche, bei manchen Indikationen sogar bessere Ergebnisse haben als professionelle Helfer. Dies gilt vor allem für die Zivilisationskrankheiten – etwa Rauchen, Trinken, Überernährung, Bewegungsmangel, Suchtformen.

Wichtig zur Beurteilung von Behandlungserfolgen sind Vergleiche mit Studien über Spontanverläufe von psychischen Störungen, die leider sehr spärlich sind. Besonders eindrucksvoll sind die Arbeiten von K. Ernst (1968). Von dort her wissen wir zum Beispiel, daß gerade sehr akute und schwere Syndrome eine bessere Prognose haben als chronische und leichtere. Besonders unangenehm zur Beurteilung von Erfolgen ist das Phänomen, daß Spontan- und Behandlungsprognose übereinstimmen.

Es wird hier davon abgesehen, Zahlen zu nennen, da dieselben entsprechend kommentiert werden müßten.

Was in der Psychotherapie hilft, wurde schon etwa im Kap. 1.4. angedeutet. Wir können noch hinzufügen (zu den dort genannten 8 Punkten), daß die Therapeut-Patientbeziehungen, Übertragung und Gegenübertragung (Übertragungsneurose, siehe S. 52), also emotionelle Beziehungen eine entscheidende Rolle spielen. Balint sprach in diesem Zusammenhang von der „Droge Arzt“.

1.6.4. Anteil der Psychotherapie in der allgemeinen Versorgung

Keine der Therapiemöglichkeiten sollte sich überschätzen. Das folgende Schema stellt die Behandlungsmöglichkeiten dar, die es derzeit gibt, etwa in der gewünschten Proportion im Verhältnis zur Risikopopulation. Dabei ist nur die Sozialtherapie wegen ihrer Wichtigkeit in dieses Bild der Population hineingezeichnet, die anderen Möglichkeiten sind aus Gründen der Übersichtlichkeit danebengestellt (auseinanderprojiziert).

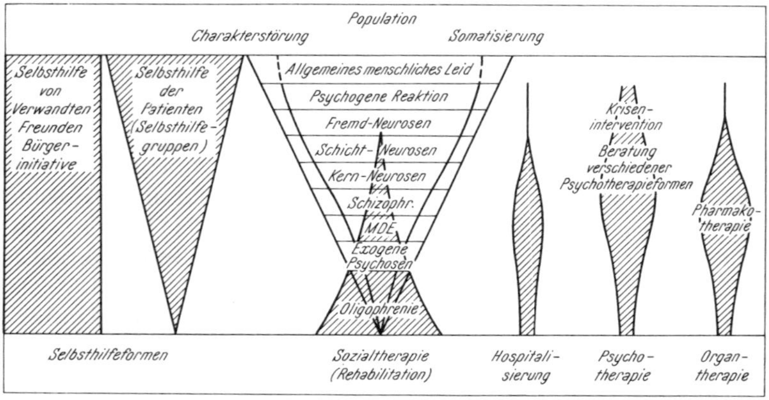

Schema 2. *Erwünschte Versorgung der Bevölkerung*

Wollte man aber die tatsächlichen Verhältnisse in Mitteleuropa darstellen, dann müßte man die Sozialtherapie wesentlich schmäler abbilden, ebenso wie die Psychotherapie und die Selbsthilfe. Dagegen wäre die medikamentöse Behandlung, besonders im Bereich der Neurosen, psychogenen Reaktionen und des „normalen Elends" wegen des Mißbrauches der Tranquillizer für diese Indikation viel stärker repräsentiert. Dies hängt mit dem Mißverständnis des Medikamentes als Problemlöser zusammen, das leider durch Werbung häufig vertreten wird. Auch der Begriff der larvierten Depression wird wegen der bequemen Einsparung an menschlich-ärztlichem Einsatz weit überzogen, was zu einer weiteren Aufblähung der medikamentösen Behandlung beiträgt.

1.6.5. Epidemiologie und Behandlungsbedürftigkeit

Verantwortlich Planen und Ausbilden sollte man nur auf der Basis einer Bedarfsschätzung, vor allem wenn der Allgemeinheit

Kosten entstehen. Von diesem Ideal sind wir weit entfernt, es gibt derzeit in keinem Land Vorstellungen, wie und nach welchen Kriterien man in diesem Bereich Bedürfnisse erfassen könnte, respektive wie man dann die dementsprechenden Therapie- und Prophylaxeangebote zur Verfügung stellen sollte. Ein fast „heroisches" Unternehmen in dieser Richtung war die „Deutsche Bundestagsenquete zur Lage der Psychiatrie". Man sollte eigentlich wissen, welche Klientel behandlungsbedürftig ist, sowie die Schweregrade und Ursachen (wegen der Prophylaxe) der Störungen kennen. Das wäre die Aufgabe einer psychiatrischen Epidemiologie. Eine relativ kleine Gruppe von Psychiatern, die eng kooperieren, widmet sich dieser Aufgabe. Ich nenne vor allem Wing in England, Strömgren in Dänemark, die Dohrenwends, Srole, Lemkau (und der verstorbene Leighton) in den U.S.A., Tsung Yi Lin in Kanada, Häfner und Dilling in Deutschland. Auch der Verfasser hat sich in Österreich mit dieser Aufgabe befaßt („Kleinburg", Krems, Wien), Heinz Katschnig setzt diese Untersuchungen fort. Man kann dabei von in Behandlung stehenden Patienten ausgehen, wobei besonders die Klientel von Allgemeinärzten interessant ist, da dieselben fast alle Familien des Bezirkes kennen, besser ist es jedoch, wenn man entweder die Gesamtbevölkerung eines Wohngebietes oder eine repräsentative Stichprobe durch Interviews oder Fragebogen (eventuell Beschwerdelisten) erfaßt.

Man unterscheidet dabei Prävalenzuntersuchungen (Zahl der Fälle zu einem bestimmten *Zeitpunkt*) und Inzidenzuntersuchungen (*Neuerkrankungen* in einem gewissen *Zeitraum*). Da Neurosen, um die es sich zahlenmäßig vorwiegend handelt, sehr schwer in bezug auf einen Krankheitsbeginn festzulegen sind, ist es besser, sich auf Prävalenzuntersuchungen zu stützen.

Es ist hier nicht der Platz, sich mit den zahlreichen methodologischen Schwierigkeiten der Epidemiologie zu befassen; es sei auf die Fachliteratur verwiesen (z.B. Katschnig und Strotzka, 1977). Nur zur Frage der „Fallidentifikation" muß eine Bemerkung gemacht werden, da die Grenze zwischen Norm und behandlungsbedürftiger Neurose – und nur diese Fälle sind für uns relevant – bekannterweise eine fließende ist.

Als Definition empfiehlt sich daher in diesem Zusammenhang, daß ein Mensch nur dann als „Fall" registriert wird, wenn es sich um einen Leidenszustand und/oder Verhaltensstörung handelt, die eine so wesentliche Behinderung oder Leidensdruck erzeugt, daß nach einem allgemeinen Konsensus eine Behandlung oder zumindest Beratung (respektive gesellschaftliche Maßnahme zur Prophylaxe) angezeigt ist. In unserem Kulturkreis sind Konsensuntersuchungen über Behandlungsbedürftigkeit (und durch wen) bei Betroffenen, Angehörigen und der breiten Öffentlichkeit unseres Wissens noch nicht durchgeführt worden. Der klinische Umgang mit Patienten und ihren Bezugspersonen sowie Öffentlichkeitserfahrung spricht jedoch dafür, daß eine relativ hohe Übereinstimmung über die notwendigen Maßnahmen besteht. Natürlich ist Behandlungsbedürftigkeit nicht nur kultur- und subkulturabhängig, sondern es bestehen enorme Auffassungsdifferenzen zwischen Stadt und Land und zwischen Schichten. Wir beabsichtigen hier einschlägige Untersuchungen.

Die Planung von Behandlungseinrichtungen lebt insoferne von der Hand in den Mund, als dort, wo der Bedürfnisdruck unerträglich geworden ist, eben ohne besonderes Konzept eine Einrichtung geschaffen wird (oder auch nicht).

Der ganze Bereich dieses Abschnittes ist noch jungfräuliches Forschungsland für die Medizinsoziologie.

1.6.6. Prävention und Pathogenese

Wie in allen anderen Bereichen der Medizin ist auch im Psychosozialen und Psychosomatischen die Vorbeugung wichtiger, menschlicher und ökonomischer als die Behandlung. Nach Caplan und dem Gebrauch der Weltgesundheitsorganisation unterscheiden wir zwischen *primärer* Vorbeugung als echter Verhütung von pathologischen Entwicklungen, *sekundärer* als Früherfassung und Frühbehandlung solcher Erscheinungen und einer *tertiären*, wo bei schon bestehender Störung durch Reaktion der Gesellschaft und der Verarbeitung durch dieselbe Verlauf und Ergebnisse wesentlich beeinflußt werden.

Es schien uns sinnvoll, der Vorbeugung die Ätiologie solcher Störungen gegenüberzustellen und zu zeigen, daß verschiedene Möglichkeiten der Vorbeugung bei bestimmten Formen der Pathogenese besonders einsetzbar sind. Natürlich ist oben und unten die Trennung vereinfacht und simplifiziert im Dienste eines leichteren Verständnisses.

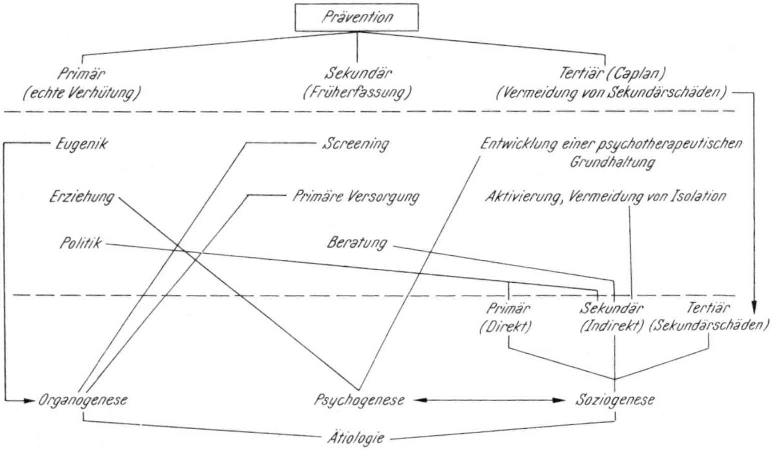

Schema 3. *Prävention von seelischen Schäden*

Blicken wir zuerst auf den unteren Teil des Schemas, so ist Organogenese nur auf den ersten Blick unkompliziert. Bei genauerer Betrachtung sind viele anscheinend rein organische Abläufe letztlich psychosozial erklärbar, sei es, daß ein Unfall deswegen zustandekam, weil der Betroffene gerade gereizt und voll Aggression nach innen und außen war, oder eine Infektion, weil die Immunlage aus psychischen Gründen ungünstig geworden war.

Auf jeden Fall kann die Trennung zwischen individueller intrapsychischer Pathogenese und interindividueller und gesellschaftlich bedingter Krankheitsentstehung nicht aufrechterhalten werden. Gesellschaftlich bedingtes Leid wird immer letztlich individuell erlebt, aber auch der überwiegende Teil rein persönlicher Konflikte und Schwierigkeiten ist wieder letztlich durch die Umwelt im weitesten Sinne bedingt (meistens durch die Familie), daher auch die Bemühungen, vorwiegend auf Familienniveau einzugreifen, sei es Familienpolitik, Erziehung oder Beratung, respektive Therapie. Deswegen ist es sinnvoll, Psycho- und Soziogenese unter dem Begriff „psychosozial" zusammenzufassen. Primär präventiv kann neben der Familienpolitik, die gute materielle und kulturelle Voraussetzungen für gesunde Familien schaffen soll, noch Sozial-, Wohn-, Gesundheits- und Schulpolitik wirksam sein (im letzteren Fall z.B. durch die Vermeidung allzu großer Klassen oder Reformen der Lehrpläne usw.).

Eine Kernfrage ist natürlich, ob eine optimale Erziehung (was immer das heißen mag) tatsächlich die psychische Gesundheit einer Population wesentlich erhöht. Wie in so vielen einschlägigen Fragen läßt die Zahl der Variablen und die methodologischen und ethischen Schwierigkeiten eines Forschungsdesigns es kaum zu, diese Frage wissenschaftlich befriedigend zu beantworten. Viele Experten, wie z.B. Anna Freud, sind eher ein wenig skeptisch, da Angst kaum vermieden werden kann. Da wir aber sicher wissen, daß eine falsche Erziehung negative Wirkungen hat, dürfte man doch umgekehrt einige Hoffnungen haben (Alice Miller, 1979).

Eine optimale Erziehung kann folgendermaßen umschrieben werden: so repressionsarm wie möglich – besonders in der frühesten Zeit – warme Zuwendung, Ernstnehmen des Kindes und seiner Bedürfnisse, aber auch keine unvernünftige Verwöhnung.

Eugenische Maßnahmen, vor allem gesetzliche Beratung, aber auch freiwillige Sterilisation, wenn wirklich auch sozial-indiziert, müssen natürlich zugänglich sein, viel wird man sich aber auf diesem Weg nicht erwarten können.

Vorsorge- und Gesundenuntersuchungen haben vor allem auf dem somatischen Bereich ihre Vorteile (siehe Mutter-Kind-Paß in Österreich). Untersuchungen, die darauf achten, und Instrumente (Fragebögen, Interview-Stil, Tests), die sich darauf beziehen, werden selbstverständlich auch in unserem Bereich einiges ergeben. Mehr ist von der Versorgung durch Allgemeinpraktiker (primary care) zu erwarten. Ein guter Hausarzt, der oft Generationen überblickt, bemerkt vieles, was auch gute Querschnittsuntersuchungen übersehen. Ganz besonders wichtig sind jedoch im Vorfeld der Psychotherapie die verschiedenen Beratungsstellen (Schwangeren-, Mutter-, Erziehungs-, Ehe- und Familienberatung). Dort kann ein erheblicher Teil beginnender Fehlentwicklung abgefangen werden.

Bei der tertiären Prophylaxe handelt es sich um die Aufgabe, bei bestehender Störung – sei es welcher Genese immer – zu vermeiden, daß negative Reaktionen der Gesellschaft wie Diskriminierung und Isolierung den Krankheitsverlauf und den Ausgang verschlechtern. Die von uns schon besprochene psychotherapeutische Grundhaltung ist hier von größter Wichtigkeit, nicht nur für Gesundheits- (insbesondere Pflege-) berufe, sondern für jedermann, der mit Klienten zu tun hat. So einfach ihre Konzepte sind, so schwer ist es, sich sie zu eigen zu machen. Am besten gelingt dies in Gruppenarbeit, wofür die Balintgruppe nur *ein* spezielles Beispiel ist.

Zur Soziogenese sei nur kurz gesagt, daß primäre Soziogenese bedeutet, daß gesellschaftliche Bedingungen direkt pathogen wirken (wie Band- und Schichtarbeit); sekundäre, daß etwa das Armutssyndrom indirekt zu organischen Störungen führt (wie etwa erworbener Schwachsinn durch schlechte ärztliche Versorgung, Ernährungs- und Wohnverhältnisse).

Tertiäre Soziogenese sind die schon erwähnten, vor allem pathoplastischen Einwirkungen negativer sozialer Umwelt. Das klassische Beispiel sind dafür die Institutionalisierungsschäden durch die großen psychiatrischen Anstalten (totale Institutionen nach Goffmann). Die entscheidenden Faktoren waren dabei Passivierung und Isolierung.

1.6.7. Arbeit mit Institutionen

Die vielen Bürgerinitiativen der letzten Jahre deuten unverkennbar an, daß es die Menschen müde geworden sind, von anonymen Institutionen, seien es Behörden, Mammutkonzerne oder anderen Einrichtungen fremdbestimmt zu sein. Der Einzelne (oder auch die Kleingruppe) hat mit Recht den Eindruck, daß er völlig unwesentlich ist, sofort ersetzbar, daß er selbst weder etwas mitbestimmen kann, noch eine sinnvolle Arbeit und Existenz hat. Man kann diesen Zustand auch Entfremdung nennen.

Die schon erwähnten Bürgerinitiativen haben zwar manchen wesentlichen Erfolg aufzuweisen und geben den Beteiligten oft eine Befriedigung im Sinne eines Bedeutungszuwachses. Leider stehen aber solche Gruppen oft im Dienste von partikularistischen Tendenzen, so daß die ganze Bewegung manchmal etwas dubios ist.

Ein anderer denkbarer Weg aus den Schwierigkeiten einer überorganisierten Gesellschaft wäre eine innere Reform der Institutionen, die ja zum Teil diese Entwicklung von selbst mit Unbehagen verfolgen. Zwar sind dazu eigene Disziplinen, zB Betriebswirtschaft und Betriebsberatung, zuständig, sie dienen aber vorwiegend nur der Produktionssteigerung. Viele Einrichtungen, vor allem Gesundheits- Sozial- und Bildungswesen, haben sich daher an Psychotherapeuten und Psychoanalytiker gewandt. Die meisten Therapeuten werden sich dabei überfordert gefühlt haben, einige haben diese Aufforderungen aber angenommen. Erste Erfahrungen im deutschen Sprachgebiet sind von H.E. Richter, P. Fürstenau und St. Mentzos publiziert worden. *Richter*, der von verschiedenen Seiten aus sich des Problems angenommen hat, hat mit seinen Büchern ein sehr großes Echo erhalten und das Klima entscheidend verändert. Unser Institut (Strotzka, 1980) hat seine ersten, allerdings oft negativen Erfahrungen in und mit Institutionen kürzlich gesammelt.

Einige Hinweise über diesen neuen Arbeitsbereich gibt Schema 4 wieder:

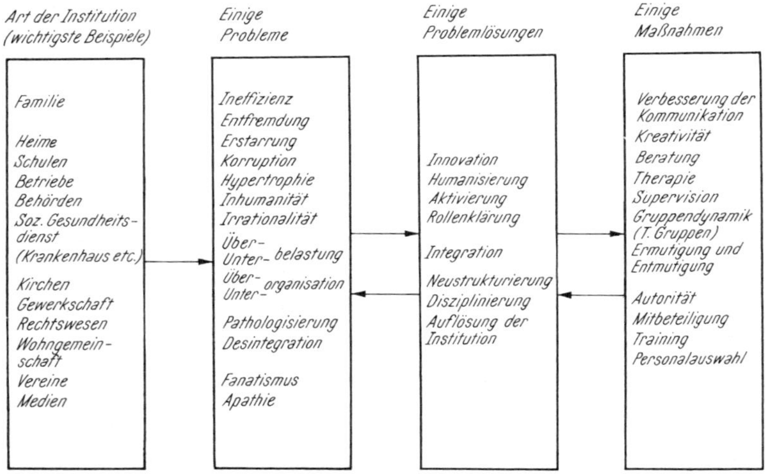

Schema 4. *Arbeit mit Institutionen*

Die Kompetenz des Therapeuten für eine solche Arbeit kann natürlich selten eine sachliche sein, sondern vorwiegend eine kommunikative. Seine Erfahrung im Umgang mit Irrationalität, Übertragung, Widerstand und Gegenübertragung, Kleingruppe und Familien gestattet ihm vielleicht einen anderen Zugang als den Betriebswirtschaftlern und Soziologen. Die Möglichkeit der Zusammenarbeit zwischen diesen Disziplinen eröffnet sich erst langsam (Hoffman als psychoanalytisch ausgebildeter Betriebswissenschaftler in Wien mag ein Beispiel dafür sein).

In diesem kurzen Leitfaden sollte diese faszinierende neue Entwicklung wenigstens erwähnt werden. Für die Zukunft ist zu erwarten, daß in der primären Prävention sich überraschende Möglichkeiten eröffnen.

1.7. Nichtärztliche Psychotherapie

In fast allen Ländern der Welt besteht eine mehr oder weniger ausgeprägte gesetzliche Monopolstellung der Ärzte für die Behandlung von Kranken. In der Bundesrepublik Deutschland ist die merkwürdige Konstruktion des Heilpraktikers möglich, aber auch dort ist eine Psychotherapie durch Nichtärzte im allgemeinen höchstens an eine Delegierung durch einen Arzt gebunden. In Österreich ist die gesetzliche Regelung völlig eindeutig zugunsten der Mediziner. Trotz dieser Gesetzeslage arbeiten aber derzeit an den meisten Stellen der Welt schon mehr Nichtärzte (Psychologen) auf diesem Gebiet. Das Größenverhältnis ist dabei sehr eindrucksvoll. Nach einer Studie des Max-Planck-Institutes München ist das Verhältnis von Ärzten zu Nichtärzten in der Psychotherapie bereits auf 1:7–11 (je nach Definition von Therapie) angestiegen. In Österreich liegt das Verhältnis nach einer Schätzung von Jandl-Jager bei 1:4, verschiebt sich jedoch ständig zugunsten der Nichtärzte. Nichtärztliche Psychotherapie wird dabei sehr oft als Beratung und Lebenshilfe kaschiert, wofür zum Teil auch eine sachliche Berechtigung gegeben ist. Die ganze Frage bedarf dringend einer gesetzlichen Regelung, die Versuche, zu einem Psychologen- oder Psychotherapeutengesetz zu kommen, sind jedoch durch die Schwierigkeit der Materie bis jetzt in Deutschland und Österreich gescheitert. In der Schweiz, wo dieses Problem kantonal geregelt ist, gibt es einige sehr vernünftige Lösungen, die als Vorbild dienen könnten.

Im Jahre 1926 hat *Freud* seine Monographie über die Laienanalyse publiziert, da damals ein Kurpfuscherprozeß gegen Otto Rank drohte. Dieser Prozeß kam zwar nicht zustande, aber wir danken diesem Anlaß eine umfassende Darstellung seiner Meinung. Freud hatte, was auch heute noch gültig ist, die Meinung, daß die medizinische Ausbildung der Ärzte für Ausübung und Verständnis der Psychoanalyse eher verbildet als fördert. Aus seiner eigenen Erfahrung mit nichtärztlichen Mitarbeitern in der frühen Therapeutengeneration trat er selbst vehement für die Laienanalyse ein. Auch die späteren Entwicklungen haben diese Meinung weitgehend bestätigt. Es soll nur an Persönlichkeiten wie August Aichhorn, Hans Zulliger, Anna Freud, Erik Erikson, usw. erinnert werden.

Für eine Monopolisierung in der Medizin sprechen aber nicht nur standespolitische Überlegungen (niemald ist freiwillig bereit, Macht- und Kompetenzpositionen abzugeben), sondern auch sachliche Argumente.

1. Nur Ärzte können Diagnosen stellen, was für die Indikation oft sehr wesentlich ist.

2. Nur Ärzte können Medikamente verschreiben, was immer häufiger als Kombinationsbehandlung angewendet wird. Vor allem handelt es sich dabei um die psychosomatischen Erkrankungen, die larvierte Depression und die Behandlung von Psychosen.

3. Ärzte sind in der Regel erfahrener in der Beurteilung von Suizidgefahr und auch eher fähig, bei anderen akuten Krisen einzuschreiten.

Die ganze Frage kann eigentlich nur dann zufriedenstellend gelöst werden, wenn Ärzte und Nichtärzte in einem engen Teamzusammenhang kooperieren, dann verbünden sich die verschiedenen Kompetenzen, statt daß sich gegeneinander ein immer zunehmender harter Konkurrenzkampf entwickelt. Die große Zahl der arbeitslosen Psychologen drängt vor allem in Verhaltens- und Gesprächstherapie und die verschiedenen neuen Methoden. Die Gefahr einer Überbesetzung des Therapieangebotes wird dadurch sehr konkret.

1.8. „Differentielle Psychotherapie“

1976 ist von *Klaus Grawe* und *Ursula Plog* ein zweibändiges Werk unter obigem Titel erschienen, das wegen seiner exemplarischen Bedeutung eine besondere Berücksichtigung verdient. Nach Konzept und Methode liegt hier ein Beispiel vergleichender Psychotherapieforschung vor, wie es in den nächsten Jahren oder Jahrzehnten das Bild der Forschung bestimmen sollte. Die zahlreichen amerikanischen Arbeiten (Strupp und Bergin, Meltzoff und

Kornreich und viele andere, siehe das ausgezeichnete Übersichtsreferat von Graupe in Strotzka, 1975 und 1978 unverändert) sind wegen vielfältiger Unterschiede der kulturellen Vorausssetzungen nicht vollständig auf europäische Verhältnisse anwendbar.

Grawe kommt zu folgendem Ergebnis (1976, S. 166–167):

„Unser Vergleich der Therapieeffekte von Gesprächspsychotherapie und Verhaltenstherapie bei Phobikern hat gezeigt, daß diese beiden Therapieformen qualitativ unterschiedliche Wirkungen erzielen. Sie unterscheiden sich im wesentlichen nicht dadurch, daß die eine Therapie erfolgreicher ist als die andere, sondern dadurch, daß sie unterschiedliche Effekte bei unterschiedlichen Patienten bewirken.

Verhaltenstherapie wirkt besonders erfolgreich bei Patienten mit starken phobischen Ängsten und einem ausgeprägten phobischen Leidensdruck. Bei diesen Patienten bewirkt sie eine drastische Reduktion der phobischen Symptomatik. Mit dem Nachlassen der phobischen Symptome geht eine allgemeine Besserung einher. Die Patienten werden weniger depressiv, emotional stabiler, werden zufriedener mit sich selbst, haben mehr Selbstvertrauen und fühlen sich insgesamt wohler. Das Eintreten dieser allgemeinen Besserung ist abhängig davon, inwieweit es gelingt, die phobische Symptomatik zu reduzieren.

Bei solchen Patienten, die zwar als Phobiker zu klassifizieren sind, bei denen aber der subjektive Leidensdruck nicht so weitgehend auf die phobische Symptomatik konzentriert ist, bewirkt Verhaltenstherapie, jedenfalls in der Form, die unserer Untersuchung zugrunde lag, dieses allgemeine positive Veränderungsmuster nicht. Die phobischen Symptome werden bei diesen Patienten nicht reduziert, und damit tritt auch keine allgemeine Besserung ein.

Für Verhaltenstherapie bei Phobikern ergibt sich daher eine ziemlich klare Indikation: Patienten mit einem ausgeprägten phobischen Leidensdruck haben eine ausgesprochen günstige Prognose. Patienten, deren Leidensdruck nicht so sehr auf die phobische Symptomatik konzentriert ist, sollten besser nicht mit dieser Form der Verhaltenstherapie behandelt werden.“

und (S. 171–172):

„Gesprächspsychotherapie scheint dagegen Phobiker dahingehend zu beeinflussen, man könnte auch sagen: umzuerziehen, daß sie ihren Zustand nicht allein oder hauptsächlich abhängig von der Stärke ihrer phobischen Symptome sehen. Gesprächspsychotherapeutisch behandelte Patienten können sich unter Umständen auch wohler fühlen, wenn die Phobien weiter bestehen bleiben. Plog (1976) konnte in einer Untersuchung an derselben Patientenstichprobe zeigen, daß gesprächspsychotherapeutisch behandelte im Unterschied zu verhaltenstherapeutisch behandelten Patienten ihren

Zustand eher in Abhängigkeit von ihren Lebensbedingungen als von ihrer phobischen Symptomatik sehen lernen.

Die beiden untersuchten Therapieformen scheinen also nicht nur unterschiedliche Auswirkungen auf den klinischen Zustand des Patienten zu haben, sie vermitteln durch das unterschiedliche therapeutische Vorgehen offenbar auch unterschiedliche Normen oder Sichtweisen. Das ist ein in der empirischen Psychotherapieforschung bisher fast völlig vernachlässigter Aspekt.

Der sich bei uns im unterschiedlichen Veränderungsmuster zeigende, unterschiedliche Sichtweisen vermittelnde Effekt der Therapien könnte möglicherweise ein durchgängiges und besonders relevantes Unterscheidungsmerkmal zwischen symptomzentrierten und nicht direkt auf das Symptom ausgerichteten psychotherapeutischen Techniken darstellen."

Ist schon dieses Ergebnis (hier enorm vereinfacht wiedergegeben) interessant und plausibel, so geht der zweite Band von Ursula Plog weit über traditionelle klinische Psychotherapieforschung hinaus. Sie interessierte sich für die Wirkung, die die angewandte psychotherapeutische Methode auf die Sichtweise des Individuums von sich und seiner Innenwelt ausübt. Mit anderen Worten, es sollte der Einfluß der Therapie auf das Ökosystem von Individuen untersucht werden. Ihre Ergebnisse faßt sie folgendermaßen zusammen (1976, S. 119):

„Obwohl durchschnittlich das gleiche Maß an Unzufriedenheit mit den Lebensbedingungen vor der Therapie besteht, sehen die mit Verhaltenstherapie behandelten Patienten kaum Zusammenhänge zwischen ihren Beeinträchtigungen und der Unzufriedenheit. Die mit Gesprächspsychotherapie Behandelten sehen viele Zusammenhänge zwischen ihrer Ausgangsunzufriedenheit und ihren Beeinträchtigungen, jedoch ordnen sie die Unzufriedenheit nicht phobischen Symptomen, sondern vielfältigen Beeinträchtigungen zu, und zwar in der Weise, daß der, der mit seiner Umgebung unzufriedener ist, auch der allgemein Beeinträchtigtere ist."

und (S. 120):

„Wenn Patienten, die Verhaltenstherapie erhalten, lernen, daß ihre Gesundung von der Reduktion des spezifischen Symptoms abhängt, so werden sie Besserung in dem Sinne erfahren, daß ihre Angst sich reduziert, und in Abhängigkeit davon werden andere positive psychische Effekte eintreten.

Wenn Patienten, die Gesprächspsychotherapie erhalten, lernen, ihre Beeinträchtigungen mit ihrer Unzufriedenheit über Lebensbedingungen zu verknüpfen und ihre Abhängigkeit zu explorieren, werden sie sich in spezifischen Bereichen psychisch verbessern und sie profitieren von der Therapie unabhängig davon, wie stark das Symptom sie beeinträchtigt.

Damit wird deutlich, daß die beiden therapeutischen Verfahren unterschiedlich auf die Ökosysteme von Individuen wirken. Die Verhaltenstherapie, die mit dem Anspruch arbeitet, umweltzentriert zu sein, lehrt den Patienten, seine Veränderung an der Veränderung des Symptoms zu kontrollieren. Veränderungen, die während der Therapie geschehen, geschehen *damit* die Angst niedriger wird. Die Gesprächspsychotherapie lehrt das Individuum, seine Abhängigkeit von beeinträchtigenden Lebensbedingungen zu explorieren: Dieser Einfluß auf die Ökosysteme besteht in einer Verknüpfung von Selbstexploration und Exploration der Lebensbedingungen.“

Und schließlich meint sie (S. 136):

„Es konnte durch die vorliegende Untersuchung gezeigt werden, daß es nicht ausreicht, psychotherapeutische Verfahren lediglich nach ihrer symptomreduzierenden Wirksamkeit zu bewerten. Vielmehr wird durch den Nachweis der nachhaltigen Beeinflussung der Ökosysteme von Individuen erforderlich, neue Kriterien zu berücksichtigen. Ein sehr wesentliches Kriterium – dem in der vorliegenden Arbeit mehr die Gesprächspsychotherapie als die Verhaltenstherapie genügt – ist die Ausweitung der Möglichkeit der Wahl.“

Der allgemeine Gedankenreichtum, das methodische Konzept und die theoretischen Überlegungen dieser beiden Bände muß im Original nachgelesen werden.

Eine Ausweitung derartiger Untersuchungen in Richtung psychoanalytischer Einzel- und Gruppenbehandlung sowie Familientherapie würde wesentliche Erkenntnisse erhoffen lassen.

2. Spezielle Psychotherapie

2.1. Suggestion, Persuasion, Autogenes Training

2.1.1. Suggestion

Es wurde oben bereits darauf hingewiesen, daß es sich bei der Suggestion um wahrscheinlich die älteste psychotherapeutische Behandlungsmethode handelt. Nach jahrtausendelanger unwissenschaftlicher (aber nicht unwirksamer) Anwendung wurde am Ende des 19. Jahrhunderts eine wissenschaftliche Erfassung des Phänomens versucht, heute befassen sich große psychologische Institute, vor allem der U.S.A. mit ihr (Hilgard, Gill und Brenman, Orne, London, usw.). Etwa um die Jahrhundertwende begann aber auch der Abstieg ihrer Bedeutung. Dies war wohl hauptsächlich auf Freud zurückzuführen, der die Hypnosetherapie aufgab, weil er, von der nur kurzzeitigen Wirkung enttäuscht, sich einer kausaleren Therapie zuwendete.

Immer wieder taucht aber in der Literatur – meist allerdings in der nichtwissenschaftlichen – die Hoffnung auf, daß auf diesem leichten Wege eine psychotherapeutische Lösung aller Probleme der Menschheit möglich sei. Richtig daran ist, daß suggestive Einflüsse in allen Psychotherapiemethoden unvermeidbar sind, so sehr gerade die beiden Antipoden – Psychoanalyse und Verhaltenstherapie – sie auszuschließen versuchen.

Zuerst aber die Frage, worum es sich bei diesem so mystisch wirkenden Konzept eigentlich handelt. Es läßt sich psychologisch leicht nachweisen, daß Suggestibilität, das heißt die emotionelle Beeinflußbarkeit des Menschen ohne Argumentation, eine allgemeine menschliche Eigenschaft ist. Nach psychoanalytischer Auffassung hängt dies mit der langen Hilflosigkeit des Menschen nach seiner Geburt zusammen. In dieser Zeit mußten wir alle ungefragt alles übernehmen, was wir an Information von den Erwachsenen angeboten bekamen. Die Reste davon tragen wir als Suggestibilität mit uns herum. Pflanz und Stokvis sprechen von „affektiver Resonanz“ als einem nicht weiter reduzierbaren Phänomen. Alle anderen Theorien sind eher wenig überzeugend (wie die partielle zerebrale Hemmung von Pawlow). Bei entsprechender Aufnahmebereitschaft kann jeder Reiz aus der Umwelt suggestiv wirken. Man kann daher die Theorie vertreten, daß jede suggestive Wirkung letztlich eine autosuggestive Leistung sei, aber das führt nicht wirklich weiter zum Verständnis.

Mit den Techniken der Hypnose (Reizausschaltung, monotone Wiederholung, Konzentration auf den Suggestor) lassen sich verschiedene Stadien der Trance herstellen, bis zu tiefsten, charakterisiert durch Amnesie und die Möglichkeit, posthypnotische Aufträge zu erfüllen.

Es scheint nicht sinnvoll, hier die Techniken der Hypnose eingehend zu besprechen, weil dadurch zu unkontrollierten Versuchen und Selbstversuchen verleitet werden könnte. Gerade bei dieser Technik ist die Einführung durch einen Erfahrenen und – wie ich meine – auch das Selbsterlebnis zu empfehlen.

Es soll hier vielmehr auf einen ganz ungewöhnlichen Therapeuten hingewiesen werden, der noch immer in Europa zu wenig bekannt ist – Milton Erickson. Er ist sicher nicht als ein Vorbild zu betrachten, weil seine phantastischen Einfälle zu jedem Fall nicht nachahmbar sind. Außerdem muß seine vielleicht einmalige Fähigkeit, Personen in Hypnose zu versetzen, noch dazu mit Amnesie und funktionierenden posthypnotischen Aufträgen, nicht selten auf einem indirekten Weg, von jedem Hypnosetherapeuten mit Staunen registriert werden. Seine Bedeutung liegt aber in der Entdeckung paradoxer Interventionen und dem Mut zu ungewöhnlichen therapeutischen Anordnungen, womit er vor allem die heutige Familientherapie befruchtet hat. Er hat damit sicher vielen Psychotherapeuten Mut gemacht, bei besonders schwierigen Fällen auch einmal das Geleise konventionellen Verhaltens zu verlassen.

Aus dem informativen Buch von *J. Haley* über diesen bemerkenswerten Mann, der übrigens wegen einer Poliomyelitis später an den Rollstuhl gefesselt war, eine kurze technische Bemerkung (S. 128):

[„Dem Gebrauch der Amnesie in der Hypnose kommt dann große Bedeutung zu, wenn eine äußerst wichtige Suggestion angeboten wird, die sonst vielleicht angefochten oder in Frage gestellt würde. Auf diese Weise wird verhindert, daß ein wichtiger Gedanke, den der Patient später weiterentwickeln kann, zurückgewiesen wird."].

Oder über einen Patienten (S. 136):

„Er veränderte sich, ohne Einsicht in seine Vergangenheit und ohne erkannt zu haben, was für eine Beziehung seine Vergangenheit zu seiner Gegenwart hatte. Es wurden ihm keine vergangenen Traumata eröffnet oder in einen kausalen Zusammenhang mit seinen Schwierigkeiten gebracht. Seine wahrscheinlich unglückliche Kindheit wurde ihm auf keine Art und Weise als Entschuldigung oder Rechtfertigung seines Versagens oder seiner geringen Einschätzung seiner Person dargeboten. Anstatt Vergangenes ins Bewußtsein zu bringen, benützte die Therapie vielmehr vorsätzliche Amnesie, um alle nicht ins Therapieprogramm passenden Gedanken aus dem Bewußtsein zu verdrängen. Die Gedanken, die gebraucht wurden, galten nicht der Vergangenheit, sondern seinen in der Gegenwart sich manifestierenden Fähigkeiten."

Es folgt die Darstellung eines kurzen Falles (S. 160 ff.):

„Ein neugebackener Ehemann, vierundzwanzigjährig und College-Absolvent, kam in großer Verzweiflung aus seinen zweiwöchigen Flitterwochen zurück, da ihm keine Erektion gelungen war. Seine Angetraute suchte sofort zwecks Scheidung einen Anwalt auf, währenddessen der Ehemann mich um psychiatrischen Beistand anging.

Ich überredete ihn, seine Frau zu mir zu bringen. Ohne Schwierigkeiten konnte sie dazu gebracht werden, bei einer Hypnotherapie ihres Gatten mitzuwirken. Das ging so vor sich: Ich forderte ihn auf, seine Frau anzusehen und dabei nochmals die abgrundtiefe Scham, Erniedrigung und trostloseste Hoffnungslosigkeit zu erleben. Während er dieses Gefühl heraufbeschwor, würde er den Wunsch haben, alles zu tun, aber auch *alles* in seiner Macht Stehende, um diesem unglückseligen Gefühl zu entkommen. Während dieses Vorganges würde er nichts wahrnehmen können außer seine Frau, nicht einmal mich selbst, obwohl er meine Stimme vernehmen könne. Es würde ihm dabei bewußt werden, daß er in eine tiefe hypnotische Trance versetzt und *keine Kontrolle über seinen Körper* mehr haben werde. Darauf würde er eine Halluzination seiner Frau in nackter Gestalt haben und kurz danach auch sich selbst so sehen. Dabei würde er entdecken, daß er seinen Körper nicht bewegen und überhaupt keine Kontrolle über ihn ausüben könne. Andererseits werde er mit Erstaunen feststellen, daß er einen sich ständig steigernden physischen Kontakt mit seiner Frau spüre und daß er *absolut nichts gegen seine physischen Reaktionen* unternehmen könne. Eine Erfüllung seines Begehrens könne jedoch erst bei der Bereitschaft seiner Frau eintreten.

Der Trancezustand stellte sich mühelos ein, und zum Schluß suggerierte ich ihm: „Sie wissen, daß Sie es können. Und in Wahrheit haben Sie es schon erreicht. Nichts wird Sie davon abhalten, daß es immer und wieder gelingt."

In der kommenden Nacht wurde die Ehe ohne Schwierigkeit vollzogen, und danach hatte ich nur noch eine Funktion als Familienberater. Sexuelle Schwierigkeiten tauchten in dieser Ehe nie mehr auf."

Die große Vielfalt von Möglichkeiten, die in der entsprechenden Literatur nachgelesen werden muß, sei nur noch mit einem weiteren Fall angedeutet (S. 200 ff.):

„In einem anderen Fall, der in einer einzigen Sitzung gelöst wurde, ging Erickson ganz anders vor. Er verwendete keine Hypnose, aber er würde sein Vorgehen als hypnotische Technik bezeichnen. Das vorliegende Problem war ein vierzehnjähriges Mädchen, das von der Idee beherrscht wurde, ihre Füße seien zu lang. Die Mutter kam alleine zu Erickson und erläuterte die Situation. Seit drei Monaten zog sich das Mädchen immer mehr von allen Aktivitäten zurück, sie wollte nicht mehr zur Kirche, nicht mehr zur Schule und sich auch nicht mehr auf der Straße blicken lassen. Das Mädchen verhinderte jedes Gespräch über ihre Füße, und es weigerte sich auch, einen Arzt aufzusuchen. Das Zureden der Mutter fruchtete überhaupt nichts. Das Mädchen wurde immer verschlossener. Erickson berichtet:

Ich vereinbarte mit der Mutter, am nächsten Tag unter einem Vorwand das Haus dieser Familie zu besuchen. Dem Mädchen wurde mitgeteilt, ich sei gekommen, um die Mutter wegen ihrer Grippe zu untersuchen. Es war wirklich nur ein Vorwand, aber die Mutter fühlte sich tatsächlich nicht gut und ich schlug ihr eine Untersuchung vor. Als ich zu Hause bei ihnen ankam, lag die Mutter im Bett. Ich untersuchte sie gründlich, horchte die Brust ab, schaute ihr in den Hals usw. Das Mädchen stand die ganze Zeit dabei. Ich forderte es auf, mir mit einigen Handreichungen behilflich zu sein. Es war äußerst besorgt um die Gesundheit ihrer Mutter. Ihre ständige Anwesenheit gab mir die Gelegenheit, sie genau zu betrachten. Sie war eher untersetzt und ihre Füße waren nicht besonders groß.

Während ich sie so beobachtete, fragte ich mich, wie ich ihr wohl helfen könnte. Schließlich fiel mir etwas ein. Als ich meine Untersuchung der Mutter beendet hatte, manövrierte ich das Mädchen in eine Position direkt hinter mir. Ich saß auf dem Bettrand und sprach mit der Mutter, stand langsam auf und machte einen ungeschickten Schritt nach hinten. Ich setzte meinen Absatz mit vollem Gewicht auf die Zehen des Mädchens ab. Das Mädchen schrie begreiflicherweise auf vor Schmerz. Ich wandte mich zornentbrannt an sie und schrie: „Wenn deine Dinger *lang* genug gewachsen wären, daß ein *Mann* sie sehen könnte, befände ich mich jetzt nicht in einer solchen Situation!" Das Mädchen sah mich verständnislos an, während ich ein Rezept schrieb und die Apotheke anrief. Am selben Abend bat das Mädchen um Erlaubnis, eine

Veranstaltung in der Stadt besuchen zu dürfen. Ein solches Bedürfnis hatte sie schon monatelang nicht mehr gezeigt. Sie ging auch wieder zur Schule und in die Kirche, und damit war die Phase der Abgeschlossenheit beendet. Als ich das junge Mädchen später wiedersah, war es freundlich und entgegenkommend. Weder sie noch ihre Mutter hatten gemerkt, wie die Sache von mir gelenkt worden war. Alles, was die Mutter registriert hatte, war meine Unhöflichkeit ihrer Tochter gegenüber. Sie sah darin keinen Zusammenhang mit der Normalisierung ihrer Tochter.

Es scheint evident, daß diese Technik auf einer hypnotischen Orientierung beruht. Erickson drückt es so aus: „Das Mädchen hat keine Möglichkeit, das Kompliment, ihre Füße betreffend, zurückzuweisen oder es zu bestreiten. „Wenn ihre Füße *groß* genug wären, daß ein *Mann* sie sehen könnte." Das Mädchen konnte mir nicht gut sagen, ich sei ein Trottel, in Anbetracht der Tatsache, daß ich der behandelnde Arzt ihrer Mutter war. Sie hatte keinerlei Möglichkeit, sich zu rächen. Es blieb ihr nichts anderes übrig, als den Beweis zu akzeptieren, daß ihre Füße zu klein gewachsen waren." Es ist nicht ungewöhnlich für Erickson, Hypnose zu gebrauchen, um den Patienten eine Ansicht zu vermitteln, die er nicht ablehnen kann. In unserem Fall erreichte er dieses Ziel ohne Hypnose, in einer sozialen Situation.

Ein wichtiger Aspekt von Ericksons Arbeit mit Kindern ist seine grundlegende Voraussetzung, daß Kinder die natürlichen Antagonisten ihrer Eltern sind: Sie gehören einer anderen Generation an, und deshalb kann davon ausgegangen werden, daß Generationenprobleme auftreten. Dies ist keine angenehme Vorstellung für Leute, die Eltern und Kinder als unzertrennliche Gemeinschaft empfinden. Merkwürdig jedoch ist, daß die Annahme, Eltern und Kinder seien Vertreter sich widerstreitender Interessen, die beiden Parteien in Wirklichkeit oft wieder zusammenführt. Erickson äußerte sich einmal gesprächsweise über dieses Thema: „Hat man ein Ehepaar vor sich, kann man es fragen, was sie eigentlich gegenseitig anzieht; spricht man jedoch mit einem Kind, fragt man besser, was es an seinen Eltern auszusetzen hat."

2.1.2. Persuasion

Ist schon die Suggestion vielen Fachleuten und Laien verdächtig als eine antiempanzipative Technik mit ihrer fraglichen (vermuteten) Ideologie dahinter (die de facto aber oft nur die sonstige Hilflosigkeit ist), so wird die Persuasion fast generell in Fachkreisen verachtet. Simple Überredung sei laienhaft, manipulativ und habe mit Wissenschaftlichkeit nichts zu tun. Wenn man sie überhaupt zur Kenntnis nimmt, dann sozusagen als verwässerte Suggestion.

Besonders A. M. Becker (1977) hat sich wohl mit Recht um

eine Rehabilitation und Legitimierung bemüht. Drei Gründe berechtigen dies:

1. Ist Persuasion in allen para- und unprofessionellen Beratungs- und Hilfsbemühungen sicher die am weitesten verbreitete Technik.

2. Ist Persuasion, meist unerkannt und unbeachtet in allen professionellen Techniken verborgen und oft erst durch Ton- und Videobandkontrolle sichtbar zu machen.

3. Wird die Arbeit des ersten authentischen Beschreibers Dubois nicht mehr gelesen und die großartige moderne Darstellung von Jerome Frank offenbar nicht wirklich ernstgenommen.

Für *Paul Dubois* am Beginn dieses Jahrhunderts war Suggestion mehr oder weniger bewußte Täuschung, wogegen bei der Persuasion ein wichtiger Begriff Rogers vorweggenommen ist: „Man überzeugt auch seine Mitmenschen einfach durch die Behauptung, die in keiner Weise als Suggestion zu bezeichnen ist, sobald wir nur selbst *ehrlich glauben*, was wir sagen". Die Grundeigenschaften des Therapeuten hätten „Sachkenntnis, Wohlwollen, Geduld und sanftes Benehmen" zu sein. Persuasion wirke sowohl durch Vernunft als auch durch Gefühl. Schon Dubois verwendete Paradoxien, z.B. bei Schlafstörungen das Akzeptieren des Nichtschlafens. Baudouin hat daraus 1923 das „Gesetz der das Gegenteil bewirkenden Anstrengung" abgeleitet. Hiermit wird er (allerdings meist ohne überhaupt bekannt gewesen zu sein) der Vater aller Paradoxien von Frankl über Erickson bis zur modernen Familientherapie.

Simons (1971) zieht zur Erklärung der Persuasion die Lerntheorien, die Theorien der sozialen Wahrnehmung (Perception Theories) und schließlich Festingers (1957) Theorie der kognitiven Dissonanz heran. Im ersten Konzept spielt Lernen am Vorbild eine große Rolle, im zweiten die Erkenntnis, daß Wahrnehmen in Wirklichkeit ein aktives Herstellen einer sozialen Konstruktion ist, im dritten, daß wir alle nach einer konsistenten Hierarchie von Einstellungen und Auffassungen über die Wirklichkeit streben. Durch neue Informationen entstehende Dissonanzen werden durch Herstellung einer neuen Balance abgebaut.

Jerome Frank hat (historisch und empirisch) nachgewiesen, daß es zwei Typen von Psychotherapie gibt, eine, die Symptombesserung anstrebt und eine zweite, die Besserung im persönlichen

Funktionieren der Persönlichkeit als Ziel hat. Der Erfolg der ersteren beruht im wesentlichen auf den Erwartungen des Patienten und ist rasch und weitgehend unspezifisch, die zweite ist in der Regel ein langwieriger Lernprozeß und viel spezifischer.

Die echte Problematik der Persuasion liegt in der nicht immer verifizierbaren Annahme, daß der Therapeut tatsächlich besser weiß als der Patient, welches Verhalten und welche Einstellung richtig ist. Stammt dieses Wissen aus der Einfühlung in das Unbewußte des Patienten, dann ist Suggestion und Persuasion gerechtfertigt, ist sie jedoch Ausdruck etwa einer autoritären Ideologie, dann erheben sich natürlich große Bedenken. Die Gehirnwäsche durch Konsumorientierung auf der einen Seite oder einer Staatsideologie auf der anderen, wird mit Recht bei diesen Techniken (übrigens auch bei der Gruppendynamik) zur Diskussion gestellt.

Der Verfasser ist der Meinung, daß vorsichtigere, wenn auch länger dauernde und daher teurere Techniken, nach einem ersten Rausch der Begeisterung über die Schnellverfahren wieder mehr in Mode kommen werden. Bei der Narkohypnose (Suggestion in der Halbnarkose) haben wir in den fünfziger Jahren ja schon eine solche vorübergehende Modewelle erlebt. Die Diskussion ist damals übrigens auch unter dem Schlagwort „Wahrheitsserum" gelaufen.

2.1.3. Das Autogene Training und andere Entspannungsmethoden

Es gibt Meister der Psychotherapie, die Angst erregen, weil sie unnachahmlich sind, wie z.B. Freud wegen seiner Originalität und des Reichtums seiner Einfälle, Milton Erickson und die noch zu besprechende Familientherapeutin Selvini wegen ihres Mutes und wegen ihrer Sicherheit, mit der sie ihre gewagten Interventionen setzte.

J. H. Schultz, der Erfinder des Autogenen Training, ebenfalls zweifellos ein Genie, erweckt im Gegensatz dazu Vertrauen und Zuversicht. Er hat eine wunderbar einfache Methode hinterlassen, die dennoch theoretisch hervorragend unterbaut ist. Man kann sie leicht erlernen (für die Therapeuten ist allerdings eine Selbsterfahrung unentbehrlich), sie hat ein sehr breites Indikationsgebiet (nur Psychosen und schwere Charakterneurosen ausgenommen) und man kann mit ihr praktisch kaum Schaden anrichten. Das einzige Gegenargument liegt in der Beschränkung, daß man von einer relativ oberflächlichen (das heißt bewußtseinsnahen) Technik nicht alles verlangen kann, das gilt aber für viele andere Therapiemethoden (etwa Gesprächstherapie) genauso.

Die Mischung aus Präzision und Eleganz, die J. H. Schultz selbst mit seiner Mischung der Herkunft aus einer westfälischen Pastoren- und einer Hugenottenfamilie charakterisierte, gilt auch für seine Methode.

Wie bei vielen großen Schulgründern ist sein Originalwerk unübertroffen und die große Sekundärliteratur ist entweder Exegese oder Popularisierung. Für den, der sich mit der Technik (für Anwendung in der eigenen Praxis) näher befassen will, sei daher das Studium des Originalbuches vor allem empfohlen. Ich habe mir nur einige Freiheiten in der Modifizierung genommen, die Schultz selbst – der Variationen sonst gar nicht geschätzt hat – noch akzeptiert hat. Sie sind anderen Orts eingehend beschrieben (Strotzka, 1975; Strotzka, 1978). Im wesentlichen laufen sie darauf hinaus, daß der „Preuße“ Schultz meines Erachtens das Konzept zu exerziermäßig aufgezogen hat und daß man dem Patienten eine größere Freiheit lassen soll, seinen eigenen Stil zu entwickeln. Das ist aber doch nur eine Korrektur am Rande.

Wohl muß hier betont werden, daß das „Übungsheft“ ein Unglück ist. Schultz warnt selbst davor, es einem Patienten ohne sonstige Anleitung in die Hand zu geben. Es sollte meines Erachtens aus dem Verkehr gezogen werden, da dadurch die automatische Exerzierhaltung noch weiterhin gefördert wird.

Das Autogene Training ist ein autosuggestives Übungsverfahren. Schultz sagt dazu selbst (1953, S. 1):

> „Das Prinzip der Methode ist darin gegeben, durch bestimmte physiologisch-rationale Übungen eine allgemeine Umschaltung der Versuchspersonen herbeizuführen, die in Analogie zu den älteren fremdhypnotischen Feststellungen alle Leistungen erlaubt, die den echten suggestiven Zuständen eigentümlich sind.“

und weiter (S. 11):

> „daß unter Einwilligung der Versuchsperson, die genügend Selbstverfügung besitzen muß, in geeigneter Körperhaltung eine Außenreizverarmung, oft unter Mitwirkung von Monotonieeinflüssen, zu einer sammelnden Einengung führt, in der nun teils „reflektorische Überwältigungen“, teils Automatismen und Wandlungen des Innenlebens einspringen.“

Schultz, der selbst eine kurze psychoanalytische Ausbildung

hatte und der Tiefenpsychologie nahe stand, hat in seinem Buch (1953, S. 309 ff.) die psychoanalytischen Auffassungen für Tonus und Entspannung wiedergegeben (Fenichel, Ferenczi, Abraham). Neuerdings hat Lowen in der Nachfolge von Wilhelm Reich die Körperfeindlichkeit der Psychoanalyse in einem gewissen Sinne überwunden.

Schultz weist selbst auf eine andere Entspannungstechnik hin, die in der Verhaltenstherapie eine entscheidende Rolle spielt, die progressive Relaxation von Jacobson. Dieser Autor bezieht sich, zum Unterschied vom Autogenen Training, das vorwiegend mit dem Vegetativum arbeitet, in erster Linie auf das Wechselspiel von muskulärer Spannung und Entspannung und erreicht damit ebenfalls eine angstaufhebende Umschaltung.

Zahlreiche weitere Methoden, die weniger Verbreitung gefunden haben, finden sich bei Stokvis und Wiesenhütter (1961).

Bis jetzt wurde nur von der sogenannten Unterstufe des Autogenen Trainings gesprochen. In der Oberstufe wird der erreichte Grad der Abschaltung benützt, auch unbewußte Inhalte zur Bearbeitung zu bringen. Dagegen ist nichts einzuwenden, wenn der Therapeut dafür ausgebildet ist. Es besteht hier eine gewisse Ähnlichkeit zu der Technik der gelenkten Tagträume *(Desoille, 1955)*. Es ist auch kein Zufall, daß sich die österreichische Gruppe der Autogenen-Training-Therapeuten dem katahymen Bilderleben von H. C. Leuner zugewendet hat, das in ähnliche Richtung tendiert.

Ich selbst neige zu der Auffassung, daß die Unterstufe so viel wertvolles therapeutisches Instrumentar bietet, daß man sich damit begnügen und die Arbeit mit unbewußten Inhalten der Psychoanalyse und ihren abgeleiteten Techniken überlassen sollte.

Abschließend sei zu diesem Kapitel gesagt, daß die meisten Menschen in Not selbständig Methoden autosuggestiver Entspannung entwickeln, die aber vor allem deswegen zum Scheitern verurteilt sind, weil sie in der Regel nur auf dem Höhepunkt der Spannung (Panik) versucht werden. Sie sind dabei im Nachteil, weil ihnen das systematische Training in Ruhe fehlt, das die Voraussetzungen für den Einsatz im Ernstfall darstellt.

2.2. Krisenintervention

Dieses Thema wird in Lehrbüchern der Psychotherapie meist nicht behandelt, entweder weil Psychiater psychogene Reaktionen, die Hauptindikation dieser wichtigen Technik, gar nicht zu sehen bekommen, oder weil sie für eine Kompetenz des Sozialarbeiters oder praktischen Arzt gehalten wird.

Nun ist es zweifellos richtig, daß Krisen und streßbezogene Reaktionen vorwiegend in der Frontversorgung (primary care) gesehen und behandelt werden. Gerade deswegen sollte der Psychotherapeut aber eine gute Kenntnis der ganzen Problematik haben, da in Forschung und Unterricht die Frage schon wegen ihrer Größenordnung eine entscheidende Rolle spielt. Da die meisten epidemiologischen Studien nicht zwischen Neurosen (internalisierter Konflikt, meist lange Vorentwicklung bis in die Kindheit, gewisse Ich-Schwäche) und psychogener Reaktion (akut, belastungsbezogen, äußerer Konflikt, relativ normale Ich-Stärke, gute Spontanprognose) unterscheiden, entsteht ein völlig falsches Bild von Behandlungsbedürftigkeit und Prognose. Diese Vermengung ist leicht dadurch zu erklären, daß bei einer Querschnittsuntersuchung wegen der gleichen Symptomatik gar keine Trennung möglich ist. Erst eine eingehende Anamnese über bisherige Lebensgeschichte, Bewährung und Frustrationstoleranz (respektive Beurteilung der Ich-Stärke, wie in der ego-assessment-scale von *Leo Bellak*) könnte eine Differenzierung ermöglichen. Dies würde allerdings derartige Untersuchungen enorm verteuern.

In unserem eigenen Untersuchungsgebiet „Kleinburg" läßt sich diese Schwierigkeit dadurch überbrücken, daß der Hauptuntersucher Ingo Leitner als lokaler Arzt die Familien meist über Generationen kennt und daher eine Möglichkeit der Beurteilung gegeben ist. Wenn er derzeit etwa 15% „Neurosen" in seiner Praxis zählt, wäre richtigerweise etwa die Hälfte als psychogene Reaktion zu kategorisieren. Abgesehen davon, daß dies sowieso real unmöglich ist, wäre auch rein sachlich eine aufwendige Psychotherapie bei dieser Indikation nicht gerechtfertigt.

Unter Krise wird im allgemeinen ein Zustand einer Person oder einer Gruppe verstanden, in dem eine akute Belastung die Grenze der Bewältigungsfähigkeit entweder schon überschritten hat oder zu überschreiten droht. Andere Krisendefinitionen haben hier keine hervorragende Relevanz. Genügen die verfügbaren Abwehrmechanismen nicht, kommt es zur Symptombildung. Dadurch wird der Hilferuf deutlicher oder man kann der Gefahr ausweichen. Nach Abklingen der Krise finden die Betroffenen wieder zu ihren normalen Bewältigungsstrategien zurück, oder bei Bestehen der Belastung setzt ein Anpassungsmechanismus ein. Das paradoxe Phänomen, daß viele Neurosen unter Krisenbelastung eher eine Symptombesserung zeigen als einen Zusammenbruch, hat mich bewogen zu überlegen, ob Neurosen und psychogene Reaktion nicht psychodynamisch verschiedene Mechanismen seien. Nach jahrelanger Befassung mit dieser Frage habe ich mich aber doch entschieden anzunehmen, daß der einzige Unterschied das Ausmaß der Internalisierung (früher) Konflikte und die Ich-Stärke ist. Die Entlastung des inneren Druckes durch den äußeren führt übrigens nicht in allen Fällen zur Symptombesserung.

Die Technik der Krisenintervention ist an sich einfach:

1. Sie muß sehr *schnell* erfolgen.

2. Sie muß dem Klienten *einsehbare Hilfe* bringen, *ohne ihn weiter regredieren zu lassen*, d.h. mit anderen Worten, daß

3. eine erhebliche Ermutigung angezeigt ist, übrigens auch in bezug auf die

4. *Äußerung* und das *Ausleben* von *Gefühlen*.

5. Das *soziale Netzwerk* (Verwandte, Freunde, Nachbarn, Kollegen) soll voll eingesetzt werden,

6. sie muß (poly)*pragmatisch* sein. Unter Umständen ist auch

7. eine *Konfrontation* mit verdrängten und vor allem verleugneten Inhalten notwendig.

8. *Kurzdauernde Medikation* ist unter Aufklärung über den subsidären Charakter dieser Hilfe durchaus legitim.

9. Die *Zeitbegrenzung* der Intervention muß dem Klienten klar sein.

10. Kulturell vorgegebene *Rituale*, etwa für Trauerarbeit, erweisen sich als nützlich.

Die gefürchtetste Krise unter Psychotherapeuten sind präsuizidale Zustände. *E. Ringel* hat in seinem präsuizidalen Syndrom (Einengung, Wendung der Agression gegen die eigene Person und Selbstmordphantasien) einen wertvollen diagnostischen und pragmatischen Hinweis erarbeitet. Wichtig ist vor allem, daß man Selbstmorddrohungen nicht auf die leichte Schulter nimmt. Ich halte es für eine ausgezeichnete Strategie, daß die berühmte Wiener Suizidprophylaxeeinrichtung von Ringel in ein allgemeines Kriseninterventionszentrum (Sonneck) umgewandelt worden ist. Es ist völlig unmöglich, alle Suizidgefährdeten zu internieren und so sich die Verantwortung vom Leibe zu schaffen. Man kommt nicht darum herum, in vielen Fällen das Risiko zu tragen, und oft ist das einzige Mittel, das wir haben, die eigene Zuversicht in die lebenserhaltenden Potenzen in der Ambivalenz des Patienten durch Vorschußvertrauen zu stärken. Daß man auch die tragischen Versager in Kauf nehmen muß, gehört leider zum Berufsrisiko des Therapeuten. Übrigens soll man auf die Hilfe der Antidepressiva nicht verzichten (einer der Gründe, warum die Frage der Laienpsychotherapie problematisch ist).

2.3. Psychoanalyse

2.3.1. Die Standardmethode

Noch nie ist in der Geschichte der Menschheit den Problemen von Einzelmenschen so viel Zeit, Einfühlung und ernste Aufmerksamkeit gewidmet worden wie in der Psychoanalyse im engeren Sinn, oft auch große oder klassische Psychoanalyse genannt. Nach unserem Sprachgebrauch sprechen wir von „Standardtechnik“. Ohne Rücksicht auf Kosten, auf andere Aufgaben, die durch den Mammutaufwand bis zu 1000 Stunden und mehr für eine Person vernachlässigt werden müssen, wird mit einer enormen Geduld die Zeit eines hochausgebildeten Professionisten, der selbst durch eine solche Prozedur gegangen ist, nur für dieses Individuum gebunden. Das Resultat ist dann vielleicht sogar nicht sehr eindrucksvoll, zumindest ist es am Anfang völlig offen, nie kann man eine Erfolgsgarantie geben. Der naive Laie steht staunend vor diesem Phänomen und ich habe viele sonst hochgebildete Menschen erlebt, die völlig fassungslos darüber waren. Es handelt sich um ein großartiges Unternehmen und der Therapeut übernimmt eine große Verantwortung, wenn er einem Hilfesuchenden gerade dieses Instrument empfiehlt. In der Regel empfehle ich daher die Vorschaltung einer Kurztherapie wie schon erwähnt, um die Notwendigkeit des großen Aufwandes dem Patienten und sich selbst zu beweisen.

Die Psychoanalyse ist eine *Theorie* des normalen und pathologischen Verhaltens und eine Behandlungs*technik*. Bei Freud ist die Theorie auf dem Boden der Technik gewachsen, obwohl diese zuerst suggestiv und kathartisch war. In seinem ganzen Leben hat er wechselseitig den einen Bereich aufgrund der Erfahrungen im anderen modifiziert. Es ist vielleicht ein Fehler, daß wir zuerst die Technik bringen und dann die Theorie. Der Leser hat jedoch die Möglichkeit, das Theoriekapitel (6) vorzuziehen. Notwendig scheint es mir nicht, da die Theorie der Technik inzwischen eine gewisse Selbständigkeit erreicht hat.

Das entscheidende Charakteristikum der Standardtechnik liegt darin, daß man sich der Führung durch den Patienten völlig überläßt, jedes Material, das er bringt, wird gleichmäßig akzeptiert („Der Patient hat immer recht"), und daß sich als Nährboden für den Prozeß der Bewußtseinsänderung und des Wachstums der Persönlichkeit eine ganz besondere Gefühlsatmosphäre entwickelt, die einzigartig ist.

2.3.1.1. Das Erstinterview

Daß Gott vor die Therapie die Diagnose gesetzt hat, ist ein alter medizinischer Slogan, der in jüngster Zeit zwar in Frage gestellt worden ist, aber wenigstens insofern unverändert gültig bleibt, als es irgendeiner Prozedur bedarf, um mit dem Patienten entscheiden zu können, welche Art Therapie man einem Hilfesuchenden anbietet. Ob man eine psychologische Testbatterie anwendet oder den Patienten selbst ein Computerblatt ausfüllen läßt, ist eine Geschmacksfrage. Beides ist meines Erachtens in der Regel entbehrlich, wenn man selbst die Kunst des Erstinterviews beherrscht.

Der erste Zweck desselben ist *Informationsgewinn*. Was müssen wir nun wissen, um eine Indikation stellen zu können? Die Information soll die Basis dafür sein, zu entscheiden, braucht der Patient überhaupt eine Therapie? Wenn ja, eine medikamentöse oder Psychotherapie, oder beides und welche Psychotherapie? Besteht die Gefahr eines bedrohlichen Verlaufs (etwa Suizid?) oder hat man Zeit? Die letzte Frage ist von großer Bedeutung, denn ein automatisches drängendes Abfragen hat sich überall, besonders in der Psychotherapieindikation, als ziemlich sichere Methode erwiesen, alles Wesentliche *nicht* zu erfahren. Vielmehr ist dies durch ein verständnisvolles, Sympathie zeigendes geduldiges *Zuhören* zu erreichen. Alles was der Patient ohne Drängen selbst bringt, etwa gestützt durch kleine Zwischenfragen, und sei es nur "Und weiter?", „Ja, und" usw. ist wesentlich. Dabei kann man auch seine Körpersprache beobachten.

Ist man selbst der Weiterbehandler, dann ist eine zweite Aufgabe des Erstinterviews vielleicht noch wichtiger als Information, nämlich das Schaffen einer *vertrauensvollen Kommunikationsbasis*. Ein allzu scharfes Anexplorieren, wie es vielleicht bei der psychiatrischen Exploration bei der Spitalsaufnahme gerechtfertigt ist, verbietet sich meist durch diesen Zweck. Je nach Situation wird der Interviewer die Balance zwischen den beiden Aufgaben halten müssen – kein leichtes Problem! Er wird das Interview mit einer neutralen Floskel beginnen: „Was führt Sie zu mir?" oder „Was kann ich für Sie tun?" und wird warten, womit und wie der Patient beginnt. Es ist fast immer wichtig, den Weg des Patienten zum Therapeuten zu rekonstruieren, welche Vorerfahrungen er schon hat, welche Erwartungen und welche eigenen ätiologischen Hypothesen er mitbringt. Oft ist die erste Aufgabe des Therapeuten, vorsichtig ein Verständnis des Patienten für Psychogenie zu erarbeiten (etwa bei pseudoorganischen Beschwerden) oder Vorurteile abzubauen – etwa: zum Psychotherapeut geschickt zu werden, bedeutet Verdacht auf Geisteskrankheit und dergleichen mehr.

In solchen Fällen muß die Informationsaufgabe zurückgestellt werden. Zu einer oberflächlichen Einschätzung der Ich-Stärke genügt allerdings meist schon ein Bild über die Lebensbewährung in Schule, Familie und Beruf. Für die Indikationsstellung ergibt sich das bekannte Dilemma, daß für eine schulgerechte Analyse eine gewisse Frustrationstoleranz eine Voraussetzung ist: beim Fehlen einer solchen kann man sich aber auch von anderen Techniken, wie einer psychoanalytisch orientierten Psychotherapie, etwas erwarten und bei frühen Objektbeziehungsstörungen mit einer ausgeprägten Ich-Schwäche muß man auch die psychoanalytische Technik modifizieren.

Ich pflege also eine Probetherapie vor der Indikation zu empfehlen. Dabei gibt es prinzipiell zwei Möglichkeiten: man wendet die Standardtechnik an und stellt bei Versagen auf eine weniger anspruchsvolle Behandlung um, oder man beginnt mit derselben und läßt nachher die eigentliche Analyse folgen. Der zweite Weg ist sinnvoller und wird vom Patienten eher verstanden und akzeptiert. Eine legitime Abkürzung des Indikationsverfahrens ist es, statt der Probebehandlung eine Probedeutung durchzuzuführen und die Beobachtung des folgenden Verhaltens.

2.3.1.2. Das Setting

Als Standardtechnik kann nach einem gewissen Konsens nur eine Therapie bezeichnet werden, die drei- bis fünfmal wöchentlich stattfindet, 50 Minuten dauert, wobei der Patient auf der Couch liegt, der Analytiker hinter ihm sitzt und man sich in einem Arbeitsbündnis (siehe 2.3.1.3.) darauf geeinigt hat, daß die Aktivität des Patienten nur in der freien Assoziation (und beim Therapeuten in Deutung) besteht. Die strikte Einhaltung dieser Regel ist deshalb notwendig, um zu verhindern, daß die Bedingungen je nach Lust und Widerstand manipuliert werden. Es soll wenigstens ein Minimum an Standardisierung mit diesem Rahmen garantiert werden.

Das viel belächelte Liegen auf der Couch hat mehrere gute Gründe. Einerseits entspannt der Patient besser und kann nicht versuchen, auf dem Gesicht des Analytikers abzulesen, ob dieser amüsiert, erschreckt oder gar gelangweilt ist. Andererseits, und das ist sehr wichtig, verführt die Face to face-Position besonders bei langdauernden Therapien dazu, eine konventionelle Konversation zu führen, statt zu analysieren, was tödlich für die Analyse sein kann. Daß Freud selber meinte, er ertrage es nicht, acht Stunden am Tag angestarrt zu werden, ist schließlich auch verständlich. Das ganze Setting dient also dazu, Standardbedingungen für analytische Arbeit zu schaffen.

2.3.1.3. Das Arbeitsbündnis

Greenson, dem wir ein ausgezeichnetes Buch über die psychoanalytische Technik danken, legt mit Recht großes Gewicht auf diesen Teil der Technik. Ist es doch der Vertrag, den die beiden Partner der kooperativen Begegnung schließen, der über viele Stürme positiver und negativer Übertragung, Widerstände und Versuchungen zum Agieren halten und garantieren soll, daß die Analyse weiterläuft.

Die übliche Formulierung macht den Patienten zuerst mit dem Setting vertraut, wie oben beschrieben. Pünktliches Kommen wird ebenfalls gefordert – Unpünktlichkeit, für die sich immer Rationalisierungen finden, ist viel häufiger Widerstand, als es sich die Patienten zuerst eingestehen wollen. Die Ferienregelung soll besprochen werden, ebenso, daß die Bezahlung weiterläuft, wenn der Patient ausbleibt (manche Analytiker verlangen dies auch bei entschuldigtem Ausbleiben, was ich nur für berechtigt halte, wenn ein Widerstand dahinter liegt). Die Modalitäten der Honorierung müssen festgelegt werden (Vorausbezahlung ist nach meinem Gefühl problematisch, kommt aber vor). Dem Patienten muß das Prinzip der freien Assoziation erklärt werden, ich halte es auch für sinnvoll, einiges über Abstinenz zu sagen. Der Analytiker verpflichtet sich dagegen, keine Information weiterzugeben und ohne Wissen und Einverständnis des Analysanden mit niemandem aus seiner Umgebung Kontakt zu haben. Daß sich durch diesen Teil des Vertrages auch Nachteile ergeben, wird bei der Familientherapie noch besprochen werden.

Der Analytiker wird im Verlauf einer Analyse immer wieder an das Arbeitsbündnis erinnern müssen, er wird aber dort, wo es die menschliche Würde und auch der Common sense des Patienten fordern, eine gewisse Elastizität zeigen.

Die frühere Regel, daß keine schwerwiegenden Entscheidungen während der Analyse getroffen werden dürfen (Heirat, Scheidung, Berufswechsel), ist bei den oft langen Zeiträumen sicher nicht mehr möglich, wohl wird man aber fordern, daß solche Entscheidungen in der Analyse besprochen werden. Auch ein früher diskutiertes Verbot, psychoanalytische Fachliteratur zu lesen, ist meines Erachtens nicht mehr diskutabel, theoretisches Wissen kann natürlich auch als Widerstand verwendet werden, kann aber auch hilfreich sein.

2.3.1.4. Freie Assoziation

Das Charakteristikum der freien Assoziation ist natürlich, daß sie letztlich unfrei ist, wie all unser Handeln ja (über)determiniert ist. Frei ist sie nur insofern, als der Analysand aufgefordert wird, „alles auszusprechen, was ihm durch den Kopf geht, unabhängig ob es ihm banal, sinnlos, unwichtig, aggressiv oder peinlich ist“. Das heißt mit anderen Worten, daß nichts bewußt aus einem der eben angeführten Gründe aus der Kommunikation ausgeschlossen wird. Die Hoffnung dabei ist, daß beim freien Assoziieren neben unwichtigen auch vorbewußtes und unbewußtes Material sozusagen mitgeschwemmt wird, weil der „Zensor“ sozusagen durch die Flut des Banalen eingeschläfert wird.

Die Technik der freien Assoziation ist für die meisten Patienten an sich schwierig, weil sie immer wieder versuchen, in den bisherigen Sprachgebrauch geplanten Sprechens zurückzufallen. Man kann unter Umständen auf klassische Beispiele in der Literatur hinweisen, etwa den inneren Monolog Schnitzlers (Fräulein Else, Leutnant Gustl) oder James Joyce, Nathalie Sarraute, Sartres „Ekel“ oder die „Halbzeit“ von Martin Walser. Es gibt eine unangenehme Form des Widerstandes, daß der Patient fließend, den formalen Vorschriften des freien Assoziierens entsprechend, lauter unverwertbaren Unsinn herplappert, wie im üblichen Tratsch. Diese Art der Kommunikation muß recht brutal abgestoppt werden, da sonst Jahre vergehen können, ohne daß etwas geschieht.

Die Forderung, frei zu assoziieren, bedeutet zu regredieren in eine realitätsferne Welt, aber oszillierend mit progressiven Tendenzen (Greenson) und der realitätsgerechten Aufnahme von Interpretationen. Viele Analysanden kämpfen ihre ganze Therapiezeit mit dieser Forderung. Andere haben ein ausgesprochenes Talent dafür, das sind besonders die Phantasiebegabten.

2.3.1.5. Die gleichschwebende Aufmerksamkeit

Diese Forderung an den Analytiker ist wenig bearbeitet, obwohl sie ganz erhebliche Schwierigkeiten impliziert. Ich möchte hier das Problem des Einschlafens nur streifen, obwohl es – besonders bei älteren Therapeuten – eine recht unangenehme und nicht seltene technische Komplikation darstellt.

Die Idealhaltung ist ein „Hören mit dem dritten Ohr“ (Rank), ein einfühlendes Mitschwingen mit der Stimmung und der Dynamik des Patienten, wobei einerseits hellwach mit früherem Material, anderen Patientenerfahrungen und theoretischem Wissen verglichen wird, andererseits fast in einer Art Trance eine Abschaltung aller anderen inneren und äußeren Reize eine Konzentration nur auf den Patienten, sein Verhalten und seine Äußerungen erfolgt.

Das Abschweifen der Gedanken ist ein schwer zu bekämpfendes Phänomen, und stört und hemmt, in einer Art Kommunikation zwischen dem Unbewußten beider Partner, auch den Patienten in seiner Assoziation. Der Analytiker, sich dieser Gefahr bewußt, muß sich vor allem bei Widerstandsäußerungen wie Schweigen, immer wieder zurückrufen in die Überlegung „Was geht jetzt im Patienten vor“, wenn es ihm nicht gelingt, sich einfach in einer affektiven Resonanz mitschwingen zu lassen.

2.3.1.6. Die Deutung

Die wahre Kunst des Analytikers liegt in seiner Fähigkeit, aus der Fülle des Materials, das verbal oder averbal (in seiner Haltung und Bewegungen) vom Analysanden kommt, klärend und bewußtmachend zu interpretieren.

Darunter versteht man die ausgesprochene Herstellung von inneren Zusammenhängen zwischen dem aktuellen Material zu

1. früherem Material,
2. zu gegenwärtigen und früheren Erlebnissen und
3. zu theoretisch anzunehmenden Klärungen von unbewußten Zusammenhängen.

Der Zweck der Deutung liegt darin, daß sich dadurch beim Patienten eine tiefere Einsicht in seine Verhaltensmotivation ergibt, daß Verdrängtes bewußt und damit sein Ich gegenüber den Kräften des Unbewußten gestärkt wird. Daß dabei das besondere emotionelle Klima der Übertragungsneurose eine entscheidende Rolle spielt, werden wir in den nächsten Abschnitten besprechen. Das Bewußtwerden soll gleichzeitig auch zu der Einsicht führen, daß die meisten Konflikte, auf die die jeweilige Pathologie zurückzuführen sind, längst anachronistisch, also unwirksam geworden sind.

Viele Vorwürfe gegen die mangelnde Falsifizierbarkeit, also Unwissenschaftlichkeit der Psychoanalyse, gehen darauf zurück, daß bei Bestätigung der Deutung durch den Patienten (idealerweise als Aha-Erlebnis im Sinne Karl Bühlers) sich der Analytiker jedenfalls bestätigt sieht; bei Ablehnen derselben dies aber als Widerstand deuten kann. Er behält also auf jeden Fall recht.

Es kann nicht geleugnet werden, daß viele Analytiker in einem Allwissenheitswahn sich dieser Double-bind-Technik auch tatsächlich bedienen, oder daß zumindest eine solche Gefahr gegeben ist. Gerade die Selbsterfahrung in der Lehranalyse sollte dies aber minimalisieren und dazu führen, daß eine Deutung nur dann erfolgen soll, wenn bereits relativ viel Beweismaterial für sie gesammelt ist oder zumindest ein gut unterbautes Evidenzgefühl beim Therapeuten vorhanden ist. Ob eine Deutung richtig oder falsch war, erweist sich übrigens erst im weiteren Verlauf des analytischen Prozesses.

Freud selbst war, wie aus seinen Krankengeschichten und vor allem der Traumdeutung hervorgeht, ein Meister in dieser Kunst und hatte eine unerschöpfliche Phantasie, die offenbar in der Regel intuitiv das Richtige traf. Viele seiner Schüler, besonders in der ersten Generation, haben aber wohl im spekulativen Denken über das Ziel hinausgeschossen. Man darf ja nie vergessen, daß die Bestätigung durch den Analysanden selbst, wenn sie nicht nur zögernd gegeben wird („Ja, das könnte sein“), sondern wirklich wie ein Blitz der Erhellung einschlägt („so muß es sein, daß ich daran nicht gedacht habe!“), noch kein wirklicher Beweis für die Richtigkeit der Deutung sein muß. Es kann sich auch durchaus um einen Übertragungseffekt handeln, daß der Patient nur, um den Therapeuten bei guter Stimmung zu halten, kritiklos allem zustimmt, was dieser sagt – da er ja vor allem selten etwas sagt.

Man muß sich auch vor Vulgärdeutungen hüten. Wenn eine weibliche Patientin am Anfang einer Analyse träumt, daß im Wald ein Mann mit einem Messer ihr nachläuft, sie große Angst hat und ihre Beine zum Laufen zu schwer werden, und der Analytiker ihr sagt, daß es sich um einen unbewußten Vergewaltigungswunsch handelt, dann geschieht es ihm recht, wenn die Patientin daraufhin ausbleibt.

Vor allem bei der Standardtechnik hat man Zeit zu warten, bis die Verständnisfähigkeit sich soweit entwickelt hat, daß derartige Möglichkeiten sinnvoll verarbeitet werden können.

Bei der Diskussion von Kurztherapien, etwa der Flash-Technik von Balint, werden wir andere Möglichkeiten besprechen.

Greenson beschreibt folgende Schritte des Analysierens:

1. Konfrontation – das heißt der Analysand soll sehen, daß er ein konkretes Thema vermeidet (etwa die Auseinandersetzung mit der Sexualität).

2. Klärung (weitere Herausarbeitung des Problems, z.B. daß es sich um infantile Inzestwünsche in bezug auf den Vater handelt).

3. Deutung, das heißt den unbewußten Sinn, die unbewußte

Quelle, Vorgeschichte, Art und Weise oder Ursache eines psychischen Ereignisses bewußtmachen; auch die Ambivalenz (Kombination von Wunsch und Angst im Traum) muß dabei zum Ausdruck kommen.

4. Durcharbeiten (siehe unten).

Schließlich seien noch die Vorstufen des Deutens erwähnt:

1. Markieren, das berühmte „Mhm" des Analytikers, wo er anzeigt, daß ihm etwas bemerkenswert erscheint. Das damit das sogenannte freie Assoziieren gelenkt wird, ist vielen Analytikern erst klar geworden, als die Lerntheoretiker auf die Rolle des Verstärkens hingewiesen haben.

2. Hinweise oder Fragen („Haben Sie mit dem Vater lange Waldspaziergänge gemacht?", womit allerdings bereits eine gewisse Deutung vorgenommen ist).

2.3.1.7. Übertragung

Es ist eine allgemeine und ausgezeichnet wissenschaftlich (lern- und tiefenpsychologisch) unterbaute Erkenntnis, daß alles Erleben und Wahrnehmen im Lichte früherer Erfahrungen zu verstehen und zu erklären ist. Nun wird in der Psychoanalyse diese allgemein menschliche Eigenschaft dadurch verstärkt, daß das Setting die Neigung, frühere Objektbeziehungen auf den Analytiker zu übertragen, eindeutig verstärkt. Die Annahme, daß der Analytiker ganz neutral eine „graue Wand" repräsentiere, ist natürlich eine Illusion. Selbstverständlich wird er vom Patienten als eigenständige Person mit all seinen Schwächen und Stärken erlebt, aber es gibt nur wenig andere soziale Situationen, die so sehr zur zusätzlichen Projektion auffordern, wie gerade die analytische.

Es ist daher kein Zweifel, daß das Übertragungsphänomen integral zu dieser Therapie gehört, obwohl es natürlich in allen anderen Psychotherapien ebenfalls mehr oder weniger ausgeprägt eine Rolle spielt, wie schließlich in jeder menschlichen Begegnung. Die Besonderheit der Psychoanalyse ist aber darin gegeben, daß die Übertragung ständig analysiert wird. Das heißt, einerseits wird sie gefördert, andererseits bearbeitet, das heißt bewußtgemacht, dadurch ergibt sich eine ständige Möglichkeit der Korrektur unangemessener, sich wiederholender und oft in der Intensität zu starker Gefühle, die mit der Realität nicht übereinstimmen.

Ein einfaches Beispiel mag dies verdeutlichen. Ein Patient, der einen ungelösten Konflikt mit einem autoritären Vater hatte, wird die Tendenz haben, ständig mit jedem Vorgesetzten und natürlich auch mit dem Analytiker aggressiv (unter anderem auch submissiv) übertrieben zu agieren; dies läßt sich oft leicht bearbeiten.

Eine andere Besonderheit des analytischen Settings besteht darin, daß es – auch durch die Unsichtbarkeit des Therapeuten – gestattet, alle wichtigen Personen aus der Frühgeschichte, unabhängig von Geschlecht und Alter, auf den Therapeuten zu übertragen.

In der Regel sind Übertragungsreaktionen ambivalent, das heißt, daß sie gleichzeitig oft entgegengesetzte Gefühlsinhalte darstellen. Es ist Aufgabe des Therapeuten, darauf zu achten, daß nicht nur die manifest im Vordergrund stehenden bearbeitet werden, sondern auch die Gegensätze. Wenn zum Beispiel eine Mutter immer nur positiv dargestellt wird, ist mit Sicherheit zu vermuten, daß im Hintergrund auch eine stark verdrängte Aggression existiert, deren Bearbeitung vielleicht gerade deswegen sehr notwendig ist, um sich endgültig von Ängsten und Schuldgefühlen befreien zu können.

Im allgemeinen ist eine psychoanalytische Arbeit im Rahmen einer positiven Übertragung für beide Partner natürlich angenehmer; fehlt aber die negative völlig, dann ist anzunehmen, daß es nicht gelungen ist, alle Aspekte der Beziehungen zu erfassen. Um zu tieferen Schichten vorzudringen, sind gerade solche negativen Phasen oft besonders fruchtbringend.

Ein besonders interessantes Kapitel der psychoanalytischen Technik ist die *Übertragungsneurose*. Man versteht darunter das Phänomen, daß im Laufe der Therapie die Person des Analytikers und die Therapie selbst immer mehr in den Mittelpunkt des Lebens des Patienten rückt. Die infantilen Neurosen werden durch Übertragungsvorgänge auf ihn zentriert und mit den aktuellen Konflikten an ihm und mit ihm bearbeitet, wodurch die ganze Problematik des Analysanden wie mit einer Sammellinse einer konzentrierten Behandlung unterzogen werden kann. Ob ein solcher Prozeß immer notwendig und anzustreben ist, scheint mir fraglich. Freud selbst und die frühen Analytiker waren jedenfalls dieser Meinung.

Die starken regressiven Züge der Übertragungsneurose, sozusagen als Ersatz der ursprünglichen eigentlichen Neurose, lassen die Auflösung dieser Bindung natürlich als eine wesentliche Aufgabe bei der Beendigung der Therapie erscheinen. Dies wird im Kapitel 2.3.1.14 noch besprochen werden.

2.3.1.8. Die Gegenübertragung

Da Therapeuten keine Roboter sind, haben sie natürlich auch Gefühle gegenüber ihren Patienten. Sind dieselben solche der Sympathie, des Verständnisses und der Hilfsbereitschaft, so sind die Voraussetzungen für die Behandlung erfreulich. Reaktionen der Aggression, Mißachtung, Angst und Verständnislosigkeit müssen vom Therapeuten aufgrund seiner Ausbildung und der Selbsterfahrung solange in Selbstreflexion oder in der Supervision bearbeitet werden, bis eine entsprechende Einstellung erreicht ist, sonst ist an einen Therapeutenwechsel zu denken, was natürlich nicht leicht ist und für den Patienten leider selten ohne Traumatisierung abläuft. Über zu starke positive Gefühle, sei es (Über)-Identifikation oder Gefühle sexueller Art, werden wir im nächsten Kapitel sprechen. Die Störung der Therapie kann dadurch noch schwerer sein. Gefühle in der therapeutischen Beziehung müssen nicht notwendigerweise Übertragungen im engeren Sinne sein; eine Gegenübertragung im engeren Sinne ist dann gegeben, wenn auch der Therapeut infantile Objektbeziehungen auf den Patienten überträgt. Es gibt sado-masochistische Verknüpfungen in Therapien, die auf diese Weise zustandekommen und oft chronisch werden.

2.3.1.9. Abstinenz

Wir werden die Frage der Abstinenz bei der Ethik der Psychotherapie noch einmal besprechen. Hier wollen wir nur die technischen Aspekte in den Vordergrund stellen. Nach allgemeinem Konsens verlangt die psychoanalytische Technikregel der Psychotherapie, daß der Therapeut keine (neurotischen) Triebwünsche befriedigt, außerhalb der Therapie keinen Kontakt mit dem Patienten hat, keine Informationskontakte mit Beziehungspersonen des Patienten pflegt, nicht verführerisch wirken soll und schließlich auch keine Informationen über sich selbst geben und keine direkten Fragen beantworten soll.

Die beiden letzten Punkte sind besonders schwierig. Jede

Psychotherapie ist eine asymmetrische Beziehung: vom Patienten wird verlangt, daß er alles geben soll, wogegen der Analytiker nichts von sich gibt. Jeder Patient muß dagegen revoltieren; wenn er es nicht tut, ist das ein bedenkliches Zeichen. Ich halte es daher für eine Pflicht, daß der Analytiker dem Patienten erklären muß, warum er keine direkte Frage beantwortet; die Abstinenz hat dort eine Grenze, wo die Würde des Patienten verletzt wird oder Common sense keine Begründung mehr gestattet.

Im allgemeinen ist dies sowieso leicht. Man sollte eine Erklärung möglichst bei der ersten Antwortverweigerung geben. Es fragt der Patient zum Beispiel: „Haben Sie den Film schon gesehen?" der Psychoanalytiker fragt zurück, was er sich bei der Frage denke. Vielleicht kommt heraus, daß der Patient mit dem Psychoanalytiker über das interessante Thema diskutieren will, weil seine Meinung sicher wesentlich sei, oder er will wissen, welchen Geschmack der Therapeut hat oder welche Lebensgewohnheiten.

Nach diesem Klärungsprozeß wird darauf hingewiesen, daß eine direkte Antwort wertvolles Material nicht zutage gebracht hätte: nämlich was den Patienten bei diesem Film eigentlich bewegt hat und wie er ihn erlebt hat.

2.3.1.10. Widerstand und Agieren

Alles, was sich der analytischen Arbeit entgegenstellt, wird als Widerstand bezeichnet; es handelt sich dabei um jene vorwiegend unbewußten Kräfte, die den pathologischen Zustand zu erhalten suchen. Die Psychotherapie ist ja in der Regel ein schmerzhafter Prozeß der Konfrontation mit sich selbst und der Widerstand versucht schmerzliche Erlebnisse wie Angst, Schuldgefühle und Scham, wie sie dabei auftreten müssen, zu vermeiden. Die Aufgabe des Psychoanalytikers ist es daher, seine Äußerungen (eine Art Wiederholung aller früheren Abwehrmechanismen des Patienten) immer vordringlich zu bearbeiten. Widerstandsdeutung steht daher immer vor Übertragungs- und Inhaltsdeutung. Die Ausdrucksmöglichkeiten des Widerstandes können Gefühle, Einstellungen, Ideen, Impulse, Phantasien oder Handlungen sein.

Eine der häufigsten Ausdrucksformen des Widerstandes ist *Schweigen* des Patienten. Für den Analytiker ist der Umgang damit etwas technisch sehr wichtiges. Zuerst muß er auch längeres Schweigen ertragen können. Meist bereitet sich sowieso währenddessen, im Kampf gegen den Widerstand, ein Fortschritt der Analyse vor. Vorsichtige Fragen – deren Ton nicht ärgerlich oder anklagend sein darf – was der Patient gerade denkt oder empfindet (fühlt), sind gute Hilfen, dem Patienten herauszuhelfen. Aber auch zuviel reden kann, wie schon erwähnt, ein Widerstand sein.

Agieren ist ein Sonderfall des Handelns gegen das Arbeitsbündnis. Der Patient steht auf, kommt zu spät, macht Schwierigkeiten bei der Honorierung und dergleichen mehr. Oft ist die Geschenkfrage eine gewisse technische Schwierigkeit. Die prinzipielle Ablehnung, wie es rein formal richtig wäre, verstößt manchmal wirklich gegen gutgemeinte Anerkennungsbedürfnisse. Eine ausführliche Bearbeitung, eventuell *nach* Annahme eines nicht zu wertvollen Geschenkes, hilft meist über diese Hürde hinweg.

Widerstand kann sich

1. gegen *Inhalte* richten, die nicht an die Oberfläche gelangen sollen,
2. gegen die *Technik* des Psychoanalytikers, und
3. gegen die *Person* des Therapeuten.

Im zweiten Fall ist die Technik oft nicht richtig besprochen worden, im dritten handelt es sich meist um eine Übertragungsproblematik.

Freud hat 1926 in „Hemmung, Symptom und Angst“ (S. 192) nach der Quelle des Widerstandes folgende Klassifikation versucht:

1. Verdrängungswiderstand	
2. Übertragungswiderstand	
3. Krankheitsgewinn	als Ich-Widerstände
4. (Klebrigkeit der Libido) Wiederholungszwang	als Es-Widerstand
5. Über-Ich-Widerstand	als Schuldgefühl und Strafbedürfnis

Eine andere Einteilung wird von Greenson (1973, S. 101 f.) vertreten:

1. oraler Widerstand (Passivität, Introspektion, Suizidtendenzen, Anorexie)
2. analer Widerstand (Trotz, Verstocktheit, Eigensinn, Scham, Sado-Masochismus)
3. phallischer Widerstand (Masturbationsschuldgefühl, Inzestphantasien, Kastrationsangst).

2.3.1.11. Durcharbeiten

„Der Prozeß des Durcharbeitens besteht im Grunde darin, daß durch Deutung gewonnene Einsichten wiederholt und ausgearbeitet werden" (Greenson, 1973, S. 325). Immer wieder sind Patienten, wenn sie ein Aha-Erlebnis hatten, enttäuscht, daß daraufhin in keiner Weise eine Erleichterung eintritt. Daß dies fast die Regel ist, liegt am Phänomen der Überdeterminiertheit; eine Wurzel der komplexen Motivation allein zu bearbeiten, genügt sehr oft nicht zur Bereinigung einer unbewußten Fehlentwicklung.

Wie in einem kriminalistischen Verfahren müssen oft immer wieder neue Beweise gesucht werden, die die gewonnenen Einsichten vervollständigen, differenzieren und unter Umständen auch falsifizieren.

Es entspricht der Kunst des Analytikers, aufgrund von rezenten und früheren Einfällen und seiner Theorieerkenntnis eine Rekonstruktion von Erlebnissen der Vergangenheit aufzubauen, die als komplexe Deutung wieder angeboten wird. Dies führt dann wieder zu neuem Material.

2.3.1.12. Verlauf, Dauer, Regression

Analysen dauern vielleicht im groben Durchschnitt drei Jahre, es gibt aber auch viel schnellere Verläufe, die allerdings in der Regel durch Modifikationen der Technik erreicht werden (siehe Kap. 3.2.). Zulliger hat einmal eine Blitzheilung in einer Sitzung beschrieben. Analytiker neigen dazu, raschen Besserungen mit Mißtrauen gegenüberzustehen, und sprechen von Übertragungs „heilungen", wobei sie an suggestive Mechanismen denken.

Die Notwendigkeit langer Verläufe wird damit begründet, daß das Durcharbeiten und die therapeutische Regression ebenso wie ein organischer Reifungsprozeß einfach einen längeren Zeitraum erfordert.

Dies ist nun, wie auch die Erfahrung anderer Psychotherapietechniken zeigt, nicht immer richtig. Rasche Symptombesserungen führen nämlich nicht selten zu sekundären Ichreifungsprozessen, so daß es nicht notwendigerweise zu einem Rückfall oder zu Symptomwandel kommen muß.

Im allgemeinen beginnt der therapeutische Prozeß mit einer Regression in die ödipale Phase, springt dann zur Oralität; die

Bearbeitung analer Traumatisierungen und Fehlentwicklungen setzt erst recht spät ein (Masochismus, passiver Widerstand), und zum Schluß kommt dann oft wieder ödipales Material zum Vorschein.

Eine psychotherapeutische Besserung kann in der Regel nur durch eine emotionelle Erschütterung der bestehenden pathologischen Struktur erreicht werden. Was Milton Erickson etwa mit einer paradoxen Symptomverschreibung erreicht, wächst in der Psychoanalyse durch die Regression langsamer und schonender. Es läßt sich aber nicht verhindern, daß das Erleben des Patienten – zumindest in der Behandlung (oft leider auch bis zu einem gewissen Grade außerhalb) – sich auf jenes infantile Niveau verschiebt, das gerade bearbeitet wird, wodurch sich Komplikationen ergeben können.

2.3.1.13. Besondere Ereignisse

Es läßt sich nicht vermeiden, daß äußere Veränderungen, respektive Ereignisse, die in das Leben der beiden Partner eingreifen, technische Probleme darstellen. So war etwa die Vertreibung fast aller Analytiker aus Wien 1938 ein solcher Fall, der viele Patienten in große Schwierigkeiten gebracht hat. Viele Therapeuten haben so etwas wie Notabschlüsse versucht, ähnlich wie bei terminisierten Behandlungen. Erkrankung und Todesfälle von Psychoanalytikern stellen aber auch in Normalzeiten ähnliche Aufgaben. Die zuständigen Vereinigungen und Institutionen sollten dabei versuchen, den Patienten zu helfen.

Schwere körperliche Erkrankungen des Patienten pflegen schwierige Abstinenzaufgaben zu stellen. Einen solchen Patienten unter Umständen im Spital zu besuchen, kann kein unprofessionelles Verhalten sein, wenn es menschlich gerechtfertigt ist.

2.3.1.14. Die Beendigung der Therapie (Auflösung der Übertragung)

Dieses Problem ist erstaunlich wenig bearbeitet, was aber nicht bedeutet, daß es einfach oder geklärt wäre. Freud hat in seinem skeptischen Spätwerk „Die endliche und unendliche Analyse“ (1937) gemeint, daß die Psychoanalyse eigentlich nie aufhört, was aber eher auf den Therapeuten gemünzt war.

Idealerweise wird eine Psychoanalyse im Übereinkommen beider Parteien beendet, wenn beide ihr Ziel erreicht haben, was immer dies gewesen sein mag. Wir besitzen keine Statistik darüber, wie häufig das sein mag, es ist aber jedenfalls kein Zweifel, daß eine solche Lösung vorkommt. Es gibt auch ein Scherzwort, das natürlich nicht ohne reale Basis ist, daß eine Psychoanalyse dann zu Ende geht, wenn dem Patienten das Geld ausgegangen ist. Nicht selten sind Abbrüche von seiten des Patienten, entweder wenn der Widerstand zu groß wird oder situative Momente die Mitarbeit erschweren (Übersiedlung usw.). Daß der Therapeut die Behandlung einseitig beendet, ist sicher selten, aber denkbar. Neben Gegenübertragungsmomenten kann dabei auch das nicht seltene Einnisten des Patienten in einer nicht mehr fruchtbaren Behandlung eine Rolle spielen (eine Terminsetzung mag in solchen Fällen sinnvoll sein).

Unter optimalen Bedingungen gelingt es, die Übertragungsneurose so aufzulösen, daß dem Patienten die Therapie und der Therapeut nicht mehr so zentral wichtig sind, daß er sich wieder voll der Realität und ihrer Bewältigung zuwenden kann. Dies ist dadurch zu erreichen, daß es für den Patienten immer weniger wichtig wird, frühe Objektbeziehungen zu übertragen, da die wichtigsten Probleme der Vergangenheit gelöst erscheinen. Diese ganze Frage muß jedoch vom Therapeuten eher konkret angesprochen werden. Spontan löst sich selten jemand aus der Übertragungsneurose.

2.3.1.15. Ziele der Therapie

Auf wenigen Gebieten findet sich eine solche Fülle von Leerformeln, wie bei den Therapiezielen anspruchsvollerer Psychotherapeuten. Symptombesserung wird ausgesprochen verachtet, statt dessen tritt Selbstverwirklichung, Individuation, Personalisation, Genitalität, usw. Was darunter jeweils zu verstehen ist, scheint einem Außenstehenden etwas problematisch. Was jedenfalls bei allen struktur(person)-bezogenen Therapien unbestritten sein dürfte, ist die Verstärkung des bewußten Bereiches gegenüber dem Unbewußten („Wo Es war, soll Ich werden", Freud). Irrationelle Angst, allzu starke Übertragungstendenzen, quälende Ambivalenzen sollen aufgelöst werden.

Früher hat man Ziel- und Wertdiskussionen in der Psychoanalyse recht massiv abgewehrt. Heute wächst die Einsicht, daß sich nicht nur die Therapeuten über diese Frage mehr auseinandersetzen, sondern auch mit ihren Patienten diskutieren sollen (Ticho, Reiter). Die Ausrede, daß das Ziel einer Psychotherapie prinzipiell offen sein sollte, ist nicht mehr im vollen Ausmaß aufrecht zu erhalten. Gerade latente Ziele beider Partner der therapeutischen Beziehung sollten immer mehr offenbart werden. Dadurch wäre auch eine bessere Wissenschaftlichkeit (und Wirtschaftlichkeit) der Psychoanalyse garantiert, da man nur dann die Ergebnisse mit den Zielen vergleichen kann.

2.3.1.16. Modifikationen der Technik

Die Langsamkeit und Schwerfälligkeit der Standardtechnik, der enorme Zeitaufwand respektive die Kosten, der geringe Effekt auf die Volksgesundheit und die relativ enge Indikation auf die „Übertragungspsychoneurosen" im Sinne Freuds ließen schon sehr früh Tendenzen auftauchen, die Behandlung einerseits zu kürzen, andererseits auch andere Störungen zu behandeln, wie Psychosen, psychosomatische Krankheiten und Charakterstörungen (Verwahrlosung). Neuerdings stehen die offenbar stark zunehmenden narzißtischen Krankheitsbilder (Borderline-Fälle, frühe Objektbeziehungsstörungen) im Vordergrund des Interesses.

Alle diese neuen Bestrebungen erfordern Variationen der Technik, wobei sich dann die Frage erhebt, ob solche Veränderungen, wie wir sie gleich besprechen werden, es gestatten, diese Behandlungen noch Analysen zu nennen, oder ob sie nicht den gleich zu besprechenden psychoanalytisch orientierten Psychotherapien zuzurechnen wären. Da ich sowieso nur graduelle Unterschiede zwischen den beiden Behandlungsformen sehe, ist diese Frage allerdings ohne besondere Relevanz.

Wie wir im Kapitel 3.3.2. besprechen werden, kann man das Setting verändern, die Abstinenz einschränken, die zugelassenen Aktivitäten verstärken. Für Psychosen war ein anregendes Konzept von Frau Sechehaye die *symbolische Realisierung*, wo die Bedürfnisse des Patienten symbolisch berücksichtigt werden; für Borderlinefälle, etwa die Holding und Container function von Winnicott (dabei nimmt der Therapeut die Rolle der zärtlichen Mutter ein, übernimmt die Problematik sozusagen en bloc), oder die Anpassung an den Verwahrlosten zur Einleitung der Therapie wie bei Aichhorn, womit man die Störung erst in eine behandelbare Neurose umwandelt.

Die Tradition solcher Technikvariationen ist alt; *Steckel, Ferenczi*, besonders aber *Alexander* und *French* haben mit solchen Tendenzen begonnen, und Freuds eigene Fälle zeigen einen hohen Grad von individueller Gestaltungsfreiheit.

2.3.1.17. Pro und contra Standardmethode

In Anbetracht der schon mehrfach zitierten Nachteile dieser Behandlungsform und der möglichen Alternativen in und außerhalb der Tiefenpsychologie frägt man sich, warum dieses Therapiemonster überhaupt weiter gepflegt wird. Die Gründe dafür sind vorwiegend drei:

1. Es gibt keine bessere Ausbildungsmethode für alle Psychotherapieformen, vor allem im Hinblick auf Toleranz, Akzeptierung, Geduld, Aufarbeitung von Vorurteilen und blinden Flecken sowie Bearbeitung von Übertragung und Gegenübertragung. Ein Ersatz durch Selbsterfahrungsgruppen ist nur eingeschränkt möglich.

2. Es gibt Patienten, die mit keiner anderen Methode so sinnvoll behandelt werden können, wie eben mit der Standardmethode. Es sind dies vor allem solche, die einerseits genügend Ichstärke für die therapeutische Arbeit in der Abstinenz haben, andererseits eine so diffuse Schädigung in allen Entwicklungsphasen erlitten haben, daß weder ein Focus ausgebildet werden kann (siehe später bei Malan), noch ein klarer Ansatzpunkt für eine Verhaltenstherapie. Schließlich muß bei dem Patienten eine gewisse Fähigkeit zur Introspektion (vielleicht auch Vorliebe dazu) vorhanden sein.

Bei einem allgemeinen Überblick über Patienten, die einer psychotherapeutischen Institution zugewiesen werden, liegt der Prozentsatz der Indikationen bei etwa 3% einer durchschnittlichen Ambulanzpopulation.

3. Die Analyse ist vor allem, wie Freud am Ende seines Lebens es offenbar gesehen hat, überhaupt nicht so sehr ein Therapieinstrument, sondern eine einzigartige Möglichkeit zur Selbsterkenntnis. In diesem Sinne darf sie aber nicht auf Kosten der Einrichtungen der sozialen Sicherheit angewendet werden.

2.3.2. Psychoanalytisch orientierte Psychotherapie

Wir haben schon bei der Diskussion der Standardtechnik auf deren Schwierigkeiten und die vor allem sozial bestimmten Ursachen für Modifikation und Verkürzung dieser Behandlung hingewiesen. Es wurde auch schon erwähnt, daß sich diese Variationen darauf beziehen, daß der Patient sitzt, seltener kommt, die Abstinenz eingeschränkt und Aktivität gesteigert wird. Damit wird natürlich auch das Ziel der Therapie eingeschränkt; nicht alle Abwehrmechanismen werden bearbeitet, nicht jedes Material wird gleichmäßig herangezogen, sondern man konzentriert sich nur auf das Wesentliche.

Wenn aber gewisse Kriterien beibehalten werden, dann gehören diese Therapien noch zur Psychoanalyse. Diese Kriterien sind folgende:

1. *Unbewußtes* wird durch *Deutung bewußt gemacht*, und zwar
2. in einer Atmosphäre der *Übertragung*, wobei allerdings meist keine Übertragungsneurose angestrebt wird,
3. allzu *tiefe Regression* wird *eher verhindert*,
4. die Rolle *infantiler Sexualität, Wider*stand und *Verdrängung* bleibt unverändert wesentlich,
5. aktive Ratschläge werden vermieden.

An vielen Behandlungs- und Ausbildungsstellen der Welt sind solche Modelle entwickelt worden. Besonders durchgesetzt hat sich aber die vorbildliche Arbeit von *David Malan* aus der Balintschule an der Tavistock-Clinic in London. Seinem letzten Buch (1979) wollen wir hier folgen. Das Buch ist wegen seiner zahl-

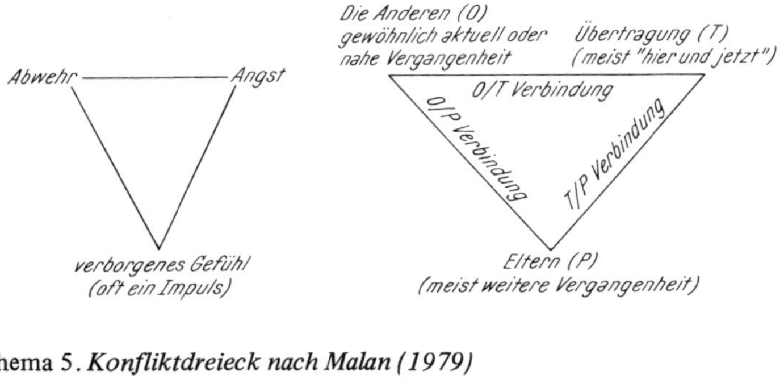

Schema 5. *Konfliktdreieck nach Malan (1979)*

reichen Fallgeschichten besonders gut lesbar; wir erinnern auch an unsere allerdings ausführlicheren Fallgeschichten (Strotzka, 1979).

Malan geht von zwei Dreiecken aus: 1. Das Konfliktdreieck, es besteht aus Abwehr, Angst und latentem Gefühl und 2. das Dreieck der Person (S. 80):

Die verborgenen Gefühle des ersten Dreiecks beziehen sich meist auf eine Kategorie des zweiten Dreiecks. Jede Interpretation des Therapeuten ist auf mindestens einen der Eckpunkte bezogen.

Geplante Kurztherapie ist möglich, wenn

1. das Lebensproblem des Patienten klar identifiziert werden kann und daher einen Focus für den Therapeuten bietet,
2. der Patient auf Interpretation in bezug auf den Focus reagiert,
3. der Patient motiviert ist, mit diesem Focus zu arbeiten, und
4. mögliche Gefahren der Kurztherapie überlegt sind.

In den Deutungen wird vorwiegend auf der Verbindungslinie T/P gearbeitet, im Gegensatz zu vielen anderen Kurztherapeuten, vor allem eklektischer Art, wird die Übertragungsdeutung intensiv eingesetzt. Die Deutungen sind hochselektiv auf den Focus bezogen. Malan berichtet über ausgezeichnete Erfolge auch bei schweren Störungen in einer Frequenz von 20 bis 40 Sitzungen.

Freud hat selbst sehr realistisch die Möglichkeiten und die Notwendigkeit von Kurzfassungen der Analyse darin gesehen, daß man in Zukunft „das reine Gold der Analyse reichlich mit dem Kupfer der Suggestion legieren werde müssen" (1919). Bei der Kurztherapie erfolgen natürlich Abstriche in bezug auf das *Ziel* der Behandlung (nur die wesentlichsten Abwehrmechanismen werden angegangen). Das Setting wird modifiziert wie am Eingang des Kapitels bereits erwähnt.

Schon in der ersten Analytikergeneration hat es übrigens nicht an Versuchen zu solchen Verkürzungen gefehlt (Ferenczi, Stekel und später Franz Alexander).

2.3.3. Zeitbegrenzte Psychotherapie

Haben wir im Vorhergehenden abgekürzte Verfahren besprochen, so handelt es sich hier um ein ganz anderes Konzept, nämlich psychotherapeutische Methoden, die zwar einerseits noch Wert darauf legen, als psychoanalytisch angesehen zu werden, aber andererseits à priori auf nur wenige Sitzungen vorgesehen sind. Die zwei bekanntesten Verfahren sind die „Emergency Psychotherapy" von *Small* und *Bellak* und die 12-Stunden-Behandlung von *Mann* in Boston.

Hinter beiden steht ein überall auf der Welt bekanntes Phänomen, daß die Zahl der hilfesuchenden Patienten weit das Angebot an Therapeuten übertrifft und daß man vor dem Dilemma steht, entweder nur wenige (welche?) für eine Therapie auszuwählen oder radikal nur sehr kurze Verfahren anzuwenden. Schon sehr früh hat Ferenczi bei nicht befriedigend laufenden Therapien die Terminisierung vorgeschlagen, aber dabei an Zeiträume von drei bis sechs Monaten gedacht. Die Erfahrungen waren bei dieser Technik nicht schlecht, obwohl ein gewisser Widerspruch zum psychoanalytischen Konzept unverkennbar war.

Eine weitere Erfahrung stützt den heroischen Verkürzungsbeschluß. Patienten scheinen sich an jedes konsequent angebotene Schema anzupassen. Wenn eine Institution eben nur sechs Sitzungen anbietet, dann wird das akzeptiert und man versucht das Beste daraus zu machen. Es ist schon weit schwieriger, die Therapeuten dazu zu überreden.

Jedenfalls selektiert man jene Patienten, bei denen eine Krisenintervention genügt, man scheint aber tatsächlich auch schwereren Fällen helfen zu können. Die Zahlen sechs oder zwölf sind offenbar mehr magisch als empirisch entstanden.

2.4. Andere tiefenpsychologische Schulen

2.4.1. Alfred Adler (1870–1937)

Alfred Adler hat sich in einem längeren schmerzlichen Ablösungsprozeß von Freud 1908–1911 getrennt, da er andere Prioritäten sah. Von ihm stammen noch zur Zeit der Zugehörigkeit zu den Freudianern die Begriffe „Aggressionstrieb" und „Organminderwertigkeit", dann später wurde für ihn der Wille zur Macht, das Gemeinschaftsgefühl und die Minderwertigkeitskomplexe bedeutsam. Die Neurose wird als ein Arrangement der Überkompensation verstanden. Die letztere ist auch die Basis des männlichen Protestes.

Das Ziel der (recht fälschlich so genannten) Individualpsychologie ist es, den (unbewußten) *Lebensplan* aufzudecken, denn dann erst kann er einer kritischen Revision unterzogen werden. Dabei ist es ein Kunstgriff, die Leistung und den Heilungserfolg dem Patienten zuzuschieben.

Die Therapie besteht aus drei Phasen:

1. Der Einfühlung in den Patienten und Erfassung seiner Schwierigkeiten und der negativen Einflüsse auf ihn.

2. Dem Patienten Einsicht und Verständnis in die Mechanismen zu vermitteln, die sein Verhalten bestimmen, sowie ihm begreiflich zu machen, daß sein Abweichen von der Norm auf der „nutzlosen Seite des Lebens" liegt (Alexandra Adler).

3. Die Lenkung und Überwachung des Patienten bei den Schritten auf neuen Wegen der Anpassung.

Die individualpsychologische Technik ist, wie diese Beschreibung andeutet, sehr stark eine pädagogische, und es ist auch nicht verwunderlich, daß diese Theorie sich besonders im pädagogischen Raum bewährt hat. Die Schulreform der Zwischenkriegszeit in Wien, die im ganzen deutschen Sprachraum ein Echo gefunden hat, ist von dorther bestimmt. Es spielt auch sicher eine Rolle, daß Adler im Gegensatz zu Freud, der immer eine starke Distanz zur Politik einhielt, sich eindeutig sozialdemokratisch orientiert hat.

Die Adlersche Technik, die bewußt Ermutigung implizierte, wurde sitzend ein- bis dreimal wöchentlich praktiziert.

An vielen Stellen ist in den letzten Jahrzehnten wieder, theoretisch und technisch, eine Zurückentwicklung zu Freud zu vermerken (Ringel, Spiel).

Viele Ideen Adlers, besonders seine sozialen Tendenzen, sind (oft implizit) in neopsychoanalytische Richtungen eingeflossen (Karen Horney und Erich Fromm).

2.4.2. Carl Gustav Jung (1875–1961)

Eine ganz andere Welt eröffnet der zweite abgefallene ehemalige Schüler Freuds. In vielen ähnelte seine Entwicklung der Freuds. Auch er war schon ein etablierter Dozent an der Züricher Psychiatrischen Klinik von Eugen Bleuler, der als erster Psychiatrielehrer für die Psychoanalyse offen war und das wichtige Konzept der Ambivalenz beitrug, als er von den neuen Ideen fasziniert wurde. Die Beziehung von Lehrer und Schüler war, wie der erhaltene Briefwechsel und viele andere Zeugnisse erweisen, vom Beginn an eine sehr emotionelle. Freud war sehr interessiert, ihn zu halten und zu fördern, unter anderem, weil er fast der einzige Nichtjude unter den prominenten Analytikern der ersten Generation war und Freud hoffte, daß er ihm helfen würde, die antisemitischen Widerstände einzuschränken. Persönliche und sachliche Gründe (übrigens ebenso wie bei Adler vor allem wegen der Libidotheorie) führten etwas nach Adler zum Bruch zwischen den beiden höchst kreativen Persönlichkeiten.

Aus der Frühzeit *Jungs* stammt das Assoziationsexperiment und vor allem seine psychologische Typenlehre (Extraversion versus Introversion) hat sich als ein genialer Griff erwiesen.

Neben dem persönlichen Unbewußten Freuds wird ein *kollektives Unbewußtes* konstituiert, das aus der „ererbten Hirnstruktur" stammt. Der Inhalt dieses Unbewußten sind die Archetypen, geschlossen aus Mythen, Sagen, Märchen und der menschheitsgeschichtlichen Symbolik. Ein Archetypus wäre etwa die „große Mutter" usw. Als „Persona" wird die Rolle bezeichnet, in der das Individuum auftritt. Der „Schatten" ist die dunkle, negative Seite desselben. Die „Anima" ist eine feminine, das männliche Bewußtsein kompensierende Figur, umgekehrt bei der Frau der „Animus".

Es fällt übrigens auf, daß alle Gründer der Tiefenpsychologie, Freud noch am wenigsten, ein sehr maskulin geprägtes patriachalisches Weltbild hatten. Sie waren dabei aber wohl Kinder ihrer Zeit.

Die Libido wird zu einer allgemeinen psychischen Energie aufgebläht. Technisch gesehen wird die Therapie der komplexen Psychologie als „Heilsweg" überhöht, Der Individuationsprozeß, den die Therapie bedeutet, stellt eine Vervollständigung und Abrundung des menschlichen Wesens dar. Dazu dient die „Amplifikation", das heißt, daß das analytische Material, insbesondere der Traum, durch analoges sinnverwandtes Material etwa aus Bildern, Sagen, Mythen, usw. bereichert wird. Jung hat schließlich noch zu fernöstlicher Mystik, Alchemie und Astrologie enge Beziehungen.

H. H. Balmer (1973) hat sehr deutlich auf den spekulativen, widersprüchlichen Charakter der Jungschen Konzeption hingewiesen.

Es sei übrigens für alle tiefenpsychologischen Schulen erwähnt, daß viele Anhänger der von Freud abgewichenen Schulen oft de facto recht freudianisch arbeiten.

2.4.3. Harald Schultz-Hencke (1892–1953)

Deutschland hat das Trauma des Nationalsozialismus nicht nur unter anderem durch die Teilung in die westdeutsche Bundesrepublik und die Deutsche Demokratische Republik bezahlen müssen, sondern auch durch die Trennung in die Deutsche Psychoanalytische Vereinigung (DPV, die eigentlichen Freudianer im engeren Sinne, Mitglied der Internationalen Psychoanalytischen Vereinigung) und die deutsche Psychoanalytische Gesellschaft (DPG), die zur Neopsychoanalyse gerechnet wird und vorwiegend auf die Theorie und das Organisationstalent *H. Schulz-Henckes* zurückzuführen ist.

Während in Wien 1938 fast alle Psychoanalytiker plötzlich ausgewandert waren, waren von dem Berliner psychoanalytischen Institut eine ganze Reihe seit 1933 geblieben und versuchten die Psychoanalyse mit großen Opfern über die Zeit zu bringen, Freud und die anderen jüdischen Psychoanalytiker durften kaum zitiert werden, der Ödipuskomplex wurde in Familiengrundsituation umgetauft und dergleichen mehr. Schultz-Henckes eigene Entwicklung mag durch die Isolierung beeinflußt worden sein. Er versuchte jedenfalls ein „Amalgam" der Auffassungen von Freud, Adler und Jung zu entwickeln. Bei der Neurose werde das Antriebserleben verstümmelt und gehemmt. Die Hemmung wird bei ihm das Zentralthema der Abwehr (Der gehemmte Mensch, 1940), die Psychoanalyse in Desmolyse umgetauft, und als Abbau dieser aus der Kindheit stammenden Hemmungen verstanden.

Die elementaren Bedürfnisse sind bei ihm:

1. die oral-kaptativen,
2. intentionalen,
3. zärtliche,
4. anal-retentive,
5. aggressiv-motorisch-geltungsbezogene, und
6. sexuelle.

Man erkennt die Freudschen Stufen der Libidoentwicklung ohne Mühe wieder.

Sonst folgt Schultz-Hencke im wesentlichen Freudschen Konzepten. Unter seinen Schülern, besonders Annemarie Dührssen, ist wenigstens sachlich wieder eine starke Annäherung an die Psychoanalyse im Sinne der Internationalen Psychoanalytischen Vereinigung erfolgt. Leider ließ sich (zumindest bis jetzt und bis auf weiteres) keine organisatorische Wiedervereinigung realisieren. Die beiderseitigen Ressentiments sind noch zu groß.

2.4.4. Igor Caruso (1914–1981)

Der Schüler Gebsattels gründete nach dem zweiten Weltkrieg in Wien den Arbeitskreis für Tiefenpsychologie. *Caruso* war eine hochinteressante Persönlichkeit mit einer ganz eigenständigen Entwicklung. Er kam aus einer katholisch-existenzphilosophischen Tradition des Personalismus, war aber immer auch, und wurde es noch stärker, Freudianer. Schließlich endete er in einem Marxismus Blochscher Prägung.

Der Faszination seiner Persönlichkeit ist es offenbar zuzuschreiben, daß es ihm nicht nur gelang, seine Gruppe zusammenzuhalten, sondern auch einen erheblichen Einfluß vor allem nach Südamerika auszuüben. Wir verdanken ihm unter anderem eines der schönsten psychoanalytischen Bücher, das ich kenne: „Die Trennung der Liebenden" (1968).

Technisch hält er sich weitgehend an Freud, zumindest in späteren Perioden.

Vom Ursprung her besteht eine gewisse Verwandtschaft zur Daseinsanalyse Binswangers, einer merkwürdigen Kombination von Existenzphilosophie und Psychoanalyse (die aber von Binswanger selbst eigentlich nicht als Therapie verstanden wurde, sondern eher als eine philosophische Orientierung).

1.4.5. Harry Stack Sullivan (1892–1949)

Unter den Neopsychoanalytikern in den U.S.A. spielt dieser erfolgreiche Schizophrenietherapeut, trotz relativ weniger Publikationen zu Lebzeiten, einer immer größer werdende Rolle. In Europa ist er weniger bekannt, was zum Teil auch mit einer neuen Nomenklatur zusammenhängt, die sich nicht durchgesetzt hat.

Josef Rattner, ein durch zahlreiche Publikationen bekannt

gewordener Großgruppentherapeut auf tiefenpsychologischer Basis, hat das Werk Sullivans sehr anschaulich für deutschsprachige Leser zusammengestellt. Er hat als Basis seiner Psychopathologie eine recht originelle Entwicklungspsychologie entwickelt, in dem das „Selbstsystem" eine große Rolle spielt. Von ihm stammt das Wort, daß der Schizophrene nicht nur nicht übertragungsfähig sei, wie Freud gemeint hat, sondern daß bei ihm „alles Übertragung ist". Psychiatrie wird als die Lehre von den zwischenmenschlichen Beziehungen definiert, in der der Psychotherapeut ein teilnehmender Beobachter sei. Zwischen der Sullivanschen Konzeption und der Sozialpsychologie Kurt Lewins (Feldtheorie) bestehen enge Beziehungen. Sullivan war übrigens auch an der internationalen Mental Health-(Psychohygiene-)Bewegung sehr interessiert.

2.5. Gesprächstherapie (Carl R. Rogers, 1902)

Wir sind *Carl Rogers* schon begegnet, als ich darauf hingewiesen habe, daß seine Grundkonzepte der Inhalt der psychotherapeutischen Grundhaltung und überhaupt möglichst jedes Umganges mit Patienten und Klienten sein sollten.

Wir müssen nur sehen, inwieweit die Theorie als eine Psychotherapie sui generis tragfähig ist.

Rogers gibt viele Einflüsse an, darunter ist vor allem der etwas unorthodoxe Psychoanalytiker O. Rank, dann Buber, Lewin, dann später Zen-Buddismus und Lao-Tse, wogegen das medizinische Modell abgelehnt wird.

Für ihn ist therapeutischer Erfolg nicht in erster Linie ein Ergebnis einer anspruchsvollen technischen Ausbildung, sondern abhängig von bestimmten Eigenschaften des Therapeuten; wir wiederholen dies in Rogersscher Formulierung:

1. Die Echtheit des Therapeuten (Kongruenz).

2. Die volle Akzeptierung und die bedingungslose, positive Bemühung (regard) um den Patienten.

3. Ein tiefes, sensitives und genau einfühlendes Verständnis der Gefühle des Klienten und deren Bedeutung.

Diese *Empathie* bedeutet den Eintritt in die Wahrnehmungswelt des anderen, um darin heimisch zu werden. Von Augenblick zu Augenblick muß man empfindlich sein für die Veränderung im Fluß der Bedeutung, Angst, Wut, Zärtlichkeit oder Verwirrung, was immer im anderen vorgeht. Man lebt vorübergehend in seinem Leben ohne zu urteilen, einfühlend in Bedeutungen, die dem anderen oft nicht klar sind, ohne allerdings Gefühle aufzudecken, da dies eine Bedrohung darstellen könnte. Sie schließt aber ein, daß man dem Klienten mitteilt, daß man einen neuen angstfreien Blick für jene Elemente hat, die ihn ängstigen. Die Genauigkeit der eigenen Wahrnehmung muß ständig an Reaktionen des anderen geprüft werden. So kann man ihn begleiten auf dem Weg, sich selber besser zu verstehen.

Notwendig dafür ist allerdings, daß man selbst so gefestigt ist, daß man durch die vorübergehende Aufgabe der eigenen Einstellung nicht gefährdet ist.

Für den Klienten bedeutet das Gefühl, verstanden zu sein, einen mächtigen wachstumsfördernden Einfluß. Bei Psychotikern hilft auch oft schon das Gefühl, daß man sich ernst um Empathie bemüht, selbst wenn dies nicht gelingt.

Die bedingungslose positive Zuwendung und Betreuung: dies bedeutet eine nach außen auch merkbare, positive, akzeptierende Wärme ohne Bewertung und Urteil. Rogers geht dabei von der Annahme aus, daß in jeder noch so problematischen Persönlichkeit Wachstumspotentiale verborgen sind. Seine Therapie beruht sehr deutlich auf Vertrauensvorschuß.

Therapeutischer Erfolg beruht aber entscheidend darauf, daß der Behandler „kongruent" ist. Das heißt, daß er in der Therapie „er selbst" sein kann, ohne Scham und Fassade, und daß dies auch dem Klienten transparent gemacht wird. Auch negative Gefühle müssen mitgeteilt werden, ohne den Klienten zu beurteilen: z.B. „Mir ist langweilig", nicht „Sie langweilen mich".

Wenn man glaubte, daß die meisten Therapeuten diese fast selbstverständliche Regel sowieso einhalten, so konnten Experimente zeigen (Raskin, 1975), daß dies nur eine weitverbreitete Illusion ist.

Die Akzeptierung durch den Therapeuten führt den Klienten dazu, sich selber besser akzeptieren zu können.

Rogers beschreibt modellhaft sieben Stadien des Therapieprozesses:

1. Die Person ist rigide, nimmt keine Probleme wahr und hat kein Bedürfnis nach Veränderung.

2. Die Person kann sich nur über äußere Schwierigkeiten mitteilen.

3. Das Selbst wird Objekt, Rollenkonstrukte können gesehen werden.

4. Die Selbstverantwortung für Probleme wird aktualisiert.

5. Gefühle können frei ausgedrückt werden.

6. Offene Kommunikation mit sich selbst; bisher nicht wahrgenommene Gefühle brechen von physiologischen Phänomenen begleitet durch.

7. Die Person ist ihrerseits „kongruent" geworden, sie weiß, wer sie ist, was sie will und welche Haltungen sie hat, und sie kann diese Einheit auch mitteilen.

Die Gesprächstherapie war immer sehr bemüht um eine Evaluation ihrer Ergebnisse und hat in einem bisher nicht bekannten Ausmaß dafür Tonbänder eingesetzt, übrigens auch in der Ausbildung. Die Ergebnisse sind dabei (bei einem durchschnittlichen Aufwand von 18 bis 20 Stunden) in einem hohen Ausmaß befriedigend, also in einer ökonomisch sehr erfreulichen Weise. Im deutschen Sprachgebiet hat sich vor allem das Ehepaar Tausch in Hamburg um diese Methode verdient gemacht, von ihnen stammt auch die glückliche Übersetzung „Gesprächstherapie" für „Client-centered psychotherapy" oder „Indirective counselling", ein zu allgemeiner Name, da ja jede Psychotherapie klientenorientiert sein sollte. Besonders nützlich erwies sich die Technik zur Verbesserung der pädagogischen Fähigkeit von Lehrern.

Im letzten Jahrzehnt wurden Rogers und seine Schüler mehr zu Gruppentherapeuten. Die „Encountergruppen" (Begegnungsgruppen oder Selbstverwirklichungsgruppen) in diesem Sinne unterscheiden sich wesentlich von den Gruppenspielen, die unter gleichem Namen an der US-Westküste ihr Unwesen treiben. Ihre Funktion besteht darin, die Möglichkeiten des Selbstverständnisses zu entfalten und Verhaltensänderungen im Sinne größerer psychischer Gesundheit zu erzielen, ohne zu manipulieren, zu deuten oder zu überreden. Der Gruppenleiter wird „Facilitator" genannt, ist also kein Führer, sondern eher Katalysator. Auffallend ist, daß in dieser letzten Darstellung der Technik, die uns zur Verfügung stand (Rogers, 1980), das „Spiegeln" der Aussagen des Klienten durch den Therapeuten, das einst für charakteristisch gehalten wurde, kaum mehr vorkommt (höchstens in den Fallbeispielen).

Für den Außenseiter scheint es sich um eine Therapie für relativ leichte Lebensschwierigkeiten zu handeln, die theoretisch etwas schmal angelegt, aber sicher ein wertvolles Instrument ist, Empathie und indirektives Psychotherapeutenverhalten zu lernen.

2.6. Verhaltenstherapie

Alle bisher besprochenen Psychotherapiemethoden sind mehr oder weniger durch konkrete Arbeit *mit* und Beobachtungen *an* Patienten entstanden. Bei der Verhaltenstherapie ist das radikal anders, ihre Basis sind zumindest in den Anfängen tierexperimentelle Arbeiten, entweder von Physiologen, wie die Pawlow-Schule, oder von experimentellen Psychologen, etwa *Skinner*, mit Lernexperimenten an typischen Laboratoriumstieren wie zum Beispiel Ratten.

Es lag nahe, anzunehmen, daß, genauso wie Tiere ein Verhalten durch gewisse Versuchsanordnungen erlernen oder verlernen können, das auch bei Menschen möglich sein müßte. Auch die Entstehung abweichenden Verhaltens, soweit es nicht angeboren ist, könnte auf diese Weise erklärt werden.

So wurden die Lerntheorien, die fürs erste so schön sauber experimentell unterbaut schienen, der Nährboden für eine neue mächtige Psychotherapie (vielleicht aus Tarnungsgründen – um juridische Komplikationen zu vermeiden – auch *Verhaltensmodifikation* genannt). Sie ging diesmal von den psychologischen Instituten der Universitäten aus und bot zu gleicher Zeit eine willkommene Gelegenheit (ebenso wie übrigens auch die Gesprächstherapie), den vielen frustrierten Psychologen eine legitime Arbeits- und Forschungsmöglichkeit zu schaffen.

Zuerst war diese Bewegung durchaus zahm, *Dollard* und *Miller* konnten ernsthaft nachweisen, daß eine Integration mit den damals in Amerika dominierenden tiefenpsychologischen Modellen denkbar sei. Dann schwoll sie aber zu einer sehr aggressiven Welle an, was wahrscheinlich mit der Persönlichkeit Eysencks zu tun hatte, der sich schon vorher sehr bemühte, den bisherigen Psychotherapietechniken nachzuweisen, daß sie überhaupt nichts nützen (Wege und Abwege der Psychologie), und dann mit der Verhaltenstherapie fast hundertprozentige Erfolge demonstrierte.

Daß diese faszinierenden Zahlen meist nicht von klinischen Patienten, sondern von Studentenpopulationen stammten, irritierte ihn nicht besonders (das gilt übrigens auch für Tausch).

Daß Eysencks Nachweis der Unwirksamkeit der Psychotherapie falsch war, haben Dührssen und Jorswieck nachgewiesen, seine Berichte über großartige Erfolge der Verhaltenstherapie konnten ebenfalls nicht bestätigt werden. Das gegenseitige Beschimpfen der Psychotherapeuten hat aber nun erfreulicherweise ein Ende gefunden. Eine neue Generation von Verhaltenstherapeuten wie Lazarus und Kanfer sind schon viel komplexer in ihrer Konzeption und das Gespräch zwischen den Schulen kann sinnvoll fortgesetzt werden (A. M. Becker, 1977). Viele Verhaltenstherapeuten der ersten Generation sind überhaupt zur kognitiven Psychotherapie (siehe Kap. 2.7) abgewandert.

Was geblieben ist, sind einige Techniken, deren klinische Nützlichkeit bei vielen Indikationen unbestreitbar ist. Selbst die saubere Wissenschaftlichkeit wird aus den eigenen Reihen neuerdings in Frage gestellt (Westmeyer, 1971).

Verhaltenstherapeuten lehnen das Krankheitskonzept sowohl der klinischen Psychiatrie als auch der Tiefenpsychologie ab, sie betrachten das zu ändernde Verhalten als *das Problem* des Patienten und als eine erlernte Reaktion, womit es zum Ziel der therapeutischen Bemühungen wird.

Der therapeutische Prozeß stellt sich dann folgendermaßen dar:

1. Erstinterview – Verhaltensanalyse
2. Prinzipielle Therapieplanung
3. Erhebung der Ausgangsdaten
4. Veränderungstechnik
5. Erfolgskontrolle
6. Katamnesenarrangement.

Gegenüber der etwas schlampigen „Genialität" der Tiefenpsychologie zeichnet sich die Exaktheit und Systematik der Psychologen vor allem auch durch ihre Konsequenz aus.

Das zeigt sich schon beim ersten Schritt. Die funktionale Verhaltensformel von Lindsey: Stimulus – Organismus – Reaktion – Konsequenz – Kontingenz – Verhalten, stellt die Basis des Vorgehens dar, subtile Angsthierarchien helfen zum Aufbau der Therapie.

In unserem Zusammenhang interessieren vor allem die Techniken:

1. *Operantes Konditionieren oder Lernen am Erfolg*, das heißt, es werden alle erwünschten Reaktionen belohnt, entweder durch primäre Verstärker (z.B. Bonbons bei Kindern) oder durch sekundäre (wie Geld oder Token-(Münz)-Verstärker).

2. *Selbstbehauptungstraining* (oder Selbstsicherheits-, assertives-, soziales Kompetenz-Training)
Nach *Lazarus* versteht man unter selbstbehauptendem Verhalten die Fähigkeit

nein zu sagen
Wünsche und Forderungen zu äußeren
Kontakte anzuknüpfen, Gespräche zu beginnen oder zu beenden
positive und negative Gefühle offen auszudrücken
eigene Ansprüche zu äußeren und durchzusetzen.

Dabei erweisen sich Rollenspiel und Videotechniken sehr hilfreich.

3. *Lernen am Modell (Bandura)*
Man unterscheidet dabei:

1. Beobachtungseffekt
2. Ent- und Hemmungseffekt (je nach den Konsequenzen der Handlung beim Modell)
3. Reaktionserleichternder Effekt

4. *Extinktion (Löschung)* durch vollständige Nichtbeachtung und den Entzug jeder positiven Bestätigung des Fehlverhaltens. Dazu muß allerdings die ganze Umgebung kooperieren. In der Medizin und der Umwelt von Kranken erfolgt meist das Umgekehrte. Klagen wird durch Zuwendung belohnt. Man darf sich daher nicht wundern, wenn viele wegen dieses Krankheitsgewinnes nicht gesund werden.

5. *Flooding oder Implosion* – im ersten Fall wird der Patient in vivo, im zweiten in der Vorstellung mit den angsterregenden Momenten ganz intensiv ohne die Möglichkeit von Vermeidungsverhalten konfrontiert. Diese paradoxe Intervention ist aber zweifellos problematisch.

6. Ähnlich ist es mit den *Gedankenstoppen oder -sperren.* Auch die „negative Übung" ist eine Symptomverschreibung, die allerdings sehr exakt vorgeschrieben werden muß.

7. *Reziproke Hemmung oder Desensibilisierung.*
Dabei hat sich die progressive Relaxation von Jacobson sehr be-

währt. In der Entspannung (die angstantagonistisch ist) wird der Patient dazu angehalten, sich verschiedene Items einer Angsthierarchie intensiv vorzustellen. Desensibilisierung kann auch ohne Entspannung in vivo geübt werden.

8. *Aversionstherapie*
Auf den bedingten Reiz (das unerwünschte Verhalten, etwa Alkohol) folgt sofort der unbedingte, aversive Reiz – sei es Übelkeit, elektrischer Schmerzreiz oder lautes Geräusch. Eine eindrucksvolle Karikatur dieser Methode war in dem Film „Clockwork Orange" zu sehen. Aus ethischen Gründen ist diese (allerdings recht effektive) Therapie abzulehnen, sie ist letztlich eine Bestrafung des Patienten, auch wenn er bewußt zustimmt.

9. *Bio-Feedback-Training*
Die kontinuierliche Messung von physiologischen Körpervorgängen wie EKG, Elekto-Myogramm, EEG, psychogalvanischem Reflex (Hautwiderstand), Atmung, usw. erlaubten den Einsatz für eine Rückmeldung und den Versuch der willkürlichen Beeinflussung. Experimente zeigten, daß vegetative Reaktionen operant konditioniert und ohne bewußte Wahrnehmung konditioniert werden können. Nach einer Welle großer Begeisterung ist es wieder stiller um diese Technik geworden, aber es gibt viele vegetative schwere Störungen, die auf diesem Wege behandelbar sind.

10. Schließlich können noch *Selbstkontrolltechniken* eingesetzt werden. Sie sind letztlich überhaupt die wertvollste Hilfe, da sie Autonomie und Emanzipation fördern.

Verhaltenstherapie läßt sich auch in Gruppen anwenden, ich habe aber den Eindruck, daß sie dann weitgehend ihren spezifischen Charakter verliert.

Zum Abschluß sei zur Indikation noch gesagt: je monosymptomatischer eine Störung ist, desto besser sind natürlich die Resultate. Die zugrundeliegenden Theorien sind recht vielfältig, aber insgesamt zu einfach, um der Komplexität, vor allem der Ambivalenz, gerecht werden zu können. Die Analogie zum Dressieren liegt sehr nahe und stört etwas. Schließlich ist die Skinnersche Ideologie der totalen Planung sicher nicht nur für den Autor angsterregend.

2.7. Kognitive Psychotherapie

Eine Zahl neuer Bücher und Institute tauchen unter diesem Namen jetzt auf. Manche subsumieren auch die längst bekannte Logotherapie Frankls unter diesen Begriff, in Amerika wurde vor allem Ellis' rational-emotionale Therapie bekannt.

Für den Außenstehenden scheint es so zu sein, daß Verhaltens- und Gesprächstherapeuten, denen ihre bisherige Technik zu unbefriedigend war, wieder einen neuen (eigentlich aber alten) Weg suchen, etwa in Richtung auf eklektische Therapien hin. Manche, wie Ellis, sind aber auch Psychoanalytiker gewesen, denen offenbar die Geduld ausgegangen ist.

A. T. Beck (1970) versteht darunter jede Technik, die versucht, fehlerhafte gedankliche Abläufe zu modifizieren. Vom Klienten wird „die volle Übernahme der Lebensauffassung verlangt, die der Therapeut für rational hält" (N. Hoffmann, 1979, S. 16). Es wird also frischfröhlich alles wieder geopfert, was wir über Jahrzehnte von indirekter Hilfe gelernt haben. Ich habe nur den hoffnungsvollen Zweifel, daß die Therapeuten nicht wirklich das tun, was sie sagen. Für die Verhaltenstherapeuten aber war diese Entwicklung offenbar eine Befreiung vom rein behavioristischen Ansatz (das heißt, ausschließlich vom Verhalten auszugehen), also ein Schritt zu einer Humanisierung.

„Kognitiv" ist in diesem Zusammenhang ein Modewort, mit dem man die Bemühungen, menschliches Erkennen, Denken, Wahrnehmen, Lernen, Urteilen, Fühlen, Erinnern zu erklären und zu beeinflussen, bezeichnet. Es werden oft globale Erklärungen, komplexe Lösungen und systemtheoretische Gedankengänge bevorzugt.

Zahllose sozialpsychologische Untersuchungen über Einstellungen und ihre Veränderungen werden herangezogen, die ein recht verwirrendes Bild ergeben, und offenbar macht der Therapeut letztlich, was ihm die Situation eingibt. Auch die Attributionstheorie (Zuschreibung von Ursachen) ist in ihrer Anwendung auf Psychotherapie völlig ungeklärt und hat bis jetzt nur einige therapeutische Tips gebracht. Ein gutes konkretes Beispiel für kognitive Therapie ist die Depressionsbehandlung nach Aaron T. Beck. Das Grundmuster der Depression bildet die kognitive Triade:

1. negative Selbsteinschätzung,
2. subjektive Überforderung durch die Umwelt,
3. negative Zukunftsvorstellungen.

Als Therapie werden dann verhaltenstherapeutische Techniken eingesetzt. Als homogene Technik „wird dem Patienten zuerst erklärt, daß die Art und Weise zu *fühlen* von der Art und Weise zu *denken* abhängt; ferner, daß man *gelernt* hat, so zu denken, wie man denkt und daß man sich trainieren kann, anders zu denken" (S. 190). Es wird versucht, mit einem „sokratischen Dialog" die verzerrte Sichtweise abzubauen, das heißt „die Techniken richtig zu verstehen". Der Klient soll lernen, seine „automatischen Gedanken" zu identifizieren und zu bewerten. Es werden „kognitive Hausaufgaben" gegeben.

Für den Beobachter mit psychiatrischer Ausbildung ist es faszinierend, zu sehen, wie gescheite Leute das Phänomen der Depression von einem neuen Standpunkt aus betrachten und mühselig entdecken, was seit fast hundert Jahren bekannt ist, und schlicht Techniken der Verhaltenstherapie unter einem neuen Etikett anwenden. Seligmans „erlernte Hilflosigkeit" scheint noch etwas überzeugender als Becks Konzept. Wie man ein solches Konzept einer „ernsten endogenen" Depression gegenüber vertreten soll, ohne die Patienten in volle Verzweiflung zu stürzen, scheint dem Psychiater einigermaßen unklar.

„Die Wiederentdeckung des denkenden und fühlenden Menschen auch in der Verhaltenstherapie" (P. A. Fiedler, 1979, S. 205) durch die kognitive Psychotherapie hat etwas Rührendes. In Wirklichkeit ist es ein Rückgriff auf die Persuasion und interessant in der totalen Vernachlässigung von allem, was früher schon in der Psychotherapie erarbeitet wurde.

2.8. Gruppenpsychotherapien

Ist schon das Chaos in den Einzelpsychotherapien beunruhigend, oder anders betrachtet, beeindruckend für den Reichtum an eigenständigen Entwicklungen, so wird diese Vielfalt bei den Gruppentherapien wirklich kaum mehr überblickbar. Dieses Buch hat nicht den Ehrgeiz, auch nur eine Aufzählung der bekannteren amerikanischen Methoden zu versuchen, sondern stellt im Hauptkapitel die analytischen Gruppen mit einem allgemeinen Überblick dar; sowie in den folgenden Abschnitten drei selbständige Formen, die sich auch in Europa durchgesetzt haben.

Die Gruppenmethoden haben vielfältige Wurzeln. Interessant sind vor allem die religiösen, pädagogischen, sozialpsychologischen Verfahren in ihrer Begegnung mit den verschiedensten psychotherapeutischen Konzepten, vor allem der Psychoanalyse.

In angloamerikanischen Sekten (mit Wurzeln auch in der evangelischen Mystik des deutschen Sprachgebietes), besonders bei den Quäkern, gibt es seit langem das öffentliche Schuldgeständnis mit karthartischem Effekt; auch ekstatisches Abreagieren, Reden in Zungen, usw. hat zweifellos psychotherapeutischen Wert. Gruppengespräche in Männerbünden, bis zu Stammtischen (mit der Unterstützung der ältesten Psychodroge die wir kennen, dem Alkohol) und Frauenkreisen (wo oft der Kaffee anregend wirkt), in Jugendgruppen, deren „Bewegungscharakter" (d.h. ideologische, auch missionare Berufung) oft unverkennbar ist, sind Vorformen einer „Behandlung" in und durch Gruppen. Schul-Klassen, Schülergruppen, Klassengemeinschaften, Lehrer-Schüler- sowie Lehrer-Eltern-Vereinigungen sowie Einrichtungen der Erwachsenenbildung, schließlich Selbsthilfegruppen in der Gesundheitserziehung hatten therapienahe Wirkungen. Abweichende werden durch die Gruppenzugehörigkeit und das Einbeziehen in die Dynamik integriert, oft manipuliert; sie verlieren Angst, können Aggressionshandhabung erlernen, verschiedene Rollen spielen, gewinnen Vertrauen zu sich und anderen, erfahren Schutz und Anregung. Ebenso erklärt sich die psychohygienische Wirkung des Vereinswesens und mancher Sekten.

Der amerikanische Tuberkulosespezialist Pratt hat anfangs dieses Jahrhunderts Aufklärungsvorträge für Großgruppen gehalten, aber schon Einsichten in die emotionellen Vorgänge in Gruppen gewonnen und angewendet, z.B. die aktivsten Diskutanten als seine Jünger nach vorne gesetzt und dergleichen mehr.

Kurative Faktoren in Gruppen sind (leicht modifiziert nach *Yalom*):

1. Informationsvermittlung (möglichst durch aktive Mitarbeit des Teilnehmers und nicht durch Frontalunterricht)
2. Erweckung von Hoffnung
3. „Universalität" (das heißt „ich bin nicht allein mit meinem Leiden", „Gemeinschaftserlebnis")

4. Altruismus („selbst ich armer Hund kann für andere etwas tun")

5. korrektive Wiederholung der Primärgruppe (Familie)

6. Entwicklung sozialisierender Techniken (z.B. in Gruppen krimineller Jugendlicher)

7. Nachahmungsverhalten (Lernen am Modell, Identifizierung)

8. Interpersonelles Lernen (das Verhalten der anderen als Spiegel, Vorbild, Gegensatz und Ergänzung; das Erlebnis wechselseitiger Einflüsse)

9. Gruppenkohäsion (ist das Maß der Attraktivität der Gruppe gegenüber ihren Mitgliedern und garantiert die Kontinuität der Arbeit)

10. Katharsis (Möglichkeit, seine Gefühle in sympathisierender Atmosphäre frei auszudrücken).

Die therapeutische Wirkung geht von den Gruppenmitgliedern aus, der Therapeut soll nur die Faktoren, die antitherapeutisch wirken, erkennen und soweit wie möglich ausschalten, wie Zuspätkommen, Wegbleiben, Bildung von Untergruppen, störende Außengruppenbildung und Fixierung von Sündenbockrollen.

Positiv soll er Gruppennormen fördern, wie Akzeptierung der Patientenrolle, freien Ausdruck von Konflikten und Gefühlen, freie Interaktion zwischen den Gruppenmitgliedern sowie Rollentauschmöglichkeiten initiieren oder erleichtern.

Ein Prinzip ist praktisch allen Gruppentherapien gemeinsam, das „Hier und Jetzt" des Operierens des Gruppentherapeuten. Während der Psychoanalytiker als Einzeltherapeut in seinen Interpretationen häufig zwischen aktuellem Verhalten und Äußerungen und der Vergangenheit des Patienten eine Verbindung herstellt (vertikale Technik), stellt der Gruppentherapeut zwischen einer aktuellen Äußerung eines Gruppenmitgliedes einen Zusammenhang zu dem verbalen und averbalen Verhalten der anderen Gruppenmitglieder (allen oder einzelnen) her (horizontale Technik). Es werden also Interaktionen gedeutet und nicht historische Entwicklungen.

Als Beispiel mögen folgende Interventionen gelten:

„A. schweigt jetzt schon seit drei Sitzungen."

„B. und C. streiten jetzt schon seit einer Viertelstunde, die anderen scheinen sich nicht dafür zu interessieren."

„Ob die traurige Stimmung der heutigen Sitzung mit der Abwesenheit von D. zusammenhängt?"

Man geht dabei von der berechtigten Annahme aus, daß die Interaktionen in der Gruppe auch die in der Außenwelt widerspiegeln.

Gruppen unterscheiden sich sehr nach ihrem Setting. Einige dieser Unterschiede seien kurz diskutiert:

1. Gruppen innerhalb einer Institution, während des stationären Aufenthaltes. Es gibt heute wohl kaum mehr eine psychiatrische Institution, wo nicht wenigstens einige Patienten (etwa vor der Entlassung) an Gruppen verschiedenster Art teilnehmen. Ihre Art variiert je nach den Bedingungen. So kann man *offene* Gruppen führen, wo jeder neu Aufgenommene bis zu seiner Entlassung teilnimmt. Der therapeutische Wert wird durch den ständigen Wechsel für den Einzelnen natürlich gering sein, ihr Wert mag aber entscheidend für die Besserung des therapeutischen Klimas in der Institution sein.

Oder es ist à priori eine bestimmte Zeit von meist sechs bis acht bis zwölf Wochen für den Aufenthalt vorgesehen, über welche Zeit geschlossene Gruppen mit der klaren Vorgabe der Terminisierung angeboten werden. Solche Gruppen treffen sich meist dreimal wöchentlich, so daß eine recht befriedigende therapeutische Arbeit geleistet werden kann.

In Gefängnissen hat es sich bewährt, etwa ein halbes Jahr vor der Entlassung mit Gruppen zu arbeiten, die allerdings keine therapeutischen Aufgaben im engeren Sinne haben, sondern aufgabenorientiert sind als Vorbereitung auf die Schwierigkeiten nach der Entlassung.

2. Bei den *ambulanten* Gruppen sollte man versuchen, klar zu unterscheiden zwischen Gruppenpsychotherapie im engeren Sinne und den vielfältigen Gruppenaktivitäten im Sinne von Trainingsgruppen, Selbsterfahrungsgruppen und aufgabenorientierten Gruppenaktivitäten. Gewisse Überschneidungen werden immer bestehen; die klarste Trennung liegt in der Auswahl der Teilnehmer als eindeutige Patienten, die in der Gruppe Besserung respektive Heilung von einer definierten Störung suchen, und in der Qualifikation des Therapeuten (seien es Psychiater, Psychologen oder andere) im Rahmen einer der großen psychotherapeutischen Schulen (Psychoanalyse und ihr nahestehende Richtungen, Gestalttherapie, Psychodrama in den meisten Fällen). Hier muß auch ein gutes psychotherapeutisches Training vorausgesetzt werden.

3. In den deutschsprachigen Ländern haben die Gruppentherapeuten nach dem Vorbild des Österreichischen Arbeitskreises für Gruppenpsychotherapie und Gruppendynamik (ÖAGG) von Raoul Schindler ein differenziertes Ausbildungsschema für Gruppentherapeuten entwickelt, das für die Angehörigen dieser Vereinigungen einen recht befriedigenden Standard garantiert.

Bei den Gruppendynamikern gibt es ebenfalls Organisationen mit gutem Ausbildungsniveau, aber auch ganz wesentliche Prozentsätze von Dilletanten, die einiges Unglück anrichten können.

4. Bei den therapeutischen Gruppen finden meist eineinhalbstündige Sitzungen mit zirka 8 bis 10 Patienten, im Kreis sitzend, wöchentlich statt. Ihre Dauer beträgt mindestens zwei Jahre. Eine vorbereitende Sitzung mit einer Erklärung über das Wesen einer solchen Therapie und der Formulierung einer Art Arbeitsbündnisses wird von Yalom empfohlen. Dabei soll unter anderem gesagt werden, daß Verschwiegenheit über Gruppenereignisse nach außen notwendig ist, und daß, falls sich Teilnehmer der Gruppe außerhalb der offiziellen Sitzung treffen, darüber in der Gruppe berichtet werden soll. Ein Verbot solcher Zusammentreffen hat sich nicht bewährt.

5. Sogenannte Marathonsitzungen (24, 36, 48 Stunden) können sich unter Umständen zum Aufbrechen von Widerständen bewähren, scheinen mir aber doch eher problematisch.

Der Verlauf einer Gruppenpsychotherapie folgt meist folgendem Schema:

1. Die Initialphase – Orientierung, zögernde Teilnahme, Suche nach dem Sinn der Arbeit.

2. Das Auftauchen von Konflikten, Dominanzkämpfen, Rebellion.

3. Die Entwicklung einer Gruppenkohäsion (Wir-Gefühl).

4. In fast jeder Behandlung tritt die Problematik von Cliquen (Untergruppen) auf, die sich zumindest zum Teil von der Gesamtgruppe distanzieren. Gelingt es, die Motive in der Gesamtgruppe zu bearbeiten, dann kann sich dies sogar für die Gruppe positiv auswirken, gelingt dies nicht, dann scheitert die Gruppe oft daran. In Ausnahmefällen, vor allem um einen Ausfall eines Mitgliedes zu vermeiden, soll man nach Yalom nicht vor gelegentlichen ergänzenden Einzelsitzungen zurückscheuen.

Aus seiner großen klinischen Erfahrung als Therapeut und

Supervisor beschreibt Yalom folgende charakteristische Problempathologie in der Gruppe:

1. Der Monopolist, der immer versucht, die Aufmerksamkeit der Gruppe auf sich zu ziehen.
2. Der hilfe-zurückweisende chronische Jammerer.
3. Der selbstgerechte Moralist.
4. Der sich selbst ernannt habende Kotherapeut.
5. Der Schizoide (ich würde lieber sagen „der Kontaktlose“).
6. Der Schweiger.
7. Der psychotisch gewordene Patient (eine Komplikation, die, wenn auch mit großen Schwierigkeiten, prinzipiell bewältigt werden kann).
8. Der Homosexuelle: eine möglichst frühe Offenbarung wird dabei empfohlen.

Die Technik des Gruppen- oder therapeuten-induzierten Rollenwechsels ist hier meist ausreichend.

Hier wird es Zeit, auf die Frage von Homogenität und Heterogenität einzugehen. Die Erfahrungen Yaloms beziehen sich offenbar auf Erfahrungen mit Neurosegruppen. Ich selbst ziehe es ebenfalls vor, Neurosen und Psychosen zu trennen. Viele andere Therapeuten mischen unter Umständen prinzipiell beide Indikationen (M. Pohlen). In bezug auf Geschlecht und Psychodynamik ist Heterogenität empfehlenswert, in bezug auf Alter und soziale Schicht erweist sich Homogenität als erleichternd für eine Kohäsion.

Viele Gruppentherapeuten bevorzugen die Zusammenarbeit mit Kotherapeuten, andere führen ihre Gruppen lieber allein. Ein gut aufeinander abgestimmtes Team von zwei Behandlern hat viele Vorteile: zwei sehen mehr als einer, sie können ihre Rollen aufteilen und differenzierter arbeiten. Gibt es aber Rivalitäten und Spannungen zwischen den beiden, leidet natürlich die Gruppe darunter und kann unter Umständen dadurch zerstört werden.

Es bleibt uns noch die Frage der Indikation und der Selektion von Gruppenmitgliedern zu diskutieren.

Die Gruppentherapie hat sich als Methode der Wahl an Institutionen erwiesen, da schon technisch Einzeltherapien fast unmöglich sind. Homogene Alkoholiker-Gruppen und Gruppen für andere Süchtige haben sich weit besser bewährt als Einzeltherapien oder Mischungen mit anderen Therapieformen. Auch Kriminelle und Verwahrloste sind in homogenen Gruppen am besten versorgt.

Sonst kann praktisch jede Störung in Gruppen behandelt werden, wenn der Patient die Gruppe akzeptiert. Nur schwer Ich-Gestörte, wie Borderline-Patienten, schwere Hypochonder und Paranoide wird man ausschließen müssen.

Unsere bisherigen Ausführungen galten bis jetzt mehr oder weniger für alle Gruppenmethoden, welche therapeutische Theorie immer dahinter stand. Stransky hat zum Beispiel in den dreißiger Jahren in einem Krankenkassenambulatorium Gruppen mit suggestiv-persuasiven Techniken auf der Basis seiner Autoriätssubordinationstheorie behandelt.

Was die Psychoanalytiker zur gleichen Zeit motiviert hat, mit Gruppen zu experimentieren, wie Paul Schilder, ist nicht ganz klar. Wahrscheinlich war es einerseits die „Hier und Jetzt"-Ideologie, wie sie Ferenczi und Reich vertreten haben, andererseits der Versuch, Zeit zu sparen.

An der Tavistock-Clinic in England mag die soziale Orientiertheit des ganzen Institutes die Ursache gewesen sein, daß zwei Kleinianer Bion und Ezriel sich der Gruppentherapie angenommen haben. Das Maudsley Hospital hat sich dann ebenfalls der analytischen Gruppenpsychotherapie zugewandt und das Buch von Foulkes und Anthony ist noch heute ein Klassiker. Im deutschen Sprachgebiet hat sich vor allem das Ehepaar Heigl der Verbreitung der Gruppenpsychotherapie gewidmet.

Zuletzt soll noch das Verdienst von Raoul Schindler aufgezeigt werden, der in Wien in den fünfziger Jahren eine Methode entwickelt hat, die eine Brücke zwischen Gruppen- und Familientherapie herstellt – die bifocale Gruppentherapie, in der schizophrene Patienten und ihre Eltern parallel in Gruppen behandelt werden, bis sie zusammengeführt werden können.

2.8.1. Psychodrama

Jacob Moreno (1889–1974) ist eine der originellsten Persönlichkeiten, die kreativ in der Psychotherapie gewirkt haben. Seine zwei Hauptverdienste sind die Entwicklung des Soziogramms, einer graphischen Darstellung der Vorlieben und Wahlen in einer

Gruppe; eine Methode, die ganz neue Perspektiven in der Sozialpsychologie eröffnete, und die Entwicklung des Psychodramas zur selbständigen Behandlungsart ermöglichte. Seine Gruppenpsychologie – man ist schon geneigt von einer Ideologie zu sprechen – hat sich jedoch nicht durchgesetzt. Theater – aktiv als Spieler und passiv als Zuschauer – ist offenbar schon immer als therapeutisches Mittel eingesetzt worden, aber Moreno hat diese Bestrebungen zum ersten Mal systematisch entwickelt. Er ging – als geborener Schauspieler und Regisseur – dabei vom Stegreiftheater für Kinder aus. Zentren zur Ausbildung entwickelten sich ab 1931 in New York, wo Moreno bis zu seinem Tode wirkte, dann vorwiegend in Frankreich (Schützenberger) und der Bundesrepublik Deutschland (Leutz). Obwohl Moreno selbst antianalytisch war, gibt es Querverbindungen zur Psychoanalyse (Lebovici, Friedemann), vor allem aber zur Gestalttherapie, wie z.B. Hilarion Petzold, dem ich hier vorwiegend folge. Auch die Verhaltenstherapie hat etwa im assertiven Training ähnliche Ansätze im Rollenspiel übernommen. Verhaltensveränderndes Rollenspiel spielt überhaupt in der Pädagogik und in der Therapeuten- und Beraterausbildung eine große Rolle (Strotzka, 1973). Auch andere psychotherapeutische Schulen wurden von Psychodrama-Techniken befruchtet.

Die Begriffe, die eine große Rolle spielen, sind Begegnung, Spontaneität, Kreativität und eine aktionale Rollentheorie.

Die Elemente des Psychodramas sind:

1. Die Bühne.

2. Der Protagonist, der seine Problematik darstellt.

3. Der Spielleiter, der auch das sogenannte „Aufwärmen“ besorgt, also die Motivation zum Spielen und wenn notwendig, weiter Regie führt.

4. Die Hilfstherapeuten (Auxiliary egos).

5. Die übrige Gruppe bietet sozusagen den Resonanzkörper, ihre Funktion ist „Sharing“, das heißt affektive Anteilnahme, „Feedback“, die Rückmeldung, was die Gruppe beobachtet, und Analyse, wobei sowohl psychodynamische als auch verhaltenstherapeutische Konzepte eine Rolle spielen können.

Die Arbeit kann auf den Protagonisten, die Gruppe oder das Thema bezogen sein.

Petzold unterscheidet eine Initial-, Aktions- und Integrationsphase sowie die verhaltensändernde Neuorientierung (Tetradisches System).

Von den Techniken sei Rollentausch und Rollenwechsel und besonders „Doppeln" erwähnt. Dabei übernimmt ein Hilfs-Ich eine unterstützende und deutende Funktion für den Patienten und spricht sozusagen für ihn. Theorie und Praxis des Doppelns ist sehr vielfältig und kann hier nicht referiert werden (es sei auf Petzold verwiesen). Ähnlich wie bei gelenkten Tagträumen erweist sich die Zukunftsprojektion als sehr fruchtbringend.

Der Indikationsbereich ist sehr weit. Petzold berichtet sogar eindrucksvolle Anwendung in der Behandlung alter Menschen.

2.8.2. Gestalttherapie

Fritz Perls (1883–1970), ein ehemaliger Psychoanalytiker, der mit seinen Reformideen bei Freud kein Gehör gefunden hatte, entwickelte ein eigenes System, das trotz einer etwas verwirrenden und schwachen theoretischen Basis, eine beachtliche Verbreitung gefunden hat, da die Techniken recht anregend sind. Eine wesentliche Basis war dabei die Gestaltspsychologie (Perls, 1976, S. 22):

„Die Grundannahme der Gestaltpsychologie ist, daß die menschliche Natur in Strukturen oder Ganzheiten organisiert ist, daß sie vom Individuum auf diese Art erfahren wird und daß sie nur als eine Funktion dieser Strukturen oder Ganzheiten, aus denen sie besteht, verstanden werden kann."

Das vorherrschende Bedürfnis eines Organismus stellt „Figur" im Sinne dieser Theorie dar, die anderen „Hintergrund". Gedanken und Handlungen sind letztlich identisch und können nur als Ganzes verstanden werden. Der Neurotiker hat die Freiheit der Wahl für positive und negative Besetzung von Objekten in der Organismus/Umwelt-Feld-Relation verloren. Perls verwendet in seinem Neurosekonzept viele analytische Begriffe, wie Introjektion und Projektion. Es kommen aber neue Momente hinzu (S. 58):

„Der Introjektor tut, was andere von ihm erwarten können; der Projektor tut anderen das an, was er ihnen vorwirft; der pathologisch Konfluente weiß nicht, wer wem was tut; und der Retroflektor tut sich selbst das an, was er am liebsten den anderen antäte."

Die Gestalttherapie gehört zu den „Hier- und Jetzt"-Therapien, es wird nicht auf die Vergangenheit und das „Warum" eingegangen, sondern mit den gegenwärtigen Blockierungen gearbeitet. Bei der

Traumdeutung wird der Träumer aufgefordert, sich mit allen Dingen und Personen des Traumes zu identifizieren. Ein waches Bewußtsein, Kontakt und Gegenwart, sind Aspekte des Prozesses der Selbstverwirklichung. Psychodynamische und paradoxe Techniken werden beigezogen; wenn ein Patient zum Beispiel sagt „Sie mögen mich nicht", wird er aufgefordert zu sagen „Ich mag Sie nicht".

Patientenfragen werden in der Regel frustriert und es wird gebeten, sie in Vorschläge und Feststellungen zu verwandeln.

Als „Zwiebelschälen" wird die schrittweise Aufhebung von Blockierungen bezeichnet, womit der Patient immer mehr Self-Support gewinnt.

Eine Blitzheilung beschreibt Perls. Ein Patient kommt wegen einer Potenzstörung in Therapie, er erzählt dabei so nebenbei, daß er an einer verstopften Nase leide. Der Therapeut läßt den Patienten seine Konzentration zwischen Nase und Genitale und den damit verbundenen Gefühlen „schweifen". Darauf ergab sich, daß die Schwellung in der Nase abnahm und sich Empfindungen um das Genitale wieder einstellten. Die Erektion war blockiert worden, Schwellung und Empfindung wurden nach oben verschoben und die beiden Symptome streng getrennt. Daß dieser Gestaltansatz bei Reich Anregungen gefunden hat, ist offenkundig. Oft blockiert eine Phantasie, wie ein Befehl, ein Bedürfnis, etwa Kopfschmerzen als Verbot zu weinen. „Ein Mann weint nicht". Wird der Zusammenhang dem Patienten klar, ist er in Kontakt mit sich selbst gekommen, was der erste Schritt zum Kontakt mit anderen ist.

Neurosen und Psychosen sind charakterisiert durch Konfusionen, die sich zum Beispiel in unvollständigen Sätzen äußern können, sie haben mit mangelndem Kontakt mit sich selbst und anderen zu tun.

Wenn man versucht, den Patienten dazu zu veranlassen, die Leere, das Bedürfnis sich zurückzuziehen, mit Phantasien auszufüllen, kann das zu fruchtbringenden Aha-Erlebnissen führen.

Die wahren Bedürfnisse sollen dem Patienten bewußt werden und der Therapeut soll sie erfüllen. Der Patient soll sich direkt mit dem Bewußtwerden seines Körpers, seiner Organe, seiner Gesten und Gefühle konfrontieren. Die berühmten „heißen" (leeren) Stühle sind dabei noch ein peripheres Instrument.

Der Gedanke des Drehbuches (Script) als Lebensplan, der verändert werden muß und an Adler erinnert, spielt hier und bei Berne eine Rolle.

Nach *Petzold* (1973) ist der Ablauf einer Gestalttherapie klassischerweise folgender:

1. Klischeephase
2. Rollenspielphase
3. Blockierungsphase (Vermeiden des „Jetzt")
4. Implosionsphase (Eintritt in die Leere)
5. Explosionsphase (4 Grundtypen: Trauer, Orgasmus, Zorn, Freude)
6. Zusammenfassung
7. Sharing (Wiedereinbeziehung der Gruppe).

2.8.3. Die Transaktionsanalyse (Eric Berne, 1910–1970)

Eric Bernes spektakuläres Buch „Spiele der Erwachsenen" wird wahrscheinlich immer ein Bestseller für alle psychologisch Interessierten sein, weil es ein beachtliches Zeugnis von der Beobachtungsgabe und Beschreibungskompetenz für Interaktionen dieses früheren Psychoanalytikers ablegt, der eine neue, direktive Gruppenpsychotherapiemethode entwickelt hat.

Sie kommt mit relativ wenig Begriffen aus. Jede Person besitze und verwende drei Ich-Zustände, worunter „ein kohärentes Empfindungssystem mit einer gekoppelten beziehungsgerechten Verhaltensstruktur" verstanden wird.

Das *Kindheits-Ich* zeigt wenig Kontrolle, entzieht sich Verpflichtungen, verhält sich häufig irrational, neurotisch und selbstschädigend.

Das *Eltern-Ich* spiegelt das Eltern(oder Elternersatz)-Bild wieder, wie es subjektiv erlebt wurde, also Regeln, Vorschriften, Definitionen und Einschränkungen, die durch die Eltern symbolisiert wurden. Mit anderen Worten, es werden angemessene oder konkrete Verhaltensmuster repräsentiert.

Das *Erwachsenen-Ich* müßte dementsprechend die Sekundärprozesse als Ich-Funktionen im psychoanalytischen Sinne repräsentieren. Bei Berne hat es offenbar aber vorwiegend instrumentellen Charakter, ist selbst emotionslos, beurteilt aber die Emotionen der beiden anderen Ich-Zustände.

Wenn das Individuum nicht imstande ist, seine Ich-Zustände zu unterscheiden, verwirrt und unkontrolliert diese Zustände wechselt und vermischt, dann liegt eine Störung vor, die eine Transaktionsanalyse notwendig macht. Einerseits die Entschmelzung dieser Zustände zu erreichen, andererseits die Fähigkeit, leicht und willentlich von einem zum anderen zu wechseln (merkwürdigerweise „Stabilisierung" genannt), wären die Aufgabe einer Strukturanalyse.

Die Transaktionsanalyse unterscheidet zwischen komplementärer und gekreuzter Interaktion, im ersten Fall kommunizieren *gleiche* Ich-Zustände, im zweiten *verschiedene*. Man unterscheidet dabei zwischen Stimulus (Sender) und Reaktion (Empfänger).

Nur komplementäre Transaktionen werden als befriedigend empfunden. Neben den biologischen Trieben unterscheidet Berne den Hunger nach Reizen, Strukturen, Aufregung, Anerkennung und einer Führungsrolle. „Streicheln" (jede Art von intimen physischen Kontakt) befriedigt den Reiz und Anerkennungshunger; „Streicheleinheiten" können positiv oder negativ sein.

Berne unterscheidet sechs Formen des Sozialverhaltens, vom Sichersten bis zum Aufregendsten:

1. Zurückgezogenheit
2. Rituale (vorhersagbar)
3. Aktivitäten (Arbeit)
4. Zeitvertreib
5. Spiel
6. Intimität.

Spiel wäre eine Folge verdeckter Transaktionen (Harper, 1979, S. 122):

„Alle Spiele enthalten einen Schwindel, weil der Agierende vorgibt, eine Sache zu machen, während er in Wirklichkeit eine andere macht".

Schließlich spielt noch der Begriff „Drehbuch" oder „Script" eine Rolle, ein vorbewußter Lebensplan, der in den Kindheitsjahren aufgebaut, längere Lebensabschnitte strukturiert. Das Kindheits-Ich hält diesen Lebensplan gegenüber der Kritik des Erwachsenen-Ich aufrecht.

Das Therapieziel wird vertragsartig festgelegt. Der Therapeut stellt mit der Gruppe den jeweiligen Ich-Zustand der Interagierenden und die Art der Transaktionen fest, es handelt sich also um eine Bewußtmachung im „Hier und Jetzt". Harper, S. 126 f.:

„Der Therapeut muß sein Erwachsenen-Ich einsetzen, um fortlaufende Transaktionen wahrzunehmen und zu diagnostizieren; sein Eltern-Ich muß dem Kindheits-Ich des Patienten in verschiedenen entscheidenden Situationen zur Verfügung stehen; und das Kindheits-Ich des Therapeuten muß dann und wann auf das Kindheits-Ich des Patienten abgestimmt und dafür empfänglich sein (insbesondere dort, wo Humor und Gelächter angebracht sind) sowohl, um die Spannung abzuschwächen, als auch, um Perspektiven der Einsicht zu gewinnen."

In der Technik wird offenbar ein ziemlicher Mischmasch, vorwiegend mit Gestalttechniken, angewendet (Harper, S. 130):

„Einige der Bereiche, in denen die Transaktionsanalyse angewendet worden ist, sind Ehe, Familie, Betrieb und Industrie. Transaktions-Therapeuten haben sich auch mit solch speziellen Problemen wie Schizophrenie, Alkoholismus, kriminellem Verhalten und geistiger Behinderung beschäftigt.

Obwohl Psychotherapeuten anderer Schulen die Transaktionsanalyse dahingehend kritisiert haben, daß sie einfach, oberflächlich und beschönigend sei, scheinen sich ihre Resultate mit denen anderer Systeme durchaus vorteilhaft vergleichen zu lassen."

2.8.4. Selbsthilfegruppen

Das „medizinische Modell" ist heute in breiten kritischen Kreisen ein Schimpf-, ja Unwort geworden. Man versteht darunter eine rein naturwissenschaftliche, organische, versachlichte und technisierte Medizin, wo „Diagnose" als Etikett wesentlich und der Patient mehr oder weniger Objekt ist. Forschung diene entweder dem Profit, der Karriere oder dem Prestige der Forscher. Es fehlt an Information, Partizipation, menschlicher Einfühlung und Wärme.

So gesehen ist Kritik und sind Korrekturen an der gegenwärtigen Medizin notwendig. Die Radikalität der Kritik, wie etwa bei Illich, der die ganze Medizin abschaffen will, hat natürlich zu einer Gegenreaktion geführt, die alle Reformer zu Narren degradiert. Da die Psychiatrie besonders sensitiv für eine solche Problematik ist, hat eine Bewegung der „Antipsychiatrie" (*Szasz, Cooper, Laing*) besonderen Bekanntheitsgrad erreicht. Aber auch hier gab es viel, was über die Grenzen des Prinzips des „nil nocere" hinausging. Das lobenswerte Vorhaben, die großen psychiatrischen Krankenanstalten, deren schädlicher Einfluß durch Isolierung, Inaktivierung und Diskriminierung des Patienten sich erwiesen hatte, abzubauen, was den Beginn der modernen Sozialpsychiatrie markierte, wurde z.B. in Italien ad absurdum geführt, weil keine ambulanten psychosozialen Dienste vorhanden waren, die die Patienten hätten auffangen können, als die Anstalten praktisch aufgelassen wurden. Das segensreiche Wirken Basaglias („Die negierte Institution“) wurde damit aber diskreditiert.

Die Psychotherapie wurde zwar ebenfalls in ihrer institutionalisierten Form angegriffen, aber in der Variation der psychosomatischen Medizin, doch eher als Verbündeter akzeptiert.

Es waren nun auch Psychotherapeuten, die als erste die Aufmerksamkeit der Profession und der Öffentlichkeit auf eine ganz neue, sehr wichtige Bewegung im Gesundheitswesen richteten, nämlich die Selbsthilfegruppen. Im deutschen Sprachgebiet hat der Psychoanalytiker Lukas M. Moeller, aus dem Richterschen Kreis in Gießen stammend, hier das größte Verdienst (1978, 1981). Für die U.S.A. ist besonders Liebermann wichtig.

Die erste Selbsthilfegruppe begann 1935, als zwei „anonyme Alkoholiker“ sich in Amerika über ihre Probleme aussprachen und daraus Hilfe bekamen. Von diesem Kern aus haben sich überall in der Welt solche Gruppen entwickelt, deren therapeutische Effizienz oft weit über der der traditionellen Medizin liegt.

Es ist besonders auffallend, daß Selbsthilfegruppen sich vor allem bei den sogenannten Zivilisationskrankheiten bewähren. Neben dem Alkoholismus sind es die Fettleibigkeit, der Bewegungsmangel (Jogging!) und die neuen Suchtformen (respektive die Angehörigen der Kranken), wo dieses Konzept angewendet wird.

Es gibt Selbsthilfegruppen, die sich sehr an die Medizin anlehnen, wie Anfallskranke, Multiple-Sklerose-Kranke, Kolostomierte, Brustamputierte, usw., überhaupt Karzinomkranke, Bluter Angehörige von psychiatrisch Kranken, usw.

Andere Gruppen, wie Kindermißhandler, feministische Gruppen, Spieler, sexuell Abweichende, alleinstehende Mütter, Kinderläden, usw. wirken völlig abgelöst von der Medizin.

Im großen und ganzen wird es sinnvoll sein, zwischen krankheits-, respektive gesundheitsbezogenen Selbsthilfegruppen und solchen für allgemeine Lebensprobleme zu unterscheiden. Sehr nahe den Selbsthilfegruppen stehen die Bürgerinitiativen, die sich vor allem mit Umweltschutz, Versorgungsfragen, und „Gegenkulturanliegen“ (Alternative) befassen (siehe Kickbusch und Trojan, 1981).

Manche Selbsthilfegruppen sind billige Ergänzungen und Verbesserungen der etablierten Medizin. Die meisten sind aber wohl eine echte neue Bewegung, die eine Emanzipation der Laien gegen eine Expertokratie (und ihr Versagen in vielen Bereichen) darstellt. Eine gewisse Zusammenarbeit zwischen den Professionellen und solchen Bewegungen wird oft im gemeinsamen Interesse liegen. Dort, wo dies nicht gewünscht oder gar nicht sinnvoll ist, werden die Psychotherapeuten gut daran tun, sich wohlwollend im Hintergrund zu halten. Buchinger hat die Beziehungen zwischen Psychotherapeuten und Selbsthilfe analysiert und in ihr eine Fortsetzung der Psychoanalyse gesehen.

Badelt sieht im gleichen Buch die ökonomische Bedeutung der Selbsthilfe in zweifacher Hinsicht:

1. als Verbesserung des bestehenden sozioökonomischen Systems und
2. als Kern einer Alternativökonomie.

Ich möchte nur darauf hinweisen, daß einige Selbsthilfeeinrichtungen überall eine lange ehrenhafte Tradition haben:

1. die freiwilligen Feuerwehren,
2. die Rote Kreuz-Organisation und
3. viele karitative Einrichtungen auf ideologischer und religiöser Basis.
4. Nachbarschaftshilfe in ländlichen Regionen, unter anderem zum Hausbau.

Es scheint mir außerdem wichtig darauf hinzuweisen, daß wir über viele iatrogene Schädigungen Bescheid wissen; mir sind bisher aber kaum solche aus der Selbsthilfebewegung bekannt geworden.

Die Größenordnung dieser Bewegung ist enorm, 1977 rechnete man in den U.S.A. mit ca. 500 000 Selbsthilfegruppen (Badelt), in Österreich haben wir in einem ersten Versuch nur auf dem Gesundheitsgebiet 400 Adressen gefunden (Buchinger).

Es wird Aufgabe der professionellen Psychotherapie sein, aus diesen Bestrebungen einerseits zu lernen, andererseits taktvolle Hilfe zu leisten, wenn dies gewünscht wird.

Ein völlig neues politisches Phänomen ist die Friedensbewegung, deren Entwicklung nicht absehbar ist. H. E. Richter vertritt in diesem Zusammenhang den Standpunkt, daß die Angst in Verbindung mit Krieg, Atomenergie usw. keine psychotherapeutische, sondern eine realpolitische Frage ist (1981).

2.9. Familientherapie

2.9.1. Entwicklung

Seit etwa drei Jahrzehnten explodiert in den U.S.A. und England, seit etwa zehn Jahren auch im deutschen Sprachraum geradezu eine neue psychotherapeutische Disziplin, die sich Familientherapie nennt. Der Zugang zu ihr ist ein verschiedener.

Manche kamen von der Kinderpsychiatrie und den Child Guidance Kliniken. Dort war es Gewohnheit, das zugewiesene Kind zu behandeln und die Mutter parallel durch einen Anderen betreuen zu lassen und dann im Team die Bestrebungen zu koordinieren. Eine Zusammenfassung lag nahe. *H. E. Richter* ist z.B. diesen Weg gegangen.

Andere, die sich mit Ablösungsproblemen Jugendlicher befaßten, sahen sich gezwungen, Eltern und Kinder gemeinsam zu sehen, um diesen Prozeß optimal zu gestalten, wie etwa *Stierlin*.

Ein weiterer Weg wurde von Schizophrenietherapeuten eingeschlagen, die ohne Einbeziehung der Angehörigen keine Möglichkeit zur Rehabilitation sahen (*Raoul Schindler* mit seinen bifokalen Gruppen, *Luc Kaufmann* in Lausanne, *Heimo Gastager* mit seinem Konzept der Fassadenfamilie). Bei dieser Arbeit wurde erkannt, daß das Konzept der „schizophrenogenen Mutter“ (*Lidz*) ein gefährlicher Mythos ist, der einseitig einen neuen Sündenbock schuf, statt wie früher den Patienten selbst. Es wurde klar, daß man einen Familienzusammenhang im Sinne eines Systems über drei Generationen überblicken muß, um zu verstehen, wie die Zusammenhänge sind (*Boszormenyi-Nagy* u.a.).

Eine andere Gruppe erlebte in ihrer psychoanalytischen Arbeit, daß der Kunstgriff dieses Konzepts in der Isolierung des Patienten ausschließlich auf die Dyade der Einzelbehandlung unter Ausschluß aller anderen nicht nur Vorteile hatte, sondern auch erhebliche Nachteile. Gesundete der Primärpatient, erkrankte ein anderes Familienmitglied vikariierend. Die Familie schloß sich zu einer Widerstandsgruppe gegen die Therapie zusammen, um das Gleichgewicht aufrechtzuerhalten, und in der Therapie kam es zu einer Koalition von Primärpatient und Therapeut gegen alle anderen aufgrund eines durch das Auge des Patienten subjektiv verzerrten Bildes der Familiendynamik.

Die nächste Gruppe, zu denen sich der Autor zählt, wurde in einer einzeltherapeutischen Arbeit zunehmend mit der Problematik konfrontiert, daß immer mehr Patienten zur Behandlung kamen, die kein individuelles psychopathologisches Bild, sondern primär ein Beziehungsproblem mit ihrem Partner boten. Dies erzwang zuerst eine Paartherapie (Dicks, Willi, Strotzka), was sich dann zu Paargruppenpsychotherapien und Familientherapien, vorwiegend auf der Drei-Generationenbasis ausweitete.

Schließlich fanden wir die theoretisch interessanten Gruppen, die von der Kommunikationstheorie respektive Systemtheorie direkt kamen, wie Bateson, Jackson und Watzlawick. Dort wurde (auch beeinflußt von Milton Erickson) die Technik der Konfrontation mit Paradoxa, etwa der Symptomverordnung, entwickelt.

Natürlich gab es auch Einzelentwicklungen und atypische Verläufe. Jedenfalls rückte die Familie als Studien- und Behandlungsobjekt, respektive als Begegnungspartner gegenüber dem Einzelindividuum an vielen Stellen in den Vordergrund.

Es gibt sehr einfache und hoch entwickelte differenzierte Konzepte. Eine der interessantesten Entwicklungen war die von *Selvini-Palazolli* (1977), einer Mailänder Psychoanalytikerin, die in vielhundertstündigen Psychoanalysen mit Anorexiepatienten gearbeitet hatte. Sie war nach der Begegnung mit Haley und seiner Gruppe ganz auf Paradoxiebehandlungen mit großem Mut und genialen Einfällen umgestiegen (mit sehr großen Kurzzeiterfolgen), sieht aber in letzter Zeit wohl auch, daß diese Therapie nicht ohne Probleme ist.

Das Bild der Familientherapeuten und ihren Schulen ist entsprechend dieser Entwicklung unglaublich bunt und vielfältig, und es erhebt sich zuerst die Frage, was ist eigentlich Familientherapie?

Es gibt eine weite Definition: jede Psychotherapie, die nicht nur den Einzelpatienten, sondern die ganze Familiendynamik in ihren rehabilitativen und destruktiven Momenten im Auge hat, und eine enge, die nur jene Therapieform für legitim hält, die mehr oder weniger ausschließlich nur die Familie als Ganzes – meist nach systemtheoretischen Konzepten – behandelt. – In letzter Zeit rückt vor allem Minuchin in den Vordergrund.

2.9.2. Ist eine Familentherapie auf psychoanalytischer Basis möglich?

(Ich gebe hier einen Vortrag wieder, den ich auf dem Kongreß der Deutschen Gesellschaft für Psychotherapie, Psychosomatik und Tiefenpsychologie 1978 in Stuttgart gehalten habe.)

Man könnte sich die Antwort sehr einfach machen und schlicht mit einem „Ja" antworten. Familientherapie ist auf der Basis psychoanalytischer Theorie und mit den Mitteln psychoanalytischer Technik ohne weiteres möglich.

Die einfache Antwort gilt allerdings nur unter bestimmten definitorischen Voraussetzungen:

1. Der Begriff „Familientherapie" darf nicht im Sinne des jetzt eher allgemeinen Sprachgebrauches als gemeinsame Behandlung aller Familienmitglieder möglichst im drei Generationenzusammenhang verstanden werden, sondern im weiteren Sinne als Psychotherapie, die die Familie als Ganze berücksichtigt.

2. Als psychoanalytische Technik darf nicht nur die Standardtechnik, sondern auch psychoanalytische Psychotherapie, besonders Fokaltechnik und eventuell psychoanalytische Gruppentherapie, verstanden werden.

Es ist natürlich auch denkbar, Familientherapie nur mit Standardtechnik in Einzeltherapie getrennt für alle beteiligten Mitglieder durchzuführen, welches Modell aus den U.S.A. z.B. beim *psychoanalytischen Kongreß* in London 1975 demonstriert wurde. Dies scheint mir, wie vielen anderen Beobachtern, allerdings ein wenig absurd und unerträglich teuer. Außerdem ist es sehr wahrscheinlich, daß ein solches Setting, besonders wenn zwischen den Therapeuten keine Koordination besteht, zwangsläufig eher zu einer Trennung der Familienmitglieder voneinander führen muß, als zu einer vielleicht möglichen Sanierung der Familie. Eine solche traditionelle psychoanalytisch verankerte Familientherapie ähnelt meist dem *Child-Guidance-Modell*, d.h. daß das Kind, als am häufigsten vorgeschobener Symptomträger einer pathologischen Familiendynamik als sogenannter „Indexpatient", als Primärpatient, behandelt wird, während die Eltern (leider meist die Mutter allein) in eine Begleittherapie (einzeln oder in einer Gruppe) genommen werden. Teamkonferenzen vertreten dabei sozusagen das Interesse der Gesamtfamilie. So etwa sieht Meistermann-Seeger die Familientherapie aus psychoanalytischer Sicht und berichtet gute Erfolge. Sie meint: „Kindertherapie muß Familientherapie sein, indem auch die Eltern eine Korrektur ihrer Einstellung versuchen. Denn das ist eine der Voraussetzungen des Erfolgs von Kindertherapien. Kindertherapie soll aber auch in der Form Familientherapie sein, daß sich eine Therapeutengruppe bildet, welche die Arbeit der Familie im Hintergrund tut, wie bei dem Fokaltraining die Gruppe der Trainer im Hintergrund steht. Wir sind überzeugt, daß nur die gruppischen Kräfte der Therapeuten, die durch die Therapeutengruppe gestärkt werden, es möglich machen, daß die ungelösten Aufgaben im Familienfeld der kranken Kinder erfüllt werden können. Die Eltern können als Paar verstanden werden, weil sie der Therapeut als die Gestalt „Eltern als Paar“ dem Kind in der Übertragung darstellen kann. Auf diese Weise werden die gruppischen Fähigkeiten der Kinder entwickelt. Durch die Gruppenarbeit der Therapeuten werden die versäumten Sozialisationsprozesse auf eine gründliche und effektive Weise nachgeholt. Wie in einer Familie ein Familienmitglied aus den guten und schlechten Erfahrungen der anderen lernt, bereichert der Therapeut in der Gruppe seine Hilfsmittel und bezieht aus ihnen die Kraft, bei seiner schwierigen Arbeit Mut und Vertrauen zu behalten und weiterzugeben. Hinter dem kranken Kind steht die kranke Familie. Hinter dem Heiler aber stehen die Kollegen, die beim Heilmachen kräftigen, belegen, beruhigen und das hinzufügen, dessen der Therapeut in dieser oder jener Situation am dringendsten bedarf.“

In der Deutung kommt grundsätzlich die Übertragung, dann später die Abwehr. Interaktionsdeutungen, die familiäre Dynamik klären könnten, müssten bei diesem Setting natürlich ausbleiben.

An diesem wohl konservativsten psychoanalytischen Familientherapie-Modell fallen noch die starke Betonung diagnostischer Testbatterien und die bedeutende Rolle, die einer pränatalen Psychologie zugeschrieben wird, auf.

Bevor wir die weiteren Entwicklungen diskutieren, sei ein Blick auf die ganze Szene gestattet, da das verwirrende Bild der Familientherapie nur aus ihrer historischen Situation verstanden werden kann. Die Basis familientherapeutischen Denkens ist wohl der Hausarzt alter Prägung, den es vor allem im ländlichen Bereich noch immer gibt, und der in intuitiver, vorwissenschaftlicher Weise aus seiner über Generationen gehenden Kenntnis aller Familienmitglieder immer bei seiner Diagnose und Therapie die Interessen aller berücksichtigend gehandelt hat.

Die erste wissenschaftlich fundierte Familientherapie war die Behandlung des kleinen Hans durch Freud. Es folgt das Konzept der Familienneurose durch René Laforgue. Weiter geht der Weg über den Ausbau einer dynamischen Familienpsychiatrie zu einer Familiendiagnose und -behandlung bei Nathan Ackermann und seinem Institut.

Die Namen, die hier stellvertretend für viele andere zitiert wurden, beziehen sich auf Psychoanalytiker, die zumindest in ihrem Selbstverständnis an ihrer psychoanalytischen Identität nicht zweifelten. Viele andere Mitglieder der Vereinigungen waren allerdings nicht ganz dieser Meinung. Das Verlassen der Dyade als klassisches Setting wurde, ähnlich wie bei der psychoanalytischen Gruppenbewegung, von vielen mit Besorgnis betrachtet und als Abweichung übelgenommen. Es kam noch dazu, daß die therapeutische Technik von der üblichen psychoanalytischen Gewohnheit recht häufig abzuweichen begann. Viele Therapeuten waren gezwungen, wesentlich aktiver zu werden, das Prinzip der gleichmäßigen Zuwendung (der innerlich beteiligten Unparteilichkeit – Stierlin) ist aber noch ein eindeutig psychoanalytisches Konzept.

Nun trat aber ein weiteres Phänomen auf, das die Kluft vertiefte. Manche Analytiker lösten sich, fasziniert von den Möglichkeiten der Familientherapie, ganz oder teilweise von ihrem psychoanalytischen Hintergrund und wendeten sich einem neuen Theoriekonzept zu, das etwa mit den Begriffen Systemtheorie und Kommunikationstheorie zu bezeichnen ist. Bateson, Jackson, Watzlawik und in Europa besonders Selvini sind charakteristische Autoren dafür. Wenn auch die Ablösung häufig recht dramatisch ablief, war es doch unverkennbar, daß die Handhabung von Übertragung und Gegenübertragung diesen Therapeuten ins Blut gegangen war, und sie kaum anders können, als bis zu einem gewissen Grade analytisch zu denken.

Jetzt wenden sich der Familientherapie auch schon Therapeuten zu, die nicht mehr aus der Analyse kommen und einen anderen Ausbildungsweg gegangen sind. Meist sind das schon spezifische Lehrgänge, die statt der individuellen Lehranalyse eine eigene

Familientherapie beinhalten. Wie hier die Entwicklung weiter laufen wird, läßt sich nicht voraussagen, es wird aber sicher interessant sein, zu versuchen, mit einer vergleichenden Psychotherapieforschung den Verlauf zu verfolgen, obwohl dabei die methodologischen Schwierigkeiten enorm sein werden.

Es scheint also so zu sein, daß Psychoanalyse und Familientherapie sich auseinander entwickeln. Es ist aber auch denkbar, daß eine derartige Entwicklung dem deutschen Sprachraum erspart bleibt. Hier hat nämlich Richter vor etwa zehn Jahren eine kleine Gruppe von Psychoanalytikern aus der Bundesrepublik, der Schweiz und Österreich zu einer informellen Arbeitsgemeinschaft Familientherapie (AGF) eingeladen, die in regelmäßigen Treffen, an verschiedenen Forschungsaufgaben und schließlich an einem gemeinsamen Buch (Richter, Strotzka, Willi, 1977) durch Erfahrungsaustausch und gemeinsame Erfahrung eine relativ starke Gruppe in diesem Gebiet geworden ist. Die Kongresse, die aus diesem Kreis gestaltet wurden, haben gezeigt, daß das Echo enorm ist, obwohl vieles, wie Kassenhonorierung, Qualifikation, Selektion, Organisation noch ganz offen ist.

Jedoch ist in diesem Zusammenhang ein neues Problem aufgetaucht: Die Interessierten und auch schon praktisch Tätigen sind natürlich zum Großteil keine Psychiater und erst recht keine Psychoanalytiker, das Gros stellen Sozialarbeiter verschiedenster Provenienz.

Derzeit schon, und in der Zukunft immer mehr, werden viele Familientherapeuten also aus der Familien- oder Erziehungsberatung kommen und vorwiegend Sozialarbeiter sein. Ich muß gestehen, daß die Berufsbewährung aus diesen Gruppen wesentlich größer ist als von Psychoanalytikern, die nur die Standardausbildung haben.

Dies wissen schon die meisten Insider, und bald werden es alle wissen. Von dieser Seite ist dann die Frage, ob Familientherapie auf psychoanalytischer Basis möglich ist, in einem neuen Licht zu betrachten. Es läßt sich jetzt eine Antwort so geben: Nur wenn der Psychoanalytiker noch Erfahrung in der Familienberatung oder in einem Familienberatungsteam dazugewinnt, wird er auf diesem Gebiet sinnvoll arbeiten können.

Es erhebt sich nun die weitere Frage, welche theoretischen Konzepte und praktische Methoden sind zusätzlich zur psychoanalytischen Ausbildung zu erwerben? Die erste Antwort wäre eine mehrjährige Zusammenarbeit mit einem bereits erfahrenen Team (insbesondere an Videobeispielen und hinter dem Einwegspiegel). Da eine eingehende Diskussion der wichtigen über die Psychoanalyse hinausgehenden Familientherapiebegriffe im Rahmen eines kurzen Beitrages nicht möglich ist, müssen wir uns auf Andeutungen beschränken.

Global läßt sich sagen, daß die Begriffe, die etwa von Lidz, Wynne, Richter, Stierlin entwickelt wurden, in keinerlei Widerspruch zur Psychoanalyse stehen mit der einzigen zusätzlichen Ausnahme, daß man über die Dyade hinaus in Familienzusammenhängen denkt. Dies bedeutet gewisse systemtheoretische Ergänzungen, wobei aber nirgends echte Gegensätze auftreten.

Eine andere Frage ist allerdings das gegeneinander Aufrechnen von Verdiensten und Schuld, also eine Art Buchhaltung zwischen den Generationen und Familienmitgliedern von I. Boszormenyi-Nagy. Ich habe diese Technik zuerst als analysefremd empfunden, bei eingehenderer Überlegung und vor allem noch genauerer Kenntnis der tatsächlichen Technik, neige ich dazu, dieses Konzept als einen Beginn einer neuen Über-Ich-Zentriertheit zu betrachten, die z.B. nach der Auffassung von Rangell die nächste Zukunftsentwicklung der Psychoanalyse darstellen könnte.

Etwas anderes ist es aber mit der Technik der Konfrontation mit Paradoxa und der Symptomverschreibung in der *Palo-Alto-Schule* und in Mailand, auf die wir noch eingehen werden. Es besteht eine Interdependenz zwischen der Definition von „Identität des Psychoanalytikers", der Persönlichkeit, besonders in ihrer Haltung zu Innovationen und der Definition der neuen Begriffe, inwieweit Neuentwicklungen als unvereinbar oder integrierbar in das bestehende psychoanalytische System empfunden werden.

Man kann also wohl nur persönliche „Bekenntnisse" ablegen in bezug auf die Konzepte, für die mehr oder weniger ein Consens erreichbar ist. Ich meine, daß es durchaus möglich ist, die Dyade sozusagen als ewige Grundvoraussetzung der Psychoanalyse zu betrachten oder daß man sie wohl als Basis der Ausbildung beibehält, in der Anwendung aber von ihr abzugehen bereit ist, wobei sowohl pragmatische Gründe als auch theoretische bestehen können. Ich für meine Person kann zwei neue Paradigmen ohne Schwierigkeiten in die eigene psychoanalytische Identität integrieren – erstens das Paradigma der psychoanalytischen *Gruppentherapie* und die Auswirkung auf die *besondere Gruppe der Familie.*

Die Aktivierung der Technik muß jedoch meines Erachtens in gewissen Grenzen bleiben, um noch als psychoanalytisch betrachtet werden zu können. Die Grenze wird durch das Ausmaß der Manipulation bestimmt, so kann ich etwa die Präsentation von homo- und heterosexuellen Filmen durch das Ehepaar Paul (Puzzle einer Ehe) während einer Familientherapie sowohl prinzipiell nicht für sinnvoll und schon gar nicht mit psychoanalytischer Identität vereinbar empfinden.

Ganz besonders interessant ist die Frage der Techniken der Symptomverschreibung und der Konfrontation mit Paradoxa etwa bei Selvini-Palazzoli und a. (1977) Das Grundkonzept ist auch psychoanalytisch durchaus akzeptabel. Es lautet: „Jedes Verhalten stellt eine Kommunikation dar, die notwendigerweise eine Antwort hervorruft, und diese wiederum stellt ihrerseits eine Kommunikation in Form eines Verhaltens dar."

Diese erste Hypothese führt zu einer zweiten Hypothese: Familien, die einen oder mehrere Angehörige mit einem Verhalten aufweisen, das man traditionellerweise als „pathologisch" diagnostiziert, regulieren sich durch Transaktionen (Beziehungsmuster), die genau auf die Art dieser Pathologie zugeschnitten sind. Des weiteren zielen ihre Kommunikationsweise und ihr Antwortverhalten darauf ab, diese Regeln und damit die pathologischen Transaktionen aufrechtzuerhalten.

Hat man erkannt, daß die Symptome ein Teil der diesem System eigentümlichen Transaktionen sind, so bleibt, wenn man die Symptome verändern will, nur der Versuch übrig, die Regeln auszuwechseln.

Die paradoxen Spielregeln einer Familie mit schizophrenen Transaktionen werden von Selvini grandios beschrieben (S. 42 f.):

„Das ist die schizophrene Botschaft: Es ist nicht so, daß ihr etwas anderes *tun* sollt – ihr müßt das *sein*, was ihr nicht seid, nur so könntet ihr mir helfen, der zu sein, der ich nicht bin, der ich aber sein könnte, wenn ihr wärt, was ihr nicht seid." Dies ist die superparadoxe Botschaft eines Menschen, der sich meisterhaft auf ein Lernsystem versteht, dessen Mitglieder auf jeden Fall vermeiden wollen, daß die Beziehung definiert wird. Deshalb signalisieren sie den anderen ständig die paradoxe Aufforderung, *die Definition einer Beziehung zu verändern, die nie definiert worden ist.*

Haley hat beobachtet, daß in diesen Familien jeder ständig bei ein und derselben Botschaft konflikthaften Ebenen gegenüber verharrt; ebenso macht jeder einzelne die Erfahrung, daß seine eigene Antwort in irgendeiner Weise von einem anderen als „falsch“ oder, besser, als „nicht ganz richtig“ angesehen wird.

Wenn ein Familienmitglied etwas sagt, ist immer sofort ein anderes bereit, ihm zu verstehen zu geben, daß er es nicht so gesagt hat, wie er es hätte sagen sollen, daß er es eigentlich hätte anders sagen müssen . . .

Wenn einer versucht, einem anderen zu helfen, so gibt er ihm zu verstehen, daß er das nicht oft genug oder nicht wirksam genug tue, kurz, daß er ihm nicht wirklich geholfen habe . . .

Macht jemand einen Vorschlag, so gibt ihm sofort ein anderer zu verstehen, er zweifle sehr daran, ob er überhaupt das Recht habe, Vorschläge zu machen. Macht er jedoch keine Vorschläge, so gibt man ihm zu verstehen, daß es fragwürdig sei, dies den anderen zu überlassen.

Zusammenfassung: Allen wird immer wieder zu verstehen gegeben, sie hätten etwas gemacht, was nicht ganz richtig war, *ohne daß man ihnen jedoch je gesagt hätte, was sie hätten tun sollen, um es richtig zu machen.*

Die schizophrene Botschaft treibt das Paradoxon also auf die Spitze, sie macht daraus „absolut Unmögliches“, und zwar durch die geniale Ersetzung des Verbs *machen* durch das Verb *sein:* „Es liegt nicht darin, daß ihr nicht das macht, was ihr machen solltet . . . es liegt daran, daß ihr nicht so seid, wie ihr sein solltet . . .“ (wobei das Wie selbstverständlich nicht definiert wird).

Aus der allgemeinen Systemtheorie und aus der Kybernetik wissen wir, daß sich eine Homöostase durch das erhält, was man negative Rückkopplung nennt. Das schizophrene Verhalten scheint uns eine äußerst wirksame negative Rückkoppelung zu sein, insofern es paradox ist.”

Eine Veränderung wird vorwiegend durch das neue Paradox der positiven Symptombewertung erzielt, wobei das lineare

„Entweder-oder-Modell" durch ein zirkuläres „Mehr-oder-weniger-Modell" in der Familienhomöostase ersetzt wird. Familienverschreibungen und die Einführung neuer Rituale sowie die Verschiebung des Etiketts „krank" vom designierten Patienten auf die „Gesunden" sind wichtige Veränderungsinterventionen. Ein idealtypischer Behandlungsablauf wird folgendermaßen beschrieben (S. 157 f.): „ Die Therapeuten treten ins System ein. Sie werden dort in dem Maße als vollwertige Mitglieder aufgenommen, als sie sich nicht nur jeder kritischen Bemerkung enthalten, sondern auch jedes offen zutage tretende Verhalten gutheißen oder, in gewissen Fällen, geradezu vorschreiben. Dabei vermeiden sie sorgfältig willkürliche Grenzziehungen zwischen *guten* und *bösen* Mitgliedern oder gutem und bösem Verhalten. Die Therapeuten schlagen vor, über die Beziehung der Mitglieder zu ihren Ursprungsfamilien zu sprechen, was manchmal mit Begeisterung aufgenommen, manchmal unter erbitterten Auseinandersetzungen befolgt, manchmal mittels Bagatellisierung vermieden wird. Dabei treten (ob man nun für bestimmte Sitzungen weitere Familienmitglieder zuzieht oder nicht) zunehmend Konflikte und Parteienbildungen hervor.

Das Elternpaar setzt mit allen Mitteln seine Bemühungen fort, Grenzen zwischen *Gut* und *Böse* zu ziehen.

Die Therapeuten umgehen dieses Manöver dadurch, daß sie den designierten Patienten als eine gute und großzügige Führungspersönlichkeit bezeichnen, die sich auf Verlangen aller Beteiligten für das Wohl der Familie oder eines ihrer Mitglieder (in gewissen Fällen sind auch Angehörige des weiteren Familienkreises mit eingeschlossen) aufopfert. Die „Symptome" des designierten Patienten werden als spontane, von Sensibilität und Altruismus bestimmte Verhaltensweisen dargestellt und gutgeheißen.

Die Eltern beginnen alsbald, auch mit dem Kind, um die Gunst des Therapeuten zu rivalisieren; dabei werden beide stärker parentifiziert. Das Interesse für die Ursprungsfamilie flaut ab.

In der Folge gibt der designierte Patient in der Beziehung zu seinen Eltern seine parentifizierte Position auf. Von seiner Quasi-Elternrolle wechselt er zu derjenigen eines Geschwisters über. Damit beginnt er, seine Symptome aufzugeben.

Die Eltern verstärken ihre Versuche, die Therapeuten dazu zu bringen, Werturteile über sie selbst abzugeben.

Die Therapeuten lassen sich auch weiterhin nicht festlegen und werden selbst immer stärker parentifiziert.

Der designierte Patient gibt seine Symptome auf und tritt, innerhalb wie außerhalb der Sitzungen, in den Hintergrund.

In Familien mit mehreren Kindern treten nun Symptome (oder symptomartige Verhaltensweisen) bei einem anderen Angehörigen der jüngsten Generation (Geschwister) auf.

Die Therapeuten stellen auch ein solches Verhalten als intuitives Erfassen der Angst der Eltern vor einer möglichen, für ihre Bedürfnisse zu frühe Beendigung der Therapie dar und loben sie damit für die ausgedrückte spontane Hilfe. Sämtliche Kinder der Familie sind symptomfrei.

Die Eltern bemühen sich dagegen verstärkt, die Therapeuten in „das Spiel ohne Ende" zu dem sie das System ursprünglich zwang, einzubeziehen.

Das ist nun der Zeitpunkt für die therapeutische Intervention, die wir hier vorstellen: Die Therapeuten ziehen sich aus der Parentifizierung, die ihnen vom System zugewiesen wurde, zurück und verschreiben sie paradox der jüngsten Generation."

Stierlin meint in der Einführung zu diesem Konzept: „Es handelt sich um ein sehr wirksames therapeutisches Instrument, das sich vor allem zwei Faktoren zunutze macht:

1. die starke positive Beziehung aller Familienmitglieder zum Therapeuten, die sich größtenteils davon nährt, daß der Therapeut alles, was die Familie anbietet, gutheißt und jede leiseste Andeutung einer moralisierenden Bewertung, von Tadel und Angstmacherei unterläßt;

2. die Möglichkeit einer „Umpolung" der Beziehungskräfte in der Familie; diese werden gleichsam aus ihrer destruktiven Verklammerung gelöst und in neue, alle Mitglieder befreiende Bahnen gelenkt.

Wie jedes wirksame Instrument können derartige Verschreibungen nicht nur helfen, sondern auch schaden. Um therapeutisch wirken zu können, bedarf es sorgfältiger Vorbereitung, großer familientherapeutischer Erfahrung und einer allen Familienmitgliedern gegenüber bezeigten Empathie.

Darüber hinaus zeigt sich in diesem Unternehmen noch eine andere wichtige Qualität: der Mut zur Übernahme und Entwicklung neuer therapeutischer Modelle und Konzepte in Situationen, in denen das, was man gelernt hat, nicht mehr ausreicht."

Hier ist ein wirklich neues Paradigma in die Psychotherapie eingebracht, das mit Psychoanalyse nichts mehr zu tun hat. Dem Autor scheint es aber theoretisch hinreichend begründet, wenn er auch für sich diesen Schritt kaum mehr vollziehen kann. Einen sich ausschließenden Widerspruch zur Psychoanalyse kann ich allerdings nicht sehen. Mein Zweifel gilt eigentlich nur der Gefahr solcher Interventionen in weniger genialen Händen. Hier ist das psychoanalytische Konzept doch viel vorsichtiger und schonender. In dem Buch von Stierlin, Rücker-Embden, Wetzel und Wirsching finden sich theoretisch belegte schöne Beispiele über das Familiengespräch wie eine Integration zwischen psychoanalytischen systemtheoretischem Ansatz zwanglos erreicht werden kann.

Ich hoffe die Frage im Titel dieses Beitrages nun etwas differenzierter als am Anfang, aber wohl weniger eindeutig beantwortet zu haben.

2.9.3. Exkurs über Systemtheorie

Das *nosologische Konzept* klassischer Psychiatrie von Kraepelin über Kurt Schneider bis Peter Berner war gegenüber der *Einheitspsychose* ein neues Paradigma im Sinne von Thomas Kuhn. Dem folgt die *Tiefenpsychologie* mit den Vorstellungen einer unbewußten Dynamik und die Interaktionszentrierung der *Gruppendynamik* und Gruppenpsychotherapie als zwei weitere Paradigmen; schließlich die *Lerntheorien* als Basis der Verhaltensmodifikation.

Während diese Theoriekonzepte bereits eine weite Verbreitung gefunden haben, ist die *allgemeine Systemtheorie* (AST) als letztes hier relevantes Paradigma in Therapeutenkreisen noch weitgehend unbekannt. Ihre Kenntnis ist jedoch für den gegenwärtigen Stand der Familientherapie unentbehrlich. Sie geht auf einen Österreicher, Ludwig v. Bertalanffy, zurück. Von den gegenwärtigen Vertretern möchte ich aber für dieses Lehrbuch die Auffassung von James G. Miller auswählen, da dieses Konzept für die meisten gegenwärtigen Familientherapeuten besonders wichtig geworden ist.

Es handelt sich um ein Konzept, das eine logische Integration der biologischen und sozialen mit den physikalischen Wissenschaften gestattet. Das Universum ist zusammengesetzt aus einer Hierarchie von konkreten Systemen, d.h. Akkumulationen von Material und Energie, organisiert in zusammenarbeitenden, aufeinander bezogenen Subsystemen in einem gemeinsamen Raum-Zeit-Kontinuum. Die allgemeine Systemtheorie gestattet eine neue Lösung des alten Leib-Seele-Dilemmas. Ein System ist ein Satz (Set) von Einheiten, die untereinander in Beziehung stehen.

Systemtheoretische Verhaltenstheorie baut sich aus folgenden Niveaus von Subsystemen auf: Zellen, Organe, Organismen, Gruppen, Organisationen, Gesellschaften und supranationalen Systemen.

Materie und Energie von lebenden und nichtlebenden Systemen ist durch Information organisiert. Sie ist das Maß der Komplexität in einem System. Lebende Systeme sind offen, d.h. tauschen über ihre Grenzen In- und Outputs von Stoff-Energie und Information aus. Dadurch kann ein Fließgleichgewicht (steady state) der Negentropie (Information) aufrechterhalten bleiben. Träger der Information können Papier, Worte, Magnetbänder, DNA-Moleküle, Geld usw. sein (markers).

Miller nimmt 19 kritische Subsysteme an, die Stoff-Energie und Information handhaben.

The Critical Subsystems

Matter-Energy Processing Subsystems	*Subsystems that process Both Matter-Energy and Information*	*Information Processing Subsystems*
	Reproducer	
	Boundary	
Ingestor		Input Transducer
		Internal Transducer
Distributor		Channel and net
Converter		Decoder
Producer		Associator
Matter-energy storage		Memory
		Decider
		Encoder
Extruder		
Motor		Output Transducer Supporter

Schema 6. *Die kritischen Subsysteme.* (Aus: Miller, J. G.: Living Systems. New York: McGraw-Hill, 1978)

Im einzelnen ist dazu zu sagen:

1. Reproducer in der Familie ist ein geschlechtsreifes Paar, das neue Organismen zur Welt bringt und eine Zeit für sie sorgt, damit eine neue Familie gegründet werden kann.

2. Boundary – beim Organismus die Haut; bei größerer Organisation erfüllt z.B. Polizei und Militär oder Informationsabschirmung und Filterung durch gelenkte Massenmedien diese Rolle.

3. Ingestor – dieses Subsystem garantiert den Input in das System.

4. Distributor – vom Blutkreislauf bis zum Transportsystem.

5. Converter – macht den Input „verdaulich".

6. Producer – etwa die Industrie.

7. Matter-energy storage – z.B. der Fettpolster.

8. Extruder – Ausscheidung bis zur Müllabfuhr und Kanalisation.

9. Motor – z.B. die Muskulatur.

10. Supporter – vom Skelett bis zur Infrastruktur.

11. Input Transducer – Reizleitung und Sinnesorgane.

12. Internal Transducer – von endokrinen und neuralen Vermittlern bis zu den Massenmedien.

13. Channel and net – Kommunikation von Person zu Person.

14. Decoder – Entwicklung von erbspezifischen Signalen (Sprache).

15. Associator – als erste Stufe des Lernprozesses.

16. Memory – als zweite Stufe des Lernprozesses.

17. Decider – Der Entscheidungsprozeß, der in vier Stufen abläuft:

a) Entdeckung von Zielen
b) Analyse
c) Synthese
d) Durchführung (das Ego der Psychoanalyse).

18. Encoder und Encoding – Informationsverarbeitung auf vielen, sehr verschiedenen Kanälen.

19. Output transducer – (z.B. Sprache).

Die Erhaltung der Homoöstase ist die Basis psychosozialer und physikalischer Prozesse. Die dazu notwendigen Bewältigungstechniken entsprechen den Freudianischen Abwehrmechanismen und Anpassungsprozessen der allgemeinen Systemtheorie.

Diese Subsysteme können auch in der psychiatrischen Diagnose nützlich sein. Bestehen Störungen im Energie- und Stoffhaushalt, kann eine organische Therapie helfen, bei Informationsfehlern eine Psychotherapie. Jede Form von Pathologie kann in diesem theoretischen Rahmen spezifiziert werden.

Informationseinschränkung und -überflutung können beide zu schweren psychischen Störungen führen, die Therapie wird aber natürlich ganz verschieden sein müssen.

In der hier wiedergegebenen, natürlich ebenfalls sehr vereinfachten Form wird es verständlich, wie wichtig die allgemeine Systemtheorie für Verständnis und Behandlung, besonders von ganzen Familien, geworden ist.

2.9.4. Mehrere gegenwärtige Familientherapiesysteme

Ich verdanke Frau Welter-Elterlin eine Übersicht über familientherapeutische Modelle, die sich ihrerseits auf *Jay Haley* stützt:

1. *Psychodynamische Modelle.* Als Basis dienen psychodynamische Theorien der Objektbeziehungen unter Einbeziehung der Kommunikationstheorien. Es wird zwischen der Zweier- und Dreierbeziehung geschwankt als Therapieeinheit. Das Ziel ist individuelles Wachstum. Der Weg dazu ist Einsicht in das unbewußte Zusammenspiel der Partner (Kollusion nach Dicks und Willi; Bindung, Ausstoßung und Delegierung bei Stierlin), Auseinandersetzung mit persönlicher Vergangenheit und Gegenwart.

Die Interventionen sind spontan und ungeplant, betreffen Klärung von Gefühlen, Interpretation, Konfrontation und Trauerarbeit. Familienhierarchie wird wenig beachtet. Hiezu kann man den Pionier der Familienpsychiatrie in den U.S.A., N. Ackermann, rechnen, und für Deutschland H. E. Richter mit seiner Rollentheorie.

2. *Selbsterfahrung.* Die Basis ist hier vorwiegend die humanistische Psychologie, Gruppendynamik und Kommunikationstherapie; Behandlungsziel ist ebenfalls indirekt Wachstum und Entwicklung; der Weg sind neue emotionelle und körperliche Erfahrungs- und Ausdrucksmöglichkeiten. „Hic et nunc-Haltung". Die Technik stützt sich auf Selbsterfahrungs- und Encountermethoden. Satir und Kirschenbaum vertreten diese Richtung.

3. *Verhaltensmodifikation.* Hier sind zusätzlich zu den Theorien der zweiten Gruppe natürlich die Lerntheorien vertreten. Es wird

die Lösung präzis definierter Probleme angestrebt. Auch hier auf dem Boden des hic et nunc, wird positives Verhalten (Kommunikation) erlernt, negatives verlernt. Die Interventionen sind hier geplant und direktiv, man basiert auf einem Vertrag (quid pro pro). In diese Gruppe gehören z.B. Olson, der eine ausgezeichnete Familiendiagnose entwickelt hat, und in Deutschland das Ehepaar Mandel, das reine Therapie einmal tiefenpsychologische Verhaltenstherapie nannte.

4. *Das Konzept der erweiterten Familie.* Die Basis ist Psychodynamik, existentielle Psychologie, Kommunikationstheorie – man stützt sich auf die Drei-Generationen-Beziehung. Das Ziel ist individuelles Wachstum und Autonomie durch Versöhnung, gewohnte Verhaltensmuster sollen unterbrochen werden; Eltern-Kind-Beziehung über Generationen bewußt gemacht (Aufträge, Loyalitäten). Die Interventionen sind direktiv, Klärung von Beziehungen, Konfrontationen und Aktivierung intergenerationeller Prozesse. Bowen, Boszormenyi-Nagy und wieder Stierlin wären hier zu nennen. Bei den meisten Autoren muß man darauf hinweisen, daß häufig mit zunehmender Erfahrung sich Theorie und Technik im Laufe der Zeit wandeln.

5. *Systemische Familientherapie.* Sie basieren auf den Erkenntnissen der Kybernetik, der Kommunikationstheorie (Bateson) und der Theorie sozialer Organisation. Auch hier werden drei Generationen einbezogen.

Haley und Welter-Elterlin unterscheiden bei der systemischen Familientherapie noch eine strukturelle und strategische.

Bei der *strukturellen* Familientherapie ist das Ziel eine neue Phase des Familienwachstums. Die Familienstruktur soll verändert werden durch Abgrenzung, Veränderung und Neuschaffung von Subsystemen (Koalitionen), etwa zwischen den Eltern statt zwischen einem Elternteil und einem Kind; weiters dient diesem Zweck die Neuordnung von Kommunikationssequenzen (Machtverteilung). Die Interventionen sind direktiv, betreffen positive Umstrukturierungen. Die Familienhierarchie ist sehr wichtig. Hierher gehört etwa *Minuchin.*

Auch bei der *strategischen* Form werden neue Möglichkeiten der Problemlösungen im Kontext gesucht, lerntheoretische Überlegungen werden beigezogen. Ein spezifischer Plan zur Veränderung der Familienstruktur wird entwickelt. Sehr wichtig ist positive

Interpretation aller Rollen und die Herauslösung des vorgeschobenen Primärpatienten aus der Krankenrolle. Haley, Watzlawick und Selvini sind hier vor allem zu erwähnen. Es werden oft paradoxe Verhaltensregeln (Symptomverschreibung) gegeben.

Minuchin hat sich besonders mit der Anorexia befaßt und sein Buch „Psychosomatic Families" (Minuchin, S., Rosman, B. L., Baker, L., 1978, deutsch 1981) ist besonders aufschlußreich für systemische Familientherapie.

Die ausführlichen Berichte über Therapiesitzungen geben ein klares Bild, wie erfahrene und hochbegabte Therapeuten vorgehen.

Wie immer die Weiterentwicklung dieser Methode sein wird, sie wird, wie die Psychodynamik, nie mehr aus der Palette der Psychotherapie verschwinden.

2.10. Transzendentale Meditation, Körpertherapien, Primärtherapie

Transzendentale Meditation

Durch die westliche Welt geht ein merkwürdiger Zug zu fernöstlichen Religionen, Mystik und Ritualen. Offenbar ist in der Seele vieler Menschen ein Bedürfnis danach gegeben, das in der entfremdenden Industriegesellschaft nicht befriedigt wird. Yoga-Kurse gibt es fast überall, die Transzendentale Meditation (TM) hat eine wachsende Anhängerschaft und der Zen-Buddhismus findet immer wieder großes Interesse auch in Psychotherapeutenkreisen.

Den verschiedenen Yoga-Techniken dürfte gemeinsam sein, daß gewisse Körperstellungen, Atemtechniken, Konzentrationsübungen auf Vorstellungen, Worte, Sätze oder Bilder psychophysische Wirkungen auslösen. Veränderungen im EEG, Abnahme von Angst, Besserung von negativen Störungen sind nachgewiesen.

Ähnliches kann über Zen-Übungen ausgesagt werden. Beim Zen ist die Rolle des „Meisters" und die völlige Unterwerfung noch ein interessantes Phänomen.

Die Transzendentale Meditation von Maharischi Malesh Yogi verlangt weniger Opfer und Askese. In bequemer Stellung wird über ein bestimmtes „Mantra" (eine Art magische Formel oder

Wort) zweimal täglich zwanzig Minuten meditiert, daneben gibt es eine (pseudo)philosophische Belehrung und eine starke Heilserwartung. Die EEG-Muster sprechen für Schläfrigkeit, dementsprechend sind die Übenden in einem entspannten Zustand.

In allen Meditationszuständen wird die Wahrnehmung auf gleichbleibende Reizquellen fixiert. Nach Ornstein (1972) sind unsere informationsverarbeitenden Apparate auf ständig wechselnde Reize eingestellt. Durch die erwähnte Einengung kann es anscheinend zu einer Blockade dieser Apparate kommen, dadurch wird das Bewußtsein abgeschwächt und es kommt zu einer Annäherung an Primärprozesse.

Es ist interessant, daß Zen-Meditationen mit klaren Paradoxa arbeiten. Der Text, über den meditiert wird – das Kôan –, wird als ein dem Intellekt unverdaulicher Satz, der Logik unlösbares Rätsel bezeichnet, mit dem ein Aufbrechen von Denkgewohnheiten erfolgt (Hungerleider in Bitter, 1973, S. 72-82).

Zwischen den Jungianern und den Anhängern verschiedener Meditationsformen (z.B. *Graf Dürckheim*) bestehen starke Querverbindungen.

Körpertherapien

Einer der Vorwürfe, die oft nicht ganz ohne Grund gegen die Psychoanalyse erhoben wurden, war ihre Körperfeindlichkeit.

Oft hat der nach klassischen Techniken arbeitende Psychoanalytiker auch tatsächlich das Bedürfnis, seinen Patienten tröstend in den Arm zu nehmen, ihn zu streicheln, ihn aus einer Widerstandshaltung herauszubeuteln. Das verbietet ihm die Regel der Abstinenz, wobei allerdings von vielen Therapeuten bei Psychosen und Borderlinefällen gewisse Ausnahmen gemacht werden. Die ganze Strenge der Abstinenz galt ja eigentlich immer nur für die „Übertragungspsychoneurosen", an denen dieses Prinzip entwickelt wurde.

Schon in der ersten Psychoanalytikergeneration gab es aber einige Ausnahmen, die sich in Aufmerksamkeit und therapeutischer Praxis der Körpersphäre zuwendeten. Darunter ist vor allem der geniale und unglückliche *Wilhelm Reich* (1897–1957) zu nennen. In seinem klassischen Werk (Charakteranalyse) finden sich bereits Hinweise auf die Körpersprache und ihre damals noch verbale Verarbeitung. Er war und wurde immer mehr marxistisch orientiert und kam immer mehr in Konflikt mit seinen beiden Bezugsgruppen, bis er schließlich sowohl von der kommunistischen Partei als auch von der psychoanalytischen Vereinigung ausgeschlossen wurde. Sein Interesse für die sexuelle Aufklärung und Freiheit („Sexpol") wurde schließlich zu einem Wahnsystem mit einer enormen Überschätzung des Orgasmus. Er endete schließlich im Gefängnis in den U.S.A., weil er „Orgon" (Orgasmusenergie) ohne Lizenzierung verkaufte.

Es gibt aber noch immer (und eigentlich wieder) eine Gruppe von Therapeuten, die, auf seinen Konzepten basierend, den nackten Patienten dort wo sich Verspannungen zeigen, mit Körpermassage behandeln. Im allgemeinen laufen diese Bestrebungen unter dem Namen *„Vegetotherapie"*. Der Variationsgrad der Technik dürfte allerdings je nach der Persönlichkeit des Therapeuten stark variieren. Allgemeine Anerkennung fehlt jedoch in der therapeutischen Szene.

Anders ist dies bei einem Reich-Schüler *Alexander Lowen* mit seinem Konzept der *Bioenergetik*.

Lowen hat sich eine Theorie der Körperlichkeit erarbeitet, die am besten in seinen eigenen Worten wiederzugeben ist (Lowen, 1980, S. 217):

„Ich habe immer wieder bemerkt, wieviel Angst die Menschen davor haben, ihren Körper zu fühlen. Ganz im Innern sind sie sich darüber klar, daß der Körper ein Speicher ihrer verdrängten Gefühle ist, doch obwohl sie gern etwas über diese Gefühle erfahren würden, haben sie zugleich einen Widerwillen dagegen, ihnen in Fleisch und Blut zu begegnen. Trotzdem müssen sie sich auf ihrer verzweifelten Suche nach Identität schließlich dem Zustand ihres Körpers stellen. Sie müssen die Bedeutung ihres physischen Zustands für ihr psychisches Funktionieren allem Zweifel zum Trotz akzeptieren. Um die Zweifel zu überwinden, müssen sie ihre physische Spannung als eine Einschränkung ihrer Persönlichkeit erfahren. Wenn sie entdecken, daß der Körper ein Eigenleben hat und imstande ist, sich selbst zu heilen, können sie zuversichtlich hoffen. Wenn sie begreifen, daß der Körper eine eigene Weisheit und Logik besitzt, entwickeln sie eine neue Achtung vor den instinktiven Kräften des Lebens."

Die tatsächliche Therapie dieser Schule beruht auf einer Behandlung, in die eine Reihe von Körperübungen eingebaut ist, die ohne Zweifel auf Fehlhaltungen aufmerksam machen, respektive ihre Verbesserung ermöglichen, was auf die psycho-physische Gesamtheit einen positiven Einfluß hat. Er betont aber, daß es keine „mechanischen Übungen" sein dürfen, sondern eingefügt in eine sinnvolle ganzheitliche Behandlung. Bei allen diesen Therapien kommt es sehr auf die Persönlichkeit des Therapeuten und seine Erfahrung an.

Gelingt es die Muskelverspannungen des Charakterpanzers durch Bewegung oder Massage zu lösen, so treten Phantasien auf, die mit den frühen Traumatisierungen zusammenhängen, die zur Verpanzerung geführt haben. Die Therapie wird auf zwei Ebenen geführt, der Befreiung des Körpers zu einer Lust seines Verspürens, und der verbalen Therapie, wo man sich dann analytisch oder gestalttherapeutisch mit dem Material auseinandersetzt.

Manche gehen in der Körpertherapie von der Bindegewebsmassage von *Ida Rolf* („Rolfing") aus.

Die Zuwendung zur Körpersprache in Beobachtung und therapeutischen Einsatz gehört in diesen Zusammenhang. Helmut Stolzes konzentrative Bewegungstherapie hat sich vor allem durch ihre Verbreitung in den Lindauer Psychotherapiewochen weithin bewährt und ist allgemein als legitime Methode akzeptiert, was sich für die meisten anderen Körpertherapien nicht gerade sagen läßt.

Nicht selten etabliert sich gegenüber einer Körperscheu der klassischen Psychoanalytiker eine Körperromantik, die wohl auch nicht unproblematisch ist (etwa Stanley Keleman, 1980).

Primärtherapie

Als Arthur Janov den „Urschrei" als forcierte Regression in möglichst tiefe Schichten der Persönlichkeit, man muß schon sagen, proklamierte, ging ein gequältes Lächeln durch die Reihen der etablierten Psychotherapeuten. Man hatte das Gefühl, daß schon wieder einer, der getragen von der Sensationslust der Medien war, glaubte, den Stein der Weisen gefunden zu haben, und offenkundig auf Kosten des Patienten – auf einem Mißverständnis der Psychoanalyse beruhend – wild agierte.

Inzwischen haben sich *Janov* und *E. Michael Holden* sehr bemüht, eine bessere wissenschaftliche Basis zu erobern (1975, deutsch 1977). Trotzdem besteht bei Janov weiter die Auffassung, daß es „kein anderes wirklichkeitsbezogenes psychotherapeutisches System" gäbe (S. 12). Janov (S. 13–14):

„Jedesmal, wenn wir einen neurotischen Patienten dazu bringen, sich aufzuschließen, stoßen wir auf Schmerz; wir machen immer wieder die Beobachtung, daß Schmerz ein zentraler Bestandteil von Neurosen ist. Selbst bei Patienten, die von sich aus überhaupt nicht wußten, daß sie unter Schmerz standen, war der Befund der gleiche. Wir haben die Erfahrung gemacht, daß ein Wiedererleben früher Kindheitstraumata – körperliche Schäden, mangelnde Bedürfnisbefriedigung oder Unterdrückung von Feeling – Urschmerzen und Spannung auflösen und dauerhaft beseitigen. Das Paradigma ist wirklich äußerst einfach: Urschmerz erzeugt Neurosen und Psychosen und das Wiedererleben des Schmerzes bedeutet deren Auflösung. Alles, was Sie an Theoretischem und Wissenschaftlichem lesen werden, kreist um dieses einfache Paradigma; in all den Jahren seit Bestehen der Primärtherapie hat sich das nicht geändert. Der Leser wird ein neues Konzept des Bewußtseins vorfinden, und zwar eines, das wenig mit Bewußtheit oder den vielen geläufigen Auffassungen von Bewußtsein gemein hat. Ich glaube, daß wir eine neue Qualität des Bewußtseines geschaffen haben, die dem Menschen uneingeschränkten Zugang zu seinen innersten zerebralen Prozessen erlaubt, so daß ihm sein Feeling, seine Symptome, Träume und symbolischen Verhaltensweisen nicht länger ein Geheimnis sind. Der Postprimärpatient oder der Primärmensch, wie wir ihn nennen, ist frei und gelöst, eben weil die einzige Freiheit im Bewußtsein liegt, und weil das Bewußtsein durch Befreiung von Schmerz Freiheit erlangt. Der Primärmensch ist intelligenter, weil er bewußt ist und ein bewußt gelenktes intelligentes Leben führen kann. Sein Wahrnehmungsvermögen ist offen und seine kognitiven Fähigkeiten sind erweitert. Meiner Ansicht nach ist er eine neue Art Erdenbürger.

Eine Sache ist sicher: Primärtheorie ist nicht statisch. Sie ist ein offenes, dynamisches, sich ständig wandelndes System. Sie ist kein Dogma, das man sich zu eigen macht, um es dann in die Praxis umzusetzen. Sie ist kein Katechismus, keine Litanei, die von den Patienten in dem Bestreben, gesund zu werden, heruntergebetet wird. Sie ist ein wissenschaftliches System, das von Tag zu Tag verbessert und ausgefeilt wird, um den von Schmerzen – von Urschmerzen – gequälten Menschen besser helfen zu können."

Eine weitere Diskussion erübrigt sich eigentlich. Erfolge hat diese Methode sicher. Ob Therapeuten es aber auf die Dauer durchhalten, diesen Streß, der mit dem Forcieren der Regression auch für sie verbunden ist, zu bewältigen, wird abzuwarten sein.

Es dürfte sich um eine der vielen Modebewegungen handeln, die sich wieder zurückbilden.

2.11. Sozialarbeit und Sozialtherapie

2.11.1. Sozialarbeit

Die Betreuung von Hilfsbedürftigen im sozialen Bezug, also Armer, Behinderter, Verwahrloster, Randgruppen (wie Obdachlose, Vaganten) oder schlicht sozial Hilfloser (wie alter Menschen), aber auch Kinder und Jugendlicher, denen es an Geborgenheit und Führung fehlt, ist Aufgabe der sozialen Dienste, die im wesentlichen von einer relativ jungen Disziplin getragen werden, die man früher als Fürsorge, heute als Sozialarbeit bezeichnet.

Soziale Betreuung ist keine oder besser nicht *nur* eine Sache des guten Herzens, sondern eine professionelle Dienstleistung mit einer entsprechenden – meist dreijährigen – Ausbildung. In vielen Ländern hat diese Ausbildung bereits Hochschulniveau erreicht, in anderen, wie Österreich, stehen die Sozialakademien knapp unter diesem Standard. Sie wird in manchen Ländern vorwiegend von privaten Institutionen getragen (etwa Fürsorgeverbänden der großen Kirchen), in anderen fast ausschließlich von Dienststellen der Länder und Gemeinden. Jedes dieser Systeme ist historisch gewachsen. Als Ideal hat sich in den westlichen Ländern ein Mischsystem bewährt, wo Sozialhilfe einerseits eine staatliche Pflicht der Gemeinschaft ist, aber überall dort, wo sich die unvermeidliche Bürokratisierung solcher Dienste negativ auswirkt, subsidiär von freiwilligen Verbänden auf privater Basis ergänzt wird. Daß auch ganz private Hilfe (etwa in der Nachbarschaft) durch beide Systeme nicht abgewürgt werden soll, ist selbstverständlich. Historisch gesehen ist in unseren Regionen diese gesellschaftliche Verpflichtung aus den karitativen Aktivitäten der Religion (Tugend der Barmherzigkeit) gewachsen. Bei der Übernahme vieler Aufgaben durch die öffentliche Hand ist auch ein starkes Element der sozialen Kontrolle aufgekommen. Der Fürsorger wurde mit dem Stigma dessen verbunden, der etwa Familien in einem Erziehungsnotstand (dessen Definition natürlich von den Machtträgern bestimmt wurde) ihre Kinder abnahm und in Heime unterbrachte, die meist mit Recht von niemandem sehr geschätzt wurden. Er entschied auch oft in der existentiell wichtigen Frage, ob eine materielle Unterstützung gewährt werden könnte, was meist einem Gnadenakt sehr ähnlich war.

Aus dieser sich keines großen Prestiges erfreuenden Berufsgruppe hat sich vor allem nach dem zweiten Weltkrieg (in Amerika schon nach dem ersten) ein neues Berufsbild entwickelt, dessen Arbeitsweise sehr psychotherapienahe ist und daher auch hier besprochen werden muß.

Fünf Anwendungsbereiche werden im allgemeinen angegeben:

1. „Case-work" oder vertiefte Einzelfallhilfe – eine Technik, die große Ähnlichkeit mit den Rogersschen Kriterien hat, eine Form der indirektiven „Hilfe zur Selbsthilfe" oder dem Aufsuchen von person- und situationsgerechten Problemlösungen.

2. Soziale Gruppenarbeit verhält sich zum case-work wie Gruppen- zu Einzelpsychotherapie. Das heißt, die gleichen Ziele werden auf verschiedenen Wegen erarbeitet; hier über die „kleine Gruppe".

3. Gemeinwesenarbeit ist verknüpft mit indirektiver Arbeit, oft mit Institutionen (Strotzka, 1980), und steht einer Sozialadministration nahe. In dem Buch von Specht und Vickery (1980) sagt dazu David Jones (S. 53):

„Die Gemeinwesenarbeit ist der Gruppenarbeit sehr eng verwandt ... In der Tat lassen sich die bisher besprochenen Aktivitäten als ein Kontinuum betrachten, das aus Einzelhilfe/Gemeinwesenorganisation/Sozialadministration besteht. Eine klare Scheidung ist nicht möglich und auch nicht wünschenswert, wenn auch an dem einen Ende des Kontinuums, an dem die Einzelhilfe und die Gruppenarbeit angesiedelt sind, das Schwergewicht auf der Entwicklung des Individuums und der Gruppe liegt, während es am anderen Ende, wo es um die Umwelt oder die Gemeinde geht, auf der kollektiven Aktion liegt. Wir wollen daher den Ausdruck „Gemeinwesenarbeit" benutzen, um die Vielfalt der Aktivitäten am fernen Ende des Kontinuums zu bezeichnen, also die Arbeit mit gemeindlichen Gruppen, die Administration und die Sozialplanung."

Meist ist hier die Tätigkeit auf eine Region bezogen.

4. Die traditionelle materielle Fürsorge ist zwar vor allem bei den jüngeren Sozialarbeitern nicht beliebt, aber unentbehrlich. Dieser Konflikt wird uns noch verstärkt bei der Bewährungshilfe begegnen.

5. Unkonventionelle Sozialarbeit – wie „street work" oder rehabilitative Wohngemeinschaften – stehen noch etwas außerhalb dieses Schemas.

Bei dem etwas krampfhaften Suchen nach einer Theorie der Sozialarbeit sind

1. die Psychoanalyse,
2. die Gruppendynamik und
3. die Organisationssoziologie Pate gestanden.

Ähnlich wie bei der übrigen Psychotherapie scheint neuerdings die Tendenz zu bestehen, die Systemtheorie für die ganze Sozialarbeit als Basistheorie heranzuziehen, was ohne Zweifel aussichtsreich ist. Die Basis von Interventionen in diesem Bereich ist die „Sozialdiagnose", ein ganz wichtiger Befund, der in allen anderen Disziplinen vernachlässigt wird.

Besonders interessant ist in der Sozialarbeit die weite Verwendung des *Supervisions*prinzips. Dies bedeutet, daß vor allem den Unerfahrenen, aber bei Schwierigkeiten auch den Älteren, eine Möglichkeit zur Praxisbegleitung und -beratung zur Verfügung steht, die, außerhalb der Hierarchie angesiedelt, nur der Optimierung der Interaktionen zwischen Betreuer und Klient dient. Diese Supervision ist den Kontrollanalysen in der Tiefenpsychologie sehr ähnlich.

Es hat in den letzten Jahren kritische Stimmen gegen die Sozialarbeit gegeben, die ihr Theorienschwäche und Funktionslosigkeit vorgeworfen haben. Aus der Praxis der Versorgung psychosozial Leidender muß demgegenüber gesagt werden, daß diejenigen Personen, die durch diese Ausbildung gegangen sind, sich in der Regel besser als Ärzte und Psychologen in der Versorgung bewähren.

2.11.2. Sozialtherapie

In den meisten Lehrbüchern der Psychotherapie scheint dieser Begriff nicht auf, er wird aber besonders in der sozialpsychiatrischen Literatur viel verwendet. Es werden ganz verschiedene Tätigkeitsbereiche darunter verstanden; manche nennen schlicht die Arbeit von Sozialarbeitern so, dies scheint uns aber ein Mißverständnis; andere verstehen Arbeits- und Beschäftigungstherapie darunter, oder Tages- und Nachtklinik sowie ganz allgemein alles, was zur Rehabilitation gehört wie Patientenklubs; schließlich wird auch die therapeutische Gemeinschaft oder die Milieutherapie so bezeichnet.

Wir selbst haben folgenden Vorschlag gemacht, der am besten durch Schema 7 verständlich wird.

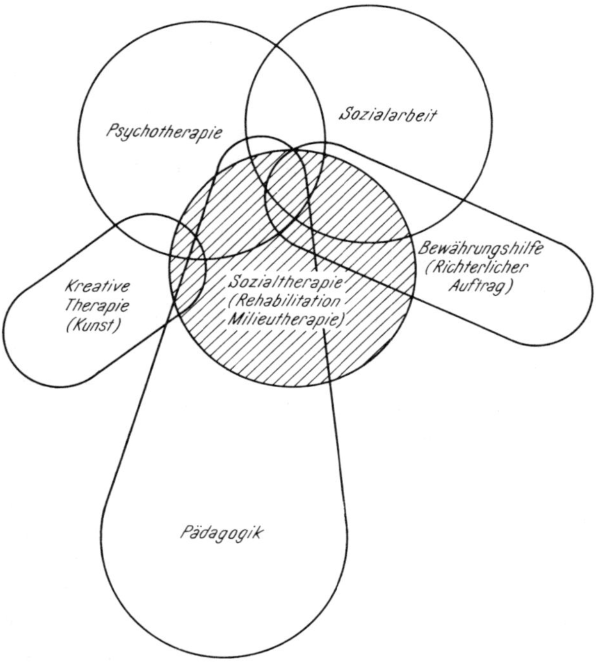

Schema 7. *Sozialtherapie*

Das Schema soll zeigen, daß es einen Betreuungsbereich gibt, in dem Psychotherapie, Sozialarbeit und Pädagogik gleichermaßen beteiligt sind, oft auch noch die Krankenpflege, und der (vielleicht erfreulicherweise) noch nicht professionalisiert ist. Die im folgenden besprochene Bewährungshilfe wäre ein Sonderfall, charakterisiert durch ein spezifisches Klientel und einen richterlichen Auftrag. Die kreativen Therapien (besonders die Musiktherapie) wären ebenfalls hier zu kategorisieren, wobei die besondere Erlebnisweise, kreativ, ästhetisch schaffen zu können, das Spezifische wäre. Je nach Konzeption könnte man die künstlerischen Therapien auch direkt zur Psychotherapie zählen.

In einem neuen Definitionsanlauf wäre dann Sozialtherapie also jene Kombination von Techniken, deren sich Rehabilitation bedient. Die Indikation ist durchaus nicht auf psychische Störungen beschränkt, sondern kann sich auch auf organische oder soziale Dysfunktionen beziehen. Rehabilitation ihrerseits ist die Ideologie, daß alle Bemühungen der Gesundheits- und Sozialdienste auf eine möglichst rasche Integration ins normale Leben gerichtet sind, worunter natürlich auch eine der Situation entsprechende befriedigende Arbeit gehört. So selbstverständlich diese Forderung klingt, so wichtig ist ihre Betonung, da immer wieder rein kurativ oder versorgend gedacht wird. Rehabilitatives Denken bedeutet auch eine betonte Berücksichtigung des Zeitelementes. Die Isolierungen und Ruhigstellungen sollen möglichst kurz gehalten werden.

Psychotherapeutische Grundhaltung und viele Gruppentechniken werden dabei besonders eingesetzt. Begriffe wie Demokratisierung und Mitbeteiligung, wie wir sie sonst eher aus der Politik kennen, gewinnen in der Sozialtherapie neue Bedeutung. So ist die therapeutische Gemeinschaft (wie sie vor allem von *Maxwell Jones* (1973) konzipiert wurde) in diesem Sinne zu verstehen als gemeinsame Teamarbeit von Patienten, Angehörigen und allen Professionen, die beteiligt sind an der gemeinsamen Arbeit der Wiederherstellung voller sozialer und psychophysischer Kompetenz.

Der nahe Bezug der Psychotherapie zur Pädagogik muß hier wenigstens angedeutet werden. Wie oft ist der Lehrer eigentlich Psychotherapeut und umgekehrt. Beides sind Sozialisationsinstrumente, wobei die Zielgruppe verschieden („Gesunde" und „Kranke") und nur manche Techniken gemeinsam sind. Beide Male will man Anstoß zu Reifungsprozessen geben. Auch die Gefahren des Mißbrauches sind ähnlich.

Arbeitstherapie (*Harlfinger*, 1968) und Milieutherapie (*Cumming*, 1979) sind dabei wichtige Faktoren.

2.11.3. Bewährungshilfe

Sozialarbeit hat sich in einem besonders schwierigen Feld glänzend bewährt, nämlich in der Rehabilitation von Delinquenten. Schon am Beginn dieses Jahrhunderts hat der große Strafrechtslehrer List unwidersprochen darauf hingewiesen, daß die Chancen beim inhaftierten Täter, nach einer Haftstrafe rückfällig zu werden, viel größer seien, als wenn man überhaupt nicht bestrafe. Dies ist auch selbstverständlich; der in der Regel sozial labile Täter findet nach der Strafe die Situation vor, daß eine soziale Integration noch viel, viel schwieriger ist, als sie vorher schon war, daher scheitert er in der Regel noch viel leichter als beim ersten Mal.

Strafe hat ja eine vielfache Motivation:

1. Als Rache für den Rechtsbruch, manchmal unter dem Mantel ausgleichender Gerechtigkeit, letztlich nach dem Talionsprinzip (Auge um Auge).

2. Als Abschreckung für den Täter selbst für die Zukunft, oder als generelle Vorbeugung für andere potentielle Rechtsbrecher.

3. Sie kann aber auch mit dem Zweck der Verbesserung, Einsicht und Rehabilitation verbunden sein, oder

4. aus dem Sicherheitsbedürfnis durch Isolierung von Gefährlichen oder aus

5. einem unbewußten Bedürfnis der Gesellschaft nach Sündenböcken stammen, in die man die eigenen verbotenen Wünsche projizieren und die man bestrafen kann, ohne selbst leiden zu müssen.

6. Theoretisch wäre es noch möglich, daß Strafe zu einer Wiedergutmachung des angerichteten Schadens verwendet wird; eine Chance, die leider kaum je genützt wird,

7. kann sie von den jeweils Herrschenden benützt werden, um alle, die potentiell gefährlich werden könnten, auszuschalten, zu isolieren und zu schwächen oder zu vernichten. Dabei vermischt sich dann politisches mit kriminellem Vergehen.

Solche Zusammenhänge bestehen allerdings ganz generell. Jede Gesellschaft produziert je nach den Gesetzen, die sie schafft, und den Verfolgungspraktiken, die sie anwendet, ihre eigenen Verbrechen. Oft ist daher Entkriminalisierung der einfache Weg, ein soziales Problem aus der Welt zu schaffen. Wir brauchen nur auf die Homosexualität hinzuweisen. Unter den Psychoanalytikern waren immer einige, die aus der Einsicht in die Zusammenhänge eine „straffreie Gesellschaft" propagierten. Dabei handelt es sich auf lange Zeit gesehen um eine Utopie. Die Gesellschaft sollte aber zumindest lernen, sich annähernd rational zu verhalten und sich nicht auch noch selbst zu schaden mit ihrer „Rechtspflege".

Vor allem die Haftstrafen haben sich nicht bewährt, da sie natürlich zu Schulen der Kriminalität werden mußten.

Aus dieser Einsicht versucht man heute sich vor allem bei Ersttätern der bedingten Strafe zu bedienen und statt der Haft dem Gefährdeten einen Betreuer zur Seite zu stellen, der ihm helfen soll, sich wieder in die Gesellschaft zu integrieren. Das gleiche gilt natürlich auch noch mehr für den Entlassenen. Daß man natürlich auch versucht, möglichst andere Strafalternativen anzuwenden, wie die Geldstrafe, soll nur in Parenthese erwähnt werden. Die Arbeit des Bewährungshelfers, die sehr psychotherapienahe ist und einer Sozialarbeit unter erschwerten Bedingungen entspricht, stellt natürlich sehr hohe Anforderungen an den Betreuer. Seine Klienten sind ja häufig nicht die liebenswertesten und leicht zu führenden Persönlichkeiten und seine eigene professionelle Identität ist gespalten zwischen der Loyalität gegenüber dem Klienten, wie bei den anderen Therapeuten auch, aber auch gegenüber der Gesellschaft, repräsentiert durch den richterlichen Auftrag. Dies ist eine paradoxe und fast nicht zu lösende Aufgabe; daß es in der Praxis noch in der Regel gelingt, einen vernünftigen Kompromiß zu schaffen, gehört zu den großen Wundern in der Praxeologie der Betreuungsdisziplinen.

Zur Geschichte der Bewährungshilfe ist interessant, daß die Professionalisierung erst spät erfolgte und die Initiative ganz privat von einem Bostoner Schuster ausging (*John Augustus*, 1841), der dem Gericht vorschlug, besserungsfähige Angeklagte ihm gegen Bürgschaft anzuvertrauen, statt sie einzusperren. Er soll 2000 Rechtsbrechern dadurch vor dem Gefängnis mit seinen depravierenden Einflüssen bewahrt haben. 1878 gab es dann den ersten „Probation officer“ in Massachusetts. In England gab es seit 1907 ein entsprechendes Gesetz, die Bundesrepublik Deutschland folgte 1953, Österreich 1961.

Es soll noch betont werden, daß Bewährungshilfe nicht nur erfolgreicher, sondern auch viel billiger ist als institutionelle Resozialisierung.

3. Besondere Anwendung

3.1. Psychotherapie mit Kindern und Jugendlichen

3.1.1. Kinder

Geschichtlich gesehen ist Psychotherapie an *neurotischen Erwachsenen* entwickelt worden, erst etwa 20 Jahre später begannen die Bemühungen, mit Kindern und Jugendlichen zu arbeiten. Einige Namen mögen hier stellvertretend erwähnt werden: Frau *Hug-Helmuth, Anna Freud, Siegfried Bernfeld, August Aichhorn, Hans Zulliger, Melanie Klein, D. W. Winnicott, Peter Blos* u.v.a.

Die Erfahrung hat gezeigt, daß selten ein guter Erwachsenentherapeut auch mit Kindern zurechtkommt, obwohl ausbildungsmäßig meist dieser Weg gegangen wird, umgekehrt scheint es eher vorzukommen, daß der Kindertherapeut sich in Erwachsenentherapien erholt.

Schon der Zugang zur Behandlung ist ein ganz verschiedener. Eltern (oder eventuell Lehrer) bringen den potentiellen Patienten wegen störenden Verhaltens – Schreien, Eßverweigerung, Einnässen und Einkoten, Schlafstörungen, Angst, Aggressivität, Funktionsstörungen der verschiedensten Art (vom Stottern bis zu Konzentrationsstörungen), dann später Lern- und Disziplinschwierigkeiten – zur Therapie; Schulschwänzen, Lügen und Stehlen sind ebenfalls häufige Zuweisungsgründe. Natürlich kommt fast niemand wegen übertriebener „Bravheit", hinter der sich Depression, Zwang, überkompensierende Anpassung verbergen können.

Aber nicht nur

1. die *unfreiwillige Zuweisung* unterscheidet die beiden Therapieformen (nur bei den Psychosen besteht hier eine gewisse

Gemeinsamkeit, die sich übrigens auch ein wenig auf Technikähnlichkeiten erstreckt).

2. Verbale *Einsichtstechniken* greifen im allgemeinen nicht, man muß zu symbolischen Techniken des Verständnisses übergehen, wofür sich *Spielen* in jeder Form anbietet. Abstinenz und Passivität können beim Kind nicht in gleicher Weise streng gehandhabt werden wie in der Erwachsenenbehandlung, ein gesondertes Training ist daher unentbehrlich.

3. Man muß sich dem jeweiligen Entwicklungsstand anpassen.

4. Da heute überhaupt kein Zweifel mehr bestehen kann, daß Verhaltensstörungen teils aus Konstitution, teils aus der Erlebnissphäre stammen, und die Konstitution nur sehr beschränkt modifizierbar ist, ist Psychotherapie zweifellos indiziert, aber fast immer muß das *Milieu* (Familie, Schule usw.) mitbehandelt werden, um weitere Schädigungen zu verhindern. Oft ist überhaupt die Behandlung des Milieus allein ausreichend, wenn die Problematik vom Kind noch nicht internalisiert ist.

Das klassische Setting der *Erziehungsberatung* (Child guidance clinic) war die Behandlung des Kindes durch eine(n) Psychologin(en), wobei parallel dazu die Mutter durch eine(n) Sozialarbeiter(in) betreut wurde. Der Vater wurde meist vernachlässigt, da es erfahrungsgemäß zu schwierig war, ihn zu motivieren. Ein Psychiater stand als Konsulent zur Verfügung und das Team koordinierte die Arbeit in Fallkonferenzen.

Diese Organisation ist noch heute aktuell; sehr viele Therapeuten sind aber neuerdings zur Überzeugung gekommen, daß der *familientherapeutische Ansatz* wirkungs- und sinnvoller ist und außerdem billiger kommt. Hier allerdings muß man die ganze Familie motivieren und mobilisieren können. Es ist zu erwarten, daß in Zukunft beide Modelle nebeneinander existieren werden.

5. Der letzte Unterschied liegt darin, daß zwar auch in der Erwachsenenpsychotherapie gewisse *pädagogische Züge* unverkennbar sind (und das nicht nur in der Verhaltenstherapie), während dieses Moment natürlich in der Kindheit und Jugend ganz besonders ausgeprägt ist.

Die Kontroverse zwischen Anna Freud und Melanie Klein sowie den beiderseitigen Schülern und Anhängern ging vorwiegend darum, inwieweit die Behandlung von Störungen erzieherische Überlegungen und Techniken implizieren sollte, wie es die ehemalige Lehrerin Freud annahm, oder ob auch bei Kleinkindern eine strenge Beschränkung auf Deutungen angezeigt und möglich ist, wie bei Erwachsenen. Melanie Klein, die außerdem durch eine lebhafte Phantasie und Neigung zur Spekulation ausgezeichnet war, vertrat den zweiten Standpunkt. Während der erste mehr dem Common sense entsprach und eher eingänglich und leichter vermittelbar war, gab der zweite sehr wichtige Anregungen und Denkanstöße zum Verständnis der frühen Objektbeziehungsstörungen und der Psychosen im engeren Sinne.

Auf die psychoanalytische Entwicklungspsychologie wird im Kap. 5.3. dieses Buches eingegangen. Hier wollen wir uns nur mit der Technik befassen. Wir haben schon betont, daß die Individualpsychologen sich besonders um die Pädagogik verdient gemacht haben. In der Folge seien daher die Erziehungsgrundsätze von *R. Dreikurs* (Biermann, Hrsg., 1969), S. 101, wiedergegeben:

„ 1. Das Kind ermutigen.
2. Strafe und Belohnung vermeiden.
3. Natürliche und logische Folgen anwenden.
4. Fest sein, ohne zu herrschen.
5. Das Kind achten.
6. Die Ordnung beachten.
7. Die Rechte anderer achten.
8. Auf Kritik verzichten und Fehler verkleinern.
9. Den Tageslauf regeln.
10. Sich Zeit zur Anleitung nehmen.
11. Die Mitarbeit gewinnen.
12. Keine ungebührliche Aufmerksamkeit schenken.
13. Sich nicht auf einen Machtkampf einlassen.
14. Streit vermeiden.
15. Handeln – nicht reden.
16. „Keine Fliegen verscheuchen".
17. Nicht immer gefällig sein – den Mut zum „Nein" haben.
18. Nicht impulsiv handeln, sondern das Unerwartete tun.
19. Nicht zu sehr beschützen.
20. Die Unabhängigkeit fördern.
21. Sich nicht in einen Geschwisterstreit verwickeln lassen.
22. Sich nicht durch Furchtsamkeit beeindrucken lassen.
23. Vor der eigenen Tür kehren.
24. Kein Mitleid zeigen, nur Mitgefühl.
25. Nur sparsame und vernünftige Anforderungen stellen.
26. Konsequent sein.

27. Alle in das gleiche Boot setzen.
28. Dem Kind zuhören.
29. Auf den Ton unserer Stimme achten.
30. Es nicht so schwer nehmen.
31. Kein Aufheben von „schlechten Angewohnheiten" machen.
32. Sich zusammen vergnügen.
33. *Mit* den Kindern, nicht *zu* ihnen reden.
34. Einen Familienrat bilden."

Wie weit *Melanie Klein* sich in den Deutungen an die Erwachsenentechnik annähert, soll mit ihren eigenen Worten wiedergegeben werden (Biermann, Hrsg., 1969), S. 158 ff.:

„Peter, drei Jahre und neun Monate alt, den ich in meinem Buch „Psychoanalyse des Kindes" beschrieben habe, war sehr neurotisch. Um einige seiner Schwierigkeiten zu erwähnen: er konnte nicht spielen, konnte keine Versagung ertragen, war ängstlich, wehleidig und nicht knabenhaft, manchmal aggressiv und höhnisch, sehr ambivalent seiner Familie gegenüber und stark an seine Mutter fixiert. Sie erzählte mir, daß Peter sich nach den Sommerferien sehr zu seinen Ungunsten verändert habe; während der Ferien hatte er im Alter von 18 Monaten das elterliche Schlafzimmer geteilt und Gelegenheit gehabt, den elterlichen Sexualverkehr zu beobachten. Nach diesen Ferien wurde er schwierig, schlief schlecht und begann wieder, nachts das Bett zu beschmutzen, was er einige Monate schon nicht mehr getan hatte. Bis dahin hatte er frei gespielt, aber von diesem Sommer an hörte er auf zu spielen und zerbrach seine Spielsachen. Kurz nachher wurde sein Bruder geboren, was alle diese Schwierigkeiten erhöhte.

In der ersten Behandlungsstunde begann Peter zu spielen; bald ließ er zwei Pferde ineinanderrennen und wiederholte dasselbe mit anderen Spielsachen. Er erwähnte auch, daß er einen kleinen Bruder habe. Ich deutete ihm, daß Pferde wie die anderen Dinge, die miteinander kollidierten, Menschen darstellen. Anfangs lehnte er diese Deutung ab, aber später nahm er sie an. Er stieß die Pferde wieder ineinander mit den Worten, daß sie nunmehr schlafen würden, bedeckte sie mit Bausteinen und fügte dann hinzu: „Jetzt sind sie ganz tot; ich habe sie begraben." Er stellte die Autos in eine Reihe, so daß das Vorderteil des einen das Hinterteil des anderen berührte, was, wie später klar wurde, den väterlichen Penis symbolisierte, und ließ sie herumlaufen, aber plötzlich verlor er die Geduld und warf sie im Zimmer herum mit den Worten: „Wir zerbrechen unsere Weihnachtsgeschenke immer sofort; wir wollen keine." Das Zerbrechen der Spielsachen bedeutete somit das Zerstören des väterlichen Genitales. Während der ersten Stunde zerbrach er mehrere Spielsachen.

In der zweiten Stunde wiederholte er einige der Spiele, besonders das Aufeinanderstoßen der Wagen, Pferde usw.; er sprach wiederum von seinem kleinen Bruder, worauf ich ihm deutete, daß er mir zeige, wie seine Mama und sein Papa ihre Genitalien aufeinanderstießen (natürlich benützte ich für Genitalien seine eigenen Worte), und daß er glaube, auf diese Weise hätten sie seinen Bruder zur Welt gebracht. Diese Deutung löste neues Material aus, das zeigte, wie ambivalent seine Beziehung zu seinem kleinen Bruder und zu seinem Vater war. Er legte eine männliche Spielfigur auf einen Baustein, den er „Bett" nannte, und warf sie herunter, wobei er sagte: „Tot und weg." Nunmehr stellte er dasselbe mit zwei männlichen Figuren dar, dafür wählte er bereits schon beschädigte Figuren. Ich deutete, daß der erste Mann seinen Vater darstelle, den er aus dem Bett seiner Mutter werfen und töten wolle, von beiden Männern war einer wiederum der Vater und der andere war er selber, da der Vater ihm dasselbe antun würde. Der Grund, warum er zwei beschädigte Figuren gewählt hatte, war sein Glaube, daß sowohl der Vater wie er selbst beschädigt werden würden, wenn er den Vater angriffe."

Dem Einwand, daß so junge Kinder Deutungen dieser Art nicht verstünden, tritt Klein mit ihrer Erfahrung entgegen (a.a.O., S. 160, 161):

„Die folgende Reaktion eines kleinen Kindes auf Deutungen soll das illustrieren. Peter, aus dessen Analyse ich ein paar Einzelheiten angeführt habe, lehnte meine Deutung ab, daß die Spielfigur, die er vom „Bett" geworfen hatte und die „tot und weg" sein sollte, den Vater darstelle. (Die Deutung von Todeswünschen gegen eine geliebte Person löst gewöhnlich große Widerstände in Kindern wie in Erwachsenen aus.) In der dritten Stunde brachte Peter wieder ähnliches Material, aber diesmal nahm er meine Deutung an und sagte nachdenklich: „Und wenn ich ein Papa wäre, und jemand wollte mich hinter das Bett werfen und mich tot und weg machen, was würde ich davon denken?" Dies zeigte, daß er nicht nur meine Deutung durchgearbeitet, verstanden und angenommen hatte, sondern daß er auch noch eine ganze Menge mehr verstanden hatte. Er hatte erkannt, daß seine aggressiven Gefühle gegen den Vater zu seiner Furcht vor ihm beigetragen hatten und er seine eigenen Impulse auf seinen Vater projiziert hatte.

Eines der wichtigsten Elemente der Kinderanalyse ist immer die Analyse der Übertragung gewesen. Wie wir wissen, wiederholt der Patient in der Übertragung auf den Analytiker frühere Emotionen und Konflikte. Meine Erfahrung hat mir gezeigt, daß wir den Patienten fundamental helfen können, wenn wir ihre Phantasien und Ängste in unseren Übertragungsdeutungen auf die Ursprungssituationen zurückführen, nämlich die frühe Kindheit und die Beziehungen zu den ersten Objekten. Durch das Wiedererleben früherer Gefühlsbewegungen und Phantasien und durch ihre Inbeziehungsetzung zu seinen primären Objekten kann der Patient diese Beziehungen von Grund auf revidieren und auf diese Weise seine Angst wirksam vermindern."

Hans Zulliger, Sänger und viele andere lassen allerdings deutungsfrei spielen und erreichen damit in einer Art symbolischen Abreaktion ebenfalls bedeutende Erfolge.

Welchen Weg der Technik man wählt, hängt derzeit fast ausschließlich von den Therapeutenvariablen der Ausbildung und Erfahrung ab. Ob man später einmal von Patientenvariablen ausgehen kann, d.h., ob Persönlichkeit des kleinen Patienten, Erkrankung oder Familiendynamik die Technik bestimmen werden, ist derzeit noch völlig offen. Eines ist allerdings ziemlich sicher: beherrscht der Therapeut die Technik und ist die Familie motivierbar, ist der familientherapeutische Weg wohl der beste.

Bei der Schilderung von Übertragung und Gegenübertragungen folgen wir Elisabeth Frijling-Schreuder (Biermann, Hrsg., 1969, S. 302 f.).

Bei der Beurteilung der Übertragung von Kindern sollte an folgende Möglichkeit gedacht werden:

1. Die aktuelle Situation – Kinder beginnen meist mit negativen Gefühlen, weil sie ungefragt gebracht werden, „niemand soll sich in meine Angelegenheiten einmischen". Dem muß zuerst Verständnis entgegengebracht werden.

2. Das Kind versucht vieles von dem, was es daheim passiv ertragen mußte, dem Therapeuten aktiv zuzufügen (Ausdruck seiner infantilen Ohnmachtsgefühle, mit denen Angst und Unsicherheit abgewehrt werden). Der Analytiker soll dabei daran denken, daß die Frage „Warum tust du das?" bereits bedeutet „Das darfst du nicht tun".

3. Oft wird das, was das Kind dem Analytiker antun will, aktiv im Spiel wiederholt. Mit einer Deutung soll man zuwarten, bis das Kind seine Wünsche verbal ausdrückt.

4. Schwankungen in der Übertragung deuten auf aktuelle Geschehnisse im Erleben hin. Wird man z.B. plötzlich von oben herab behandelt, mag eine Kränkung vorhergegangen sein.

5. Das Kind zeigt dem Analytiker gegenüber die gleiche oder eventuell auch die entgegengesetzte Einstellung, die es anderen emotional wichtigen Personen entgegenbringt. Dabei sind die Eltern natürlich aktuell besonders wichtig; der Therapeut soll daher deutlich die Haltung des Nichterziehers einnehmen, um sich von diesen abzugrenzen.

6. Kinder agieren viel mehr in der Therapie, Aggressionen lassen sich aber in der Regel, wenn man sie im Anfang erwischt, durch

Deutungen wie: „Du möchtest probieren, ob ich dich noch gern habe, wenn du unmögliche Sachen machst", abfangen. Sadistische Haltungen der Eltern und Gegenübertragungsschwierigkeiten spielen eine große Rolle. Der Analytiker darf keine Angst vor der negativen Übertragung haben.

Eine große Schwierigkeit der Kinderarbeit ist das doppelte Arbeitsbündnis mit Kind und Eltern.

Pragmatische Methoden wie Bewegungstherapie, Atemtherapie und Autogenes Training sind vor allem bei psychosomatischen Störungen sinnvoll. Verhaltenstherapie hat sich bei Lernstörungen und dem besonders schwierigen Gebiet der geistig behinderten Kinder, die eine von der Psychotherapie sträflich vernachlässigte Gruppe sind, relativ sehr gut bewährt.

Hier noch einige Bemerkungen zum Wert und Unwert der klinischen Psychologie für den Therapeuten. Beim Erwachsenen ist sie nur für Begutachtungen unentbehrlich, da sie wenigstens Ansätze zum Objektivieren und Quantifizieren bietet und so die klinisch-psychiatrischen Eindrücke abstützen kann. Als Hilfe für Psychotherapie-Indikation kann sie etwa zur Differentialdiagnose endogen-psychogen beitragen, oder in der Klärung, ob es sich um eine Demenz oder Pseudodemenz handelt.

Bei Kindern und Jugendlichen ist sie jedoch generell sehr wesentlich, insbesondere, wenn sie Instrumente zur Verfügung stellt, die zugleich diagnostisch und therapeutisch wertvoll sind wie der Sceno (v. Staabs) und der Welttest (Lowenfeld), wo Familien und andere reale Situationen mit einem standardisierten Set von Figuren und Gegenständen dargestellt und mit ihnen gespielt werden kann. Diese Spiele haben außerdem einen starken Aufforderungscharakter, so daß sie gerne angenommen werden.

Es zeigt sich auch, daß die Einwände gegen projektive Teste unberechtigt sind; im Gegenteil, sie bringen oft die wichtigen Informationen zur Dynamik des Falles. Natürlich ist eine optimale Rorschach-Deutung nicht nur eine einfache Verrechnung, sondern auch ein wenig Kunst, aber es gibt erstaunlich viele Künstler auf diesem Gebiet. Bei Erwachsenen und Kindern ist die klinische Psychologie mit allen ihren Instrumenten völlig unentbehrlich zur Evaluierung, ohne die eine ernst zu nehmende Arbeit heute gar nicht mehr möglich ist.

Neben den bekannten Tests – in der Paartherapie besonders

der Gießen-Test von Beckmann und Richter, in der Familientherapie der von Olson – , verwenden wir neuerdings gerne das Personal Sphere Model von *Raoul Schmiedeck*.

Nicht nur in der Technik von C. G. Jung, dort aber besonders gerne, wird Zeichnen, Malen, Formen mit großem Erfolg in der Kinder- aber auch Erwachsenentherapie eingesetzt.

3.1.2. Jugendliche

War die Schilderung der Kinderpsychotherapie schon bruchstückhaft, so wird dies in diesem Unterkapitel noch mehr der Fall sein und wir müssen auf die Spezialliteratur (wie in allen anderen Bereichen) verweisen, und daran erinnern, daß ein Kurzlehrbuch der Psychotherapie eben nur eine oberflächliche Infomation darüber vermitteln kann, was es alles gibt; erlernen kann man sie nur in der Supervision eigener Fälle.

Es ist wohl kein Zweifel, daß Psychiater, Psychologen und Sozialarbeiter noch nie in einem solchen Ausmaß mit Jugendlichenproblematik konfrontiert waren wie heute, was aber nicht bedeutet, daß die Jugendlichen vorwiegend von sich aus die „Helfer“ in ihren Höhlen und Nischen aufsuchen. Eher im Gegenteil, ihre Meinung über Therapeuten ist nicht sehr hoch und sie sind nur mit Mühe zu motivieren, eine Behandlung aufzusuchen. Was wir recht häufig registrieren, ist die Ablehnung der professionellen (sowieso oft „hilflosen“ – *Schmidbauer*, 1977) Helfer als Agenten der Anpassung, als Vertreter eines Establishments, das sich, nach dem Selbstverständnis der Jugendlichen, nicht bewährt hat gegenüber den Anforderungen dieser Zeit. Es sind fast immer die Eltern, die uns aufsuchen, verzweifelt über das oft ganz plötzliche Ausflippen ihrer Kinder in die Drogenszene, Kriminalität, Sekten und alternative Lebensweisen sowie Protestbewegungen gegen Atomenergie (friedlich und kriegerisch), Rüstung, Konsumorientierung, Leistungs- und Wettbewerbsgesellschaft usw.

Oft erfolgt dieser Umschlag ganz plötzlich – wie etwa bei einem behüteten 15jährigen Mädchen aus einer sehr konservativen Familie, das am Morgen wie immer in die Schule geht und einfach nicht mehr heimkommt. Das einzige Zeichen für ein geplantes Verschwinden war, daß man im nachhinein feststellen mußte, daß sie ihren Paß und Ersparnisse mitgenommen hatte. Nach Wochen kam ein Lebenszeichen aus Paris, man hatte angenommen, daß sie zu einem Bekannten dorthin fahren würde und die Familie gebeten, sich gleich zu rühren, wenn sie auftauchte.

Sie wurde heimgeholt und zum Therapeuten gebracht, wo sie zuerst vollkommen verstockt war und fast keine Mitteilungen zu allen wesentlichen Punkten machte. Es gelang dann, ihr Vertrauen zu gewinnen, und nach Versicherung der Verschwiegenheit entwarf sie ein recht typisches Bild. Der Vater, ein erfolgreicher Geschäftsmann, ganz vom Beruf eingenommen, die Mutter stark an Mode und Gesellschaft interessiert, erwarteten von den Kindern, daß sie „funktionieren", d.h. gut lernen und nicht unangenehm auffallen. Gespräche über Themen, die allgemein oder für die Kinder wesentlich gewesen wären, wurden nie geführt. Das Mädchen hatte – zunehmend angeekelt von dieser Familienidylle – irgendwie den Eindruck, es würde eigentlich niemandem auffallen, wenn sie einmal nicht mehr da war. Der latente Hilferuf, den diese, wie sich dann natürlich herausstellte, ernorm risikoreiche Flucht darstellte, konnte allen Beteiligten bewußt gemacht werden, wodurch letztlich der Zweck dieses Amoklaufes erreicht wurde. Nicht immer geht er aber so gut aus wie hier.

Am schlimmsten ist es natürlich, wenn sich eine Sucht nach harten Drogen entwickelt, wobei das Lebensalter der Gefährdeten immer tiefer rückt und alle Schichten betroffen sind. Da die traditionellen Psychotherapiemethoden hier zu versagen pflegen, sind Therapieketten von der stationären Entwöhnung und Entgiftung über relativ lang soziotherapeutische stationäre Betreuung nach Art der therapeutischen Gemeinschaft, schließlich Wohnheime bis zur ambulanten Nachbetreuung nötig. Die Peergruppe, vor allem von ehemaligen Süchtigen, ist ein wichtiges therapeutisches Agens. Ein Hauptproblem besteht darin, daß der Süchtige, um seinen Bedarf decken zu können, entweder selbst ein kleiner Dealer oder Krimineller oder beides sein muß. Ich bin daher kein so ausgesprochener Gegner der Heptadonsubstitutionstherapie wie die meisten europäischen Experten, obwohl der Ersatz einer Sucht durch eine andere wirklich keine gute Lösung ist.

Die Faszination durch die neue Drogenwelle soll nicht verdecken, daß unverändert für alle Generationen – auch für die Jugend – der Alkoholismus das vordringlichste Problem der Sozialmedizin ist. Auch hier sind der individuellen Psychotherapie sehr enge Grenzen gesetzt. Selbsthilfegruppen vom Typ des Alcoholic Anonymous sind derzeit bei weitem die effizienteste Behandlungsmöglichkeit. Wie in so vielen Bereichen wäre auch eine wirksame Prophylaxe der Weg der Wahl und es ist beschämend für den Stand der Forschung, daß man sich mit der Frage der Gesundheitserziehung so wenig befaßt.

Bei der Jugendkriminalität muß man unterscheiden zwischen der sogenannten „gewöhnlichen“ Form, etwa Mopeddiebstählen und kleineren Aggressionshandlungen, die mit der Bewährungshilfe ganz im Griff gehalten werden können, und den „Jugendkrawallen“, die immer wieder da und dort aufflammen und einen Hinweis auf die tiefe Unzufriedenheit in der Jugend mit der Gesellschaft darstellen, in die sie hineingeboren ist. Überall dort, wo wir eine hohe Jugendarbeitslosigkeit haben, darf man sich wirklich nicht wundern darüber, daß es zeitweilige Explosionen gibt. Aber auch sonst ist es nicht allzu schwierig, sich einzufühlen in die hilflose Verzweiflung einer Jugend, die kaum mehr eine Chance sieht, eine Qualität des Lebens zu erreichen, die das Leben sinnvoll und erfreulich gestalten könnte. Es ist dabei selbstverständlich, daß es sich dabei nicht (vordringlich) um eine materielle Problematik handelt. Natürlich sind angezündete Autos und eingeschlagene Schaufenster keine guten Argumente, sie sind aber wahrscheinlich recht wirksam, um zum Nachdenken anzuregen, was wir eigentlich machen könnten, um die Chancen für die folgenden Generationen zu verbessern.

Diese nur politisch zu lösenden Probleme sind allerdings nur aufgepflanzt auf die ewig gleiche Frage, wie eine neue Generation sich von der vorhergehenden ablöst. *Helm Stierlin* hat das große Verdienst, in den Mechanismen von Bindung, Ausstoßung und Delegierung jene hauptsächlichen Dynamismen verständlich gemacht zu haben, die hier eine Rolle spielen. Familientherapie drängt sich als Methode der Wahl auf, um schwierige Ablösungsprobleme lösen zu können. Manches (selbst)destruktive Verhalten Jugendlicher läßt den Eindruck aufkommen, daß es sich hier um ein unbewußtes Opferverhalten handelt, das zum Aufbrechen gegenwärtiger Strukturen als Basis für neue Entwicklungen führen soll.

Auf zwei Standardwerke zur weiteren Information sei hingewiesen (A. Freud, 1965; P. Blos, 1973).

3.2. Therapie von Sexualstörungen

3.2.1. Allgemeines

Wie es *Volker Sigusch* (1981) recht impulsiv vertreten hat, ist der Begriff Sexualtherapie nicht empfehlenswert, sondern es handelt sich um die psychotherapeutische oder organische Behandlung von Menschen mit Störungen im Bereich der Sexualität wie etwa im Bereich des Kreislaufsystems oder des Verdauungstraktes. Wohl gibt es eine Kardiologie und Angiologie sowie eine Gastroenterologie, und so kann man daher auch von einer Sexualmedizin sprechen. Eine gesonderte Diskussion ist deswegen berechtigt, weil die Sexualität gegenüber anderen psychophysischen Funktionsbereichen eine Sonderstellung einnimmt. Während die anderen der Lebenserhaltung dienen, liegt die biologische Bedeutung der Sexualorgane und ihrer Steuerung in der Arterhaltung. Daher ist sie zwar einerseits nicht lebensnotwendig und bis zu einem gewissen Grade eine Luxusfunktion. Sie wird auch in Notsituationen im allgemeinen vorübergehend sozusagen abgeschaltet. In solchen Situationen des hohen Stresses, Hungersnot usw. ist auch Fortpflanzung biologisch nicht sinnvoll, ansonsten scheint die Natur andererseits die Fortpflanzung für so wichtig zu halten, daß sie in vieler Beziehung besonders abgesichert ist, etwa durch die Zahl der produzierten Samenzellen, aber noch viel mehr durch die Verbindung dieser Funktion mit einem ganz spezifischen, besonders hoch bewerteten Lustgefühl. Damit steht die Sexualität allerdings nicht ganz allein. Andere Funktionsabläufe kennen ebenfalls ein begleitendes Lustgefühl, etwa nach einem guten Essen, die Entlastung durch die Ausscheidung, eine Schiabfahrt und nach einem angenehmen Schwimmen usw. Diese positiven Gefühle lassen sich jedoch nach Art und Intensität nicht mit der Sexuallust vergleichen.

Im wesentlichen ist der Psychoanalyse zu danken, daß unsere Kenntnis von der Sexualität relativ gut entwickelt ist; wir wissen, wie sie sich entwickelt, wir kennen die erogenen Zonen, die Störungen und ihre Entstehung und ihre große Bedeutung als motivierenden Trieb weit über die engere Aufgabe der Fortpflanzung hinaus.

Die organische Therapie von Sexualstörungen wird uns natürlich nur am Rande beschäftigen; sie spielt auch gegenüber der Psychotherapie eine relativ geringe Rolle, da die meisten Störungen überwiegend als psychogen zu verstehen sind. Je nach den Patienten-, Therapeuten- und Situationsvariablen sind alle Psychotherapiemethoden verwendbar und auch erfolgreich eingesetzt worden (suggestiv, übend, beratend – die Information ist auf diesem Gebiet besonders wichtig –, analytisch usw.).

Daß es so viele Sexualstörungen gibt, hängt ohne Zweifel mit den zahlreichen Tabus und Verboten zusammen, die mit der Sexualsphäre verbunden sind. Wenn auch kulturell in Form und Ausmaß sehr variierend, findet man kaum eine Kultur, die diesbezüglich ganz frei von der Erregung von Schuld und Schamgefühlen ist. Nichts spricht dafür, daß diese Beschränkungen biologisch determiniert sind, sondern sie sind ganz offenbar in der jeweiligen Sozialisation anerzogen. In unserer Kultur (und wahrscheinlich mehr oder weniger in allen anderen) hängen sie letztlich mit dem Inzestverbot und dem Patriarchat zusammen. Da auch die Onanieverbote und die Kastrationsangst und der korrespondierende Penisneid (in seiner modernen Form als Neid auf die Privilegien der Männer) mit dem ganzen Fragenkomplex verbunden sind, kann man mit großer Sicherheit sagen, daß bevölkerungspolitische, ökonomische und vor allem religiöse Ursachen zusammenwirken, um im allgemeinen die herrschenden Systembedingungen zu stabilisieren.

Das Inzestverbot dürfte übrigens auch eine Instinktwurzel haben, was allerdings am Überbau nichts ändert.

Eine Veränderung solcher gesellschaftlicher pathogener Faktoren ist ganz offenbar äußerst schwierig. Ich möchte nur zwei Beispiele anführen, das Scheitern der Befreiung der Sexualität als Folge der Oktoberrevolution in Rußland und das Scheitern der sogenannten „Sexwelle" in den sechziger Jahren im Westen, wo eine sehr breite Aufklärung eher zu einem Wettbewerb und Konsumcharakter der Sexualität führte, als zu einer autonomen, partnerbezogenen Freiheit.

Daß übrigens überhaupt der Begriff Sexualtherapie eine so weite Verbreitung gefunden hat, ist damit begründet, daß *Masters* und *Johnson* zum erstenmal eine spezifische Form der Verhaltenstherapie im Dienste des sexuellen Funktionierens entwickelt haben, die eine relativ hohe Spezialisierung fordert. Heute werden meist Modifikationen dieser Technik verwendet, da sie in der ursprünglichen Form etwas zu mechanistisch und physiologisch konzipiert war.

3.2.2. Potenzstörung

Unter diesem Sammelbegriff ist eine enorme Vielfalt von Symptomatik und (psychoanalytisch gesehen) Psychodynamik zu verstehen.

Bergler (1937) gibt etwa folgendes Bild (S. 33):

„A. Potenzstörungen mit phallischen Mechanismen
- 1. Hysterischer Typus
  - a) Völlige Abstinenz mit lavierter Onanie und Pollutionen
  - b) Abstinenz plus Onanie
  - c) Erektive Impotenz
  - d) Phallische Form der Ejaculatio praecox
  - e) Spaltung der zärtlichen und sinnlichen Komponente
  - f) Impotenz der „passiv-femininen", unbewußt homosexuellen Männer
  - g) Orgastische Potenzstörung
- 2. Spezifische Bedingungen
  - a) Neurotische Eheangst
  - b) Symptomenkomplex des „Geschädigten Dritten"
  - c) Zwangstreue
  - d) Impotenz bei Beginn jeder neuen Beziehung
  - e) Impotenz bei der Defloration
  - f) Bedingung der älteren Frau
  - g) Bedingung der Zustimmung des Weibes
  - h) Bedingung der sexuellen Abwehr des Weibes
  - i) Bedingung des Verbotenen
  - k) Neurotische Angst vor dem Kinde

B. Potenzstörungen mit anderen Mechanismen
- 1. Zwangsneurotischer Typus
  - a) Völlige Abstinenz plus Gedankenonanie
  - b) Völlige Abstinenz plus Onanie mit Schuldgefühlen
  - c) Erektive Impotenz
  - d) Fakultative Impotenz mit Spaltung der zärtlichen und sinnlichen Komponente
  - e) Erektive Potenz mit Ejaculatio retarda
  - f) Orgastische Potenzstörung
- 2. Chronisch-hypochondrische Neurasthenie

3. Impotenz mit masochistischen Mechanismen
4. Psychogene anale Aspermie
5. Spezifische Bedingungen

C. Potenzstörungen mit oralen Mechanismen
1. Orale Zuflüsse zur Genitalität und die Psychologie des Koitus
2. Spezialformen oral bedingter Potenzstörungen
a) Pseudodebiler Typus
b) Psychogene orale Aspermie
c) Ejaculatio praecox
d) Priapismus
e) Orgastische Potenzstörung
f) Spezifische Bedingungen bei oralen Potenzstörungen“

Obwohl der organische Anteil sehr gering ist, sei doch ein Überblick über die wichtigsten Möglichkeiten wiedergegeben:

1. Schwere Allgemeinkrankheiten (Diabetes usw.),
2. Störungen der nervösen und vaskulären Versorgung (Rückenmarks- und Gehirnverletzungen oder Krankheiten, Beckenvenenthrombose, Arteriosklerose im Beckenbereich.
3. Operationsfolgen und Defekte im Urogenitalbereich (Prostatektomie als Beispiel),
4. seltene hormonelle Dysfunktionen,
5. Medikamente, Alkohol, Drogen (Psychopharmaka!).

(Bei Orgasmusstörungen der Frauen ist es ähnlich.)

Bis zu Masters und Johnson war es üblich, die Potenzstörung in Einzel- oder Gruppenpsychotherapie zu behandeln, was eher mäßige Resultate zu verzeichnen hatte. Die beiden Autoren haben die Paartherapie eingeführt und ganz ausgezeichnete Ergebnisse erzielt. Die Begeisterung ist inzwischen, wie so häufig, etwas zurückgegangen. Oft ist der Partner für seine Rolle als Hilfstherapeut weder willig noch geeignet. Es ergeben sich auch manchmal schwierige psychologische Probleme. Der Ersatz eines fehlenden Partners durch eine Prostituierte oder ähnliche Hilfen ist in vieler Beziehung problematisch und wurde vor allem wegen öffentlicher Kritik aufgegeben. Manchmal helfen ganz einfache Beratungen und Aufklärungen, manchmal (meines Wissens erstmals von Frankl empfohlen) das Paradoxon des Koitusverbotes, das dann eben doch einmal durchbrochen wird.

Aus dem ausgezeichneten Buch von *Helen Singer-Caplan* (1974) bringen wir hier ein Beispiel für die Therapie an der Cornell-University.

1. Lustvermittlung ohne Forderung: In der ersten Woche wird Koitus und Ejakulation verboten; dagegen wird wechselseitige nicht orgastische erotische Lusterfüllung praktiziert. Meist wird es aus dieser streßfreien Zärtlichkeit schon zu gelegentlichen Erektionen kommen.

2. Abbau der Versagensangst: In der nächsten Stufe kommt es darauf an, die Angst, daß man die Erektion verlieren könnte (im Sinne einer sich selbst erfüllenden Prophezeiung) und daß man nie wieder eine bekäme, abzubauen. Masters und Johnson haben dafür die „Squeeze"-Methode empfohlen, d.h. der Druck auf eine Stelle an der Unterseite der Glansfurche, wo das Bändchen ansetzt. Singer-Caplan bevorzugt, einfach durch händische Stimulation des Penis eine Erektion entstehen und wieder vergehen zu lassen. Eine Immissio wird immer noch vermieden.

3. Störende Zwangsgedanken („Es wird nicht gehen") werden systematisch gestoppt, abgelenkt und durch positive erotische Phantasien ersetzt. Manchmal gelingt dies allerdings erst nach analytischer Arbeit (etwa Durcharbeiten von Inzestwünschen, Kastrationsängsten und dergleichen).

4. Die Erlaubnis, „selbstsüchtig" zu sein: Der Patient soll lernen, zuerst seine eigenen Wünsche zu befriedigen und sich erst nach seiner Ejakulation um den Partner zu kümmern. Das stellt oft eine große Erleichterung dar. Damit ist nach zirka 10 bis 14 Tagen

5. die Erlaubnis zum Koitus gegeben. Auch hier wird man dafür sorgen, daß der erste Versuch möglichst angstfrei vor sich geht; die Position des weiblichen Partners auf dem Mann in Rückenlage ist im allgemeinen für den Anfang die beste.

6. Frau Caplan hält aufgrund großer, kontrollierter Studien auch Medikation (Testosteron, eventuell in Kombination mit Yohimbin) vorübergehend für indiziert.

3.2.3. Ejaculatio praecox

Der zu frühe Samenerguß belastet sehr viele Beziehungen und das Selbstwertgefühl vieler Männer sehr stark, wobei allerdings eine normative „Dauer"definition fast unmöglich ist.

Psychoanalytisch nimmt man an, daß es sich um unbewußte sadistische Gefühle gegenüber Frauen handelt, oder aber um eine Rebellion gegen die kontrollierende Mutter. Die häufigste

Common-sense-Theorie nimmt eine gesteigerte Erregbarkeit gegenüber erotischen Reizen an, auch simple Angst und frühe Traumatisierungen werden herangezogen.

Die schon erwähnte „Squeeze"-Technik Semans zur Verlängerung eines zu schnellen neuromuskulären Reflexes der Ejakulation hat sich gerade hier sehr bewährt. Frau Singer-Caplan läßt den Patienten sich intensiv auf das Gefühl *vor* dem Orgasmus konzentrieren. Dieses intensive Lustgefühl soll übungsweise akzeptiert werden. Die Partnerin soll den Penis stimulieren, bis ein Signal des Patienten sie stoppen läßt, dann wieder beginnen, bis es beim vierten Mal zur Ejakulation kommt. Im allgemeinen haben bereits wenige Sitzungen mit einem Paar sehr gute Dauerresultate.

3.2.4. Verzögerte Ejakulation

Tiefenpsychologisch werden unbewußte Ängste in bezug auf die Ejakulation angenommen (Kastration usw.), auch Zurückhalten von Aggressionen scheint eine Rolle zu spielen. Simple Angst vor Schwängerung ist ebenfalls nicht selten. Natürlich lassen sich alle Sexualstörungen auch lerntheoretisch erklären, hier besonders, wenn sich eine traumatische Auslösung finden läßt.

Die Therapietechnik entspricht etwa einer in vivo-Desensibilisierung bei einer Phobie. Die Immissio erfolgt zuerst sehr knapp vor der Ejakulation nach manueller oder oraler Stimulation, dadurch gewöhnt sich der Patient an die vaginale Ejakulation. Die Techniken werden anscheinend stark individuell variiert.

3.2.5. Anorgasmie der Frauen

Dieses Pendant der erektiven Potenzstörung beim anderen Geschlecht soll anhand des Buches von *Hermann Wendt*, Integrative Sexualtherapie (1979) behandelt werden. Hier wird eine fünfwöchige Gruppentherapie (auf der Integration von Gestalt- und Verhaltenstherapie im Sinne Hilarion Petzolds beruhend) begründet und berichtet. Wendt verweist mit Recht

1. auf den politischen Aspekt der Sexualtherapie und
2. auf den ethischen.

Verschwiegenheit, Professionalität, Informierung und Einverständnis sowie Risiko-Nutzen-Kalkül sind dabei die Kriterien, deren Problematik eingehend diskutiert wird. Der Existentialismus, die Philosophie der Freiheit und Selbstverantwortung, den richtigen Weg selbst zu wählen, ist dabei die Basis.

Ein wichtiger Fortschritt sind die empirischen Unterlagen, die wir Masters und Johnson (1966) verdanken. Daraus ergab sich insbesondere die Aufgabe des Irrglaubens, daß nur der vaginale Orgasmus Charakteristikum einer reifen weiblichen Sexualität und daher anzustreben sei. Ein anderer Schaden, der durch ein Mißverständnis psychoanalytischer Konzepte (sozusagen in ihrer Vulgärfassung) entstanden ist, war in den sechziger und siebziger Jahren auch die Überschätzung des Orgasmus. Sicher war es richtig, die Männer darauf aufmerksam zu machen, daß Sexualität nicht heißt, daß man nur auf die eigene Befriedigung allein achtet, sondern, daß auch die Frauen ein Recht darauf haben. Daß man dabei sozusagen fast unbemerkt einen irrationalen Standard vorgegeben hat, daß es viele Formen der Befriedigung gibt und daß die Vorstellung eines gleichzeitigen dramatischen Orgasmus nur wieder dazu führt, daß die Frau gezwungen wird, dem Partner etwas vorzuspielen, zeigt, wie heikel Vereinfachungen sind. Falsche Aufklärung kann offenbar noch härter treffen als das Fehlen einer solchen.

Wie schon erwähnt, baut Wendt auf der Integration von Verhaltens- und Gestalttherapie auf, wofür dank dem Einsatz Petzolds bereits eine Tradition mit eigener Zeitschrift besteht. Natürlich können auch andere Konzepte integriert sein, so ist etwa die Psychoanalyse sowohl in die Gestalt-, Gesprächs- und Primärtherapie und die Transaktionsanalyse integriert, oft ohne daß dies manchem Praktiker ohne Hintergrund einer psychoanalytischen Ausbildung, wie sie die Gründer dieser Schulen alle hatten, heute noch wirklich bewußt ist. Ja, mancher Psychoanalytiker wird sich mehr oder weniger bewußt sein, daß seine Interpretationen und Markierungen als Verstärkungen verstanden werden können und daß sein Verhalten etwas mit „Lernen am Modell" zu tun hat.

Dementsprechend beschreibt Wendt zuerst die verhaltenstherapeutischen Übungen zum Erlernen des Vertrautseins mit dem eigenen Körper und dem Orgasmus. Um zu vermeiden, daß solche Selbstübungen peinliche Stümpereien werden, muß der

Therapeut, wie es dem Außenstehenden erscheint, sehr reif und sicher sein und erheblich persuasive Fähigkeiten haben. Es folgt die Schilderung der gestalttherapeutischen Konzepte. Wichtig erscheint der Hinweis auf die Vermeidung gefährlicher Klischees wie: „Ich bin verantwortlich für deine sexuelle Zufriedenheit und du für meine!", „Wer sich liebt, liest sich die Wünsche von den Augen ab" sowie „Wer sich liebt, tut immer alles gemeinsam und gleichzeitig mit dem Partner". Perls sieht das Wesentliche der psychischen Störung in der Selbst-Unterbrechung des Erlebens als Abwehr gegen kränkende und bedrohliche konflikthafte Erlebnisse. Das Gegenmittel ist die Begegnung eines reifen „In-der-Welt-Sein" des Therapeuten gegenüber dem fragmentierten des Patienten zu einem gemeinsamen Erlebnis (Buber, 1948).

Das Masters- und Johnson Modell, daß ein Patientenpaar einem Therapeutenpaar gegenübersteht, wird mit Recht an vielen Stellen modifiziert, entweder durch gemischte Gruppen oder auch durch homogene Gruppen, da oft kein Partner zur Verfügung steht. Wendt arbeitet in seinen Gruppen mit einer Kotherapeutin, aber es gibt zahlreiche Beispiele, daß auch einzelne Therapeuten gute Resultate erreichen.

Seine Therapieziele sind folgende (a.a.O., S. 154):

„ 1. Selbstbewußtsein (statt „Fremd"bewußtsein) und positives Selbstwertgefühl (kognitive Ebene)

2. Selbstsicherheit (Verhaltensebene, speziell im sexuellen Verhalten)

3. Selbstverantwortlichkeit und Selbstkontrolle (statt Schicksalsergebenheit und chronischer Partnerorientierung)

4. Positive Beziehung zum eigenen Körper und speziell zu den sexuellen Körperteilen und -funktionen

5. Harmonischer Kontakt zu anderen Menschen in Partnerschaft, Ehe und Familie

6. Sexuelle Zufriedenheit und Ausgeglichenheit

7. Sexuelle Funktionstüchtigkeit (bei der Frauengruppe speziell: Orgasmusfähigkeit zur freien Wahl bei verschiedenen Stimulierungsbedingungen). "

Für die vorgesehenen Sitzungen ist ein detailliertes Programm erarbeitet, das Diskussionsthemen, Übungen und „Hausarbeiten" umfaßt. Die gut dokumentierten Fälle Wendts zeigen erfreuliche Ergebnisse.

3.2.6. Andere Sexualstörungen

Wir haben Impotenz und Frigidität besonders herausgehoben, die anderen Sexualstörungen seien nur global behandelt, da keine spezifischen Psychotherapieformen indiziert sind. Die Therapie richtet sich mehr nach den bekannten Patienten-, Therapeuten- und Sitationsvariablen sowie der jeweiligen Psychodynamik. Einen guten Überblick über die Konflikte, die zu Sexualitätsstörungen führen, findet man bei *N. Becker* (Sigusch, 1980, S. 14):

„1. Risiken, die aus der Rivalität erzeugenden Unterschiedlichkeit der Geschlechter und Geschlechterrollen hervorgehen.

2. Risiken, die dadurch begründet sind, daß im sexuellen Akt immer auch aggressive Wünsche ausgelebt werden.

3. Risiken, die mit der orgastischen Regression verbunden sind, mit dem Kontrollverlust in der Ekstase und mit dem partiellen Ich-Verlust in der orgastischen Verschmelzung mit dem Partner.

4. Risiken, die mit der generativen Funktion der Frau von Empfängnis, Schwangerschaft und Geburt verknüpft sind."

Diese Risiken werden zu Störungen, wenn die Konflikte unvollständig verdrängt werden (a.a.O., S. 15):

„1. Die ödipalen Konflikte und Probleme sind nicht ausreichend aufgelöst, d.h., die Sexualität ist unbewußt noch immer den elterlichen Objekten verhaftet und somit inzestuös.

2. Die Objektbeziehungen sind nicht über das Stadium der Ambivalenz hinaus entwickelt, d.h., das Liebesobjekt wird zugleich geliebt und gehaßt.

3. Die Entwicklung von Ich und Selbst hat nicht zu dem Grad von subjektiver Sicherheit geführt, der notwendig ist, damit die regressiven Prozesse des Orgasmus zugelassen werden können.

4. Das Ich-Ideal sexueller Freiheit kollidiert mit dem überwiegend sexualfeindlichen Über-Ich der Kindheit."

Zur körperlichen Therapie sei vor (neuro)chirurgischen Maßnahmen vorläufig gewarnt. Eine beschränkte Wirkung von kurzzeitigen Hormongaben und Aphrodisiaka, vielleicht auch als Placebo, ist unter Umständen diskutabel. Selbstverständlich ist eine Behandlung eventuell vorhandener Grundkrankheiten (wie Diabetes) notwendig.

3.2.7. Die sogenannten „Perversionen"

Im sozialen Verhalten finden wir Variationen in bezug auf den Partner und die Art der Befriedigung gegenüber der sogenannten

„normalen“ genitalen Heterosexualität. Ob sie als „Krankheiten“ zu bezeichnen sind, ist eine äußerst schwierige Frage, die nicht nur theoretische Bedeutung hat. Da wir uns hier nur mit der Therapie befassen können, seien die grundsätzlichen Probleme nur gestreift. Als Gegenstand einer Psychotherapie sollten sie idealerweise nur aufscheinen, wenn ein starkes inneres Bedürfnis des Betroffenen besteht, entweder diese Praxis zu verändern oder ein erträglicheres Verhältnis dazu zu bekommen. Da Sexualpraktiken in vielen Gesellschaften, so auch bei uns, einer moralischen Beurteilung und häufig auch strafrechtlichen Sanktionen unterworfen sind, spielen aber offen oder verdeckt auch äußere Zwangsmomente eine Rolle. Die Deklarierung von solchen Variationen als „Krankheit“ ist dann nicht nur ein negatives Etikett, wie man heute so allgemein glaubt, sondern wichtiger Schutz gegen recht unbarmherzige Diskriminierung der Gesellschaft.

Wie dem auch sei, offenbar ist die Rolle der Perversionen aus gesellschaftlichen Gründen recht unklar, ebenso ist es übrigens auch mit der Therapie.

Zuerst sei aber eine Aufstellung der wichtigsten Abweichungen gegeben (*Schorsch*, S. 122, 123; in Sigusch, 1980):

„1. Exhibitionismus: Sexuelle Befriedigung durch anonymes Präsentieren des Genitales.

2. Voyeurismus (Synonym: Mixoskopie): Sexuelle Befriedigung durch heimliches Belauschen von Intimitäten anderer.

3. Sadismus: Sexuelle Befriedigung ist gebunden an die totale Unterwerfung bzw. Auslieferung des Partners. (Andere Bezeichnung: aktive Algolagnie; Dipoldismus, das ist Erziehungssadismus, wenn sadistische Intentionen in pädagogische Beziehung eingebaut werden; Flagellantismus, wenn das Schlagen ein Hauptinhalt ist; Vampirismus, wenn das Blut bzw. das Bluttrinken eine Rolle spielt.)

4. Masochismus: Sexuelle Befriedigung ist gebunden an die Unterwerfung und Auslieferung an den Partner (Synonyme: passive Algolagnie; Passiophilie; Metatropismus, der ja nach dem Hauptinhalt der masochistischen Verhaltensweisen unterteilt wird in: infantilen, transvestitischen, zoomimischen, impersonellen Metatropismus, Ligationsmetatropismus; Servilismus; Pagismus).

5. Pseudolie (Synonym: Erotografomanie): Sexuelle Befriedigung durch Niederschreiben erotischer Szenen.

6. Frotteurismus: Sexuelle Befriedigung durch Sichanschmiegen und Reiben an Frauen im dichten Gedränge.

Sexuelle Perversionen bezüglich des Partners bzw. des Partneräquivalents

1. Homosexualität (Synonyme: konträre Sexualempfindungen, Uranismus, Inversion, Urningtum; für weibliche Homosexualität: Tribadismus, lesbische, sapphische Liebe, Urninde).

2. Pädophilie (Synonyme: Päderosie; Päderastie, obwohl letzterer Terminus vielfach für Analkoitus reserviert wird): Spezialisierung auf Kinder als sexuelle Partner.

3. Gerontophilie: Spezialisierung auf alte Menschen als Sexualpartner.

4. Sodomie (Synonyme: Bestialität, Zooerastie; in der älteren Literatur wird Sodomie auch für Homosexualität gebraucht): Spezialisierung auf Tiere als Sexualpartner.

5. Fetischismus (Synonyme: erotischer Symbolismus): Gegenstand, Material oder Körperteil sind Partneräquivalent und Sexualziel, je nach Art des Fetischs werden verschiedene Unterformen unterschieden:

Zopfabschneider,
Monumentophilie (Synonym: Pygmalionismus),
Exkrementophilie (Synonyme: Pikazismus; Urolagnie, Koprolagnie),
Nekrophilie,
Transvestitismus (Synonym: Skythenwahnsinn)."

Von psychoanalytischer Seite ist die Psychodynamik der einzelnen Abweichungen gut bekannt, wenn auch nicht unumstritten. Für die Psychotherapie-Indikation ist es wichtig, die Art und Weise zu kennen, wie sich der Betroffene mit seiner Störung arrangiert.

Schorsch unterscheidet:

1. Die Bejahung, die ich-syntone Integrierung. Diese Gruppe kommt höchstens unter äußerem Druck, meist vom Gericht, zum Arzt. Hier fehlt der Leidensdruck fast völlig.

2. Das partielle Zulassen und Kanalisieren der Perversion (häufig eine Doppelgleisigkeit mit „normaler" Sexualität).

3. Die Ablehnung der ich-dystonen Perversion – diese Patienten, bei denen Schuld und Scham eine große Rolle spielen sind die hauptsächliche Klientel.

4. Die Verleugnung. Ein Beispiel dafür ist der Erziehungssadismus, wo die Perversion umgesetzt wird, etwa in Schlagen wegen sexueller Abweichungen anderer.

Bei Psychoanalytikern ist die Therapie von Perversionen nicht allzu beliebt, da es sich meist um langdauernde Therapien handelt, die wegen des Lustgewinns, der im Symptom liegt, oft wenig Erfolg haben. Oft muß der Patient erst in einer Kontakt-

und Ichstärkungsphase analysefähig gemacht werden (*Bräutigam*, 1972).

Mit der Verhaltenstherapie ist es nicht besser, obwohl auch hier teilweise gute Erfolge berichtet wurden. Klassisches und operantes Konditionieren, soziales Lernen und kognitive Verhaltenstherapie wurden angewendet. Die Aversionstherapie (das Verbinden von Phantasien und Bildern mit Strafreizen wie schmerzhaftes Elektrisieren), von der zuerst besonders gute Resultate berichtet wurden, ist inzwischen erfreulicherweise aus ethischen Gründen fast völlig wieder von der Bildfläche verschwunden. Die Lerntheorien waren auch nicht imstande, eine befriedigende Theorie der Perversionen zu entwickeln.

Es ist wichtig, sich darüber klar zu sein, daß zwischen der „Perversion" als hauptsächlich geübte Praxis und „Normalität" fließende Übergänge bestehen, d.h., daß wir in jeder Persönlichkeit verschiedene Tendenzen finden, die an Fetischismus, Exhibitionismus, Sado-Masochismus usw. erinnern. Vor allem latente Homosexualität ist praktisch ubiquitär. Entsprechende Phantasien gehören zur Norm. Freud hat dies die polymorphe Perversität des Menschen genannt.

Zwei Bemerkungen am Schluß. Aus eigener Erfahrung ergibt sich, daß die Behandlungsprognose – entweder mit analytischer Standardtechnik oder psychoanalytisch orientierter Psychotherapie – einer Perversion umso besser ist, je mehr sie mit anderen neurotischen Zügen verbunden ist.

Die Transsexualität hat eine Sonderstellung – Geschlechtsumwandlungsoperationen schienen die einzige Möglichkeit. Dank der Arbeit von Alfred Springer (1980) nehmen wir heute doch einen Übergang zu Transvestitismus und Homosexualität an und sehen in ihr eine psychotische Variation, die aber prinzipiell doch psychotherapiefähig ist. Man wird daher die Operation nicht mehr als sinnvolle Behandlung empfehlen, trotz immer wieder auftauchender Sensationsmeldungen in der Laienliteratur.

3.3. Psychosenpsychotherapie

3.3.1. Drei kasuistische Beiträge

Die Klientel der Psychotherapeuten hat sich in den Jahrzehnten seit der Jahrhundertwende dramatisch verändert. Freud hat sich noch (allerdings auch nicht ohne Ausnahmen) mit Neurosen Erwachsener befaßt, heute finden sich organisch Kranke, Kinder, Jungendliche, Verwahrloste, Delinquenten, Perversionen, Süchtige, Borderlines (also Grenzfälle zwischen Neurosen und Psychosen), narzißtische Persönlichkeitsstörungen und Psychosen jeden Schweregrades, die von Psychoanalytikern, wenn auch mit modifizierter Technik, behandelt werden. Das gleiche gilt für andere Schulen. Kaum jemand kann noch den Anspruch erheben, jeden Patienten mit einem annähernd optimalen Psychotherapieangebot zu versorgen, sondern es entwickeln sich rasend schnell Subdisziplinen.

Das höchste Prestige von allen haben zweifellos die Psychose-Psychotherapeuten. Um die unsichtbare Märtyrerkrone, die sie tragen, können sich eigentlich nur noch die Suchttherapeuten streiten. Ein Engagement, das bis zur Selbstaufopferung gehen kann, zeichnet sie ebenso aus, wie eine enorme Frustrationstoleranz; oft sind sie selbst eher merkwürdige Käuze in einem meist asthenischen Phänotypus.

Wie es verständlich ist, werden vorzüglich Erfolgsberichte gebracht. Dieses Kapitel soll aber mit zwei jahrzehntelangen Krankheitsgeschichten eingeleitet werden, wo der Haupterfolg darin liegt, die Patienten bis jetzt am Leben gehalten zu haben. In diesem Buch wurden wenig Fallgeschichten referiert, da wir ein eigenes Buch dafür gewidmet haben (Strotzka, 1979). Hier muß aber eine Ausnahme gemacht werden, da sonst eine Illustration nicht möglich ist.

Die jetzt 35 Jahre alte Patientin (Beatrix) wurde vor 10 Jahren dem Therapeuten von einer besorgten Mutter sozusagen „vorgeführt". Sie wirkte verschreckt und verängstigt, ratlos, mit bizarrer Motorik, mit einem vielfältigen Bedeutungswahn – Worte, Blicke und Gesten hatten bedrohliche oder geheimnisvolle Bedeutung, wobei es merkwürdig war, daß es ganz banale Worte waren, wie „dann" und „nun".

Vorwiegend von der Mutter stammte die Vorgeschichte: eine merkwürdige Verflechtung in einem kultivierten hochbürgerlichen Milieu. Die Eltern hatten bereits eine Tochter, die Patientin selbst war allerdings – als Familiengeheimnis – eine Tochter des Hausfreundes. Erst als die Patientin 10 Jahre alt war, ließen sich die bisherigen Eltern scheiden, und die Mutter heiratete jetzt den wirklichen Vater. Die Jahre vorher und nachher waren für das sehr sensible Kind voll von Unklarheiten. Die Verwirrung der Gefühle, sie hatte zu beiden Vätern eine gute Beziehung, blieb nicht ohne Folgen für die psychische Verfassung unserer Patientin. Eine unklare psychosomatische Krankheit postpubertär wurde einmal als Multiple Sklerose diagnostiziert. Schließlich übersiedelte sie ins Ausland und begann mit einer klassischen Psychoanalyse bei einer hochqualifizierten Therapeutin. Während dieser sicher lege artis geführten Behandlung begann nun eine paranoide Schizophrenie sich zu entwickeln; die Therapeutin versuchte, solange es immer ging, die Analyse weiterzuführen, bis schließlich eine Internierung unvermeidlich geworden war. Psychopharmaka, Elektroschocks (insgesamt sechs) folgten, schließlich eine Therapie bei einem berühmten Antipsychiater, von dem die Patientin sagte, er hätte ihr insoferne geholfen, als er noch verwirrter gewesen sei als sie selbst. Ich habe dabei allerdings nicht den Eindruck, daß es sich um eine bewußte oder geplante Konfusionstherapie im Sinne Erickson gehandelt habe.

Aufgrund dieser Vorgeschichte entschloß sich der Therapeut – neben einem Psychopharmakaschutz – nicht wieder aufdeckend, sondern nur stützend und beruhigend sozusagen Realität zu vertreten. Mit Schwankungen, die zeitweilig kurze Klinikaufenthalte notwendig machten, konnte zwar keine wesentliche Besserung, aber doch ein gewisses Existenzniveau gehalten werden. Die Unterstützung der Eltern und nach deren Tod ein kleines Vermögen, erlaubten ihr eine fast arbeitslose Existenz, sie heiratete einen weichen, passiven jungen Mann, einen Künstler, der sich auch selbst nicht erhalten konnte. Schließlich stellte sich ein Kind ein. Der Therapeut hatte im Laufe der Zeit resigniert, mit den Mitteln der Pharmakologie- und Sozialtherapie mehr zu erreichen, als den Status mehr oder weniger konstant zu halten. Man muß aber sagen, daß das Außer-der-stationären-Versorgungbleiben von der Umgebung, vor allem Gatten, Kind und sonstige Kontaktpersonen (inklusive Arzt) ein sehr hohes Maß an Toleranz erforderte. Sie war vor allem durch Veränderung der Körpergefühle und Körperhalluzinationen so gequält, daß sie eines Tages die Möglichkeit entdeckte, den Therapeuten, der sie normalerweise einmal wöchtenlich sah, anzurufen und durch einige (magische) Worte eine Erleichterung zu erfahren. Dies steigerte sich zeitweise bis zu fünf und mehr Anrufen täglich, also eine richtige Sucht. Die Handhabung dieses Phänomens, das natürlich für einen praktizierenden Therapeuten ungeheuer lästig war, gelang nur sehr mühsam und unbefriedigend.

Das Ergebnis dieser recht frustrierenden Begleitung einer

chronischen Schizophrenie ist völlig offen. Das einzig positive ist bis jetzt die Vermeidung eines Daueraufenthaltes in einer Anstalt. Aber sind die Kosten dieser Bemühung auf die Dauer tragbar? Andererseits besteht kein Zweifel, daß eine Hospitalisierung sehr rasch zu einer völligen Desintegration führen würde.

Der zweite Fall (Inge) ist noch tragischer. Ich kenne die Patientin seit etwa 20 Jahren. Mit 15 Jahren kam sie das erstemal mit einer Anorexia nervosa zu mir. Die Vorgeschichte war folgende: der Vater im Krieg ververschollen, drei Kinder, sie ist die mittlere, die anderen sind zwei Brüder, zwei Jahre älter und jünger. Als sie etwa dreieinhalb Jahre alt ist, erkranken beide Brüder an Kinderlähmung und behalten schwere Restlähmungen. Für dieses offenbar schon vorher sensible und recht geschädigte Mädchen, ein schwerstes Trauma, das man nur nicht so offen erkennen konnte, wie das Trauma der Mutter und der beiden Söhne. Ich vermittelte ihr eine gute Therapeutin, die den Fall in einer Gruppensupervision kontrollieren ließ. Dabei lernte ich unter anderem etwas, das für die Unterrichtstätigkeit sehr wichtig war; als ich dann später die Therapie selber übernahm, wurde mir klar, wie sehr wir anderen in der Supervision die Schwierigkeit dieser Therapie unterschätzt hatten.

Diese Therapeutin verstarb nach einer langen schweren Krankheit, was die innere und äußere Lage unserer Patientin nicht erleichterte. Wieder mußte ich diesmal einen sehr erfahrenen und risikofreudigen männlichen Therapeuten vermitteln. Nach längerer Zeit meldete er sich bei mir mit einem totalen Desaster, die Patientin hatte ihn in ziemlich weitgehende Abweichungen von der üblichen Abstinenz hineinmanövriert, unter anderem der Erfüllung der Forderung nach einem starken Appetithemmer und Stimulans (Preludin), das die Patientin sehr befriedigte, weil die regelmäßige Einnahme von zehn Tabletten (?) ihr ein kreatives Schreiben ermöglichte.

Nach diesen zweiten größeren und unzähligen kleineren Scheitern von Hilfeversuchen – sie zog Helfer an wie ein Licht die Motten –, fühlte ich mich verpflichtet, selbst die Therapie zu übernehmen, weil ich mir dieses Monster eines Vampirs aus dem vielen, was ich gehört hatte, nicht vorstellen konnte. Inzwischen behandle ich sie noch immer, mit einer Kotherapeutin und der zeitweisen Hilfe eines besonders hochqualifizierten Borderlineexperten.

Ich ging nach allem, was ich wußte, mit dem Plan strengster Abstinenz an sie heran, und es gelang mit größter Mühe, das Preludin zu entziehen (wobei half, daß es nicht mehr erzeugt wurde). Statt dessen nimmt sie aber Reaktivan (in einer sehr kleinen Dosis), sie tyrannisiert nicht nur jeden Menschen, mit dem sie in Kontakt kommt, sondern erfordert ein fast unsagbares Opfern von allen, einem praktischen Arzt, einer Krankenschwester, die ihren Transport übernimmt, usw.

Wenn man sich nach der Art ihres Leidens fragt, dann überwiegt eine enorm herabgesetzte Reizschwelle für körperliche und psychische Reize, dies führt zu schweren Schmerzzuständen jeder Art (etwa bei Zug und der Klimaanlage). Bei Sehen von Leid – etwa ein Hund wird geschlagen, Vieh wird transportiert, den Nachrichten beim Fernsehen – setzt eine tiefe Verzweiflung ein. Das gleiche gilt für jede Realitätsanforderung und jedes unfreundliche (oder so empfundene) Wort. Es kommt zu psychophysischen Zusammenbrüchen, wo sie nicht mehr sprechen und sich bewegen kann, sondern nur wie ein Häufchen Elend wimmert.

Für diesen Zustand wird unter anderem (zu geringe qualitative und quantitive Hilfeleistungen) ein zweimaliger Klinikaufenthalt angeschuldigt, wo man wie in einem KZ ihre Existenz zerbrochen hat („machen Sie keine Show", „ein bißchen könnten Sie sich schon zusammennehmen") usw.

Demgegenüber steht eine attraktive, originell angezogene, schlanke Erscheinung, die gerne Kierkegaard zitiert, ein großes Musikverständnis hat, arrogant alle Menschen, insbesondere die, die ihr helfen, verachtet wegen ihres Banausentums. Allerdings sei dieses Bild nur mit Medikamentendoping zu erreichen.

Jede Einsichtstherapie wird schlicht abgelehnt, alle Konzepte von tiefenpsychologischer noch mehr Verhaltenstherapie als unmenschlich und falsch abgelehnt. Hilfe könnte nur entweder durch die Auffindung einer körperlichen Therapie, die sie schmerzfrei machen könnte oder durch eine volle Zuwendung gegeben werden. Mindestens einmal wöchentlich „stirbt" sie, d.h. sie ist zum Selbstmord entschlossen, nur die Angst läßt sie knapp vor dem fahrenden Zug umkehren. Daß nach vielhundertmaliger Drohung niemand mehr recht reagiert auf diese Ankündigungen, ist eine weitere Quelle der Verzweiflung. Die Vorstellung, sich selbst zu ändern, ist ihr unvorstellbar, ihre Umwelt müßte sich radikal verändern, dann wäre das Sein für sie erträglich.

In dieser jammervollen Existenz (sie lebt allein in einer Garconniere, wenn sie wegen Schwäche und Angst nicht einkaufen gehen kann, hungert sie, bis jemand kommt) ist das einzig Konstruktive, daß sie einige Privatschüler hat, wo sie offenbar mit viel Empathie und Talent bei Lern- und Verhaltensstörungen erstaunlich viel leistet. Sie ist nach einer kurzen Zeit der Tätigkeit als Volkschullehrerin wegen „Schizophrenie" berentet worden.

In die „Therapie", die sie nicht als solche akzeptiert, kommt sie eigentlich nur, um Kontakt zu halten, weil sie hofft, daß der Therapeut mit seinem Einfluß verhindern könne, daß sie je wieder in eine Anstalt komme. Es ist für die Diagnose zu ergänzen, daß ein therapeutisches Gespräch deswegen äußerst schwierig ist, da sie nicht bei einem Thema zu halten ist, sondern immer wieder sprunghaft abschweift. Sie wäre sicher, daß eine Besserung möglich wäre, wenn

1. der Therapeut wesentlich mehr Zeit verwenden würde, sie besuchte, wenn es ihr schlecht geht, usw. und

2. wenn er sie wirklich verstünde, d.h. ihr immer zustimmte, und

3. ihren Bedürfnissen nachkäme, d.h. unter anderem ihr hülfe, wieder ein positives Körpergefühl zu bekommen, wenn er sich mit ihr auszöge, was ein gemeinsames positives Gefühl zum Körper vermitteln könnte. Natürlich wäre dies völlig asexuell. Die Patientin ist Virgo intacta, obwohl sie (unbewußt?) sehr kokett sein kann.

Das Dilemma des Therapeuten (respektive des Teams) liegt im Ausmaß des Aufgebens der Abstinenz. Der erwähnte frühere Therapeut, der es unter dem enormen Druck, der von ihr ausging – und „moralisch" bezeichnet werden kann – versuchte (und keiner kann ihm einen Vorwurf machen, der die Patientin kennt), ist jämmerlich gescheitert.

Eine geistliche Schwester, die sicher unter enormen Skrupeln, ihr nachgab, wurde dafür letztlich eher verachtet, weil sie keine Intellektuelle und Künstlerin war, und nur so jemand könnte sie wirklich erlösen. Gutes Herz genügt nicht.

Jeder Fachmann, der diese Story hört, wird sagen, das ist nur ein Problem der Gegenübertragung, und er wird damit recht haben. Das Dilemma, mit so einem Patienten zu leben und alles andere zu opfern, oder ihn und sich mit einem beschränkten Angebot zu frustrieren, ist ein schmerzhaftes. Solange der Versuch, ein halbes Jahr mit der Patientin zu leben, nicht gemacht wurde, wird es offen sein, ob ein solch heroisches Unternehmen wirklich helfen würde. Wir zweifeln daran, das mag aber Selbstrechtfertigung sein. Die konstante Bereitschaft in möglichen Grenzen Verständnis und Realitätsangebote zu bieten, hat mindestens bis jetzt einige Erfolge erreicht (z.B. Übersiedlung in eine eigene Wohnung, Vermeidung weiterer stationärer Aufnahmen und Erhaltung des Lebens). Unser Experte (R. Ekstein) meinte, daß man das Ziel hier nicht höher stecken dürfte.

Diese Fallschilderung in einem Kapitel über Psychosetherapie mag verwundern, scheint es sich hier doch eher um einen Borderlinefall als um Schizophrenie zu handeln. Sinngemäß berührt diese Geschichte aber fast alle Punkte, die in der Psychosepsychotherapie eine Rolle spielen. Die ganze Frage hat ja auch ökonomische und moralische Aspekte. Kann man es verantworten, ein enormes Maß an Zeit und Energie auf einen prognostisch problematischen Patienten zu verwenden, wenn man in dieser Zeit viele aussichtsreiche Patienten behandeln könnte, die sonst keine Betreuung finden?

Es soll auch noch eine dritte negative Geschichte angeschlossen werden. Diese Häufung von unerfreulichen Fällen hat den didaktischen Sinn, daß durch die Publikation von Erfolgsfällen für Laien und Studenten der Eindruck entstehen muß, daß Psychotherapie die Methode der Wahl bei Psychosen wäre und daß es nur eine Folge der Lethargie und des Mangels an Wissen und Engagements bei den Psychiatern wäre, daß sie nicht breit eingesetzt wird. Schulz-Hencke z.B. hat es direkt ausgespochen, daß das Psychoseproblem gelöst wäre, wenn genug Psychotherapeuten ausgebildet und eingesetzt würden. Die Nachuntersuchung der Erfolgsfälle von Rosen (1964) z.B. sind aber demgegenüber recht enttäuschend. – Nun zum dritten Fall.

Paula wurde von einem verzweifelten Arzt zur Psychotherapie zugewiesen. Er wurde von der Patientin immer mehr bedrängt, aus einer Laienzusammenarbeit wurde immer mehr ein privates Verhältnis, sie rief an, erschien in der Familie und nistete sich dort immer mehr ein. Der Kollege war sich keiner Schuld bewußt, dieses Verhalten irgendwie ermutigt zu haben, und interpretierte es als Verdacht einer Paranoia erotica. Es war möglich, Paula zu einer Psychotherapie zu motivieren, und zuerst lief alles gut. Es zeigte sich, daß dieser aktuellen Problematik eine fast identische mit einem Studentenseelsorger vorhergegangen war, und in der Psychotherapie wurde, wie dem Therapeuten schien, korrekt an dieser Abhängigkeitsproblematik gearbeitet, die Psychodynamik schien klar, als Wiederholungszwang und Projektion aus einer frustrierten Vaterbeziehung heraus. Der Therapeut war sich der Gefahr einer Fortsetzung in bezug auf seine Person völlig klar und versuchte daher die Abstinenz besonders sorgfältig zu handhaben.

Da geschah, ohne daß der Therapeut es merkte, ein Fehler. Auf seinem Tisch lag einmal ein Buch einer zeitgenössischen Autorin, in dem eine (mißglückte) Psychotherapie beschrieben wurde. Die Patientin sah den Titel und empfand das Buch als Aufforderung es zu lesen, und deutete es als eine Botschaft an sich selbst und identifizierte fälschlich den dort beschriebenen Therapeuten mit ihrem eigenen. Erst nach längerer Zeit bemerkte ich, daß hier Bezüge hergestellt wurden, die ich nicht verstand (ich hatte das Buch nur überflogen). Eine Klärung kam zu spät, die Patientin war bereits in einem Beziehungswahn befangen, der sich als nicht mehr korrigierbar erwies. Auch eine Rücksprache mit der Autorin des Buches, die die Patientin selbst initiierte, half nicht mehr. Das Buch wurde nicht mehr erwähnt, sie fand aber in einer Boulevardzeitung verschlüsselte Botschaften von mir, die verschleierte Angebote und Hilferufe von mir an sie darstellen. Da es nicht mehr gelang, einen Einbruch in diesen bereits fest fixierten Wahn zu erreichen, wurde die Therapie nach ausführlicher Diskussion abgebrochen und die Fortsetzung bei einer anderen Therapeutin dringend empfohlen. Dieses Angebot wurde nicht akzeptiert, statt dessen begann die Patientin Briefe zu schreiben, zuerst sporadisch, dann immer häufiger, bis zu mehrfach täglich. Ich beantwortete diese Briefe nie; es gelang sogar für einige Zeit die Hilfe eines anderen Psychiaters zu finden, der ihr die ungeöffneten Briefe zurückgab und auch eine massive Psychopharmakatherapie versuchte. Sie hatte diesen Kollegen sowieso nur aufgesucht, weil sie hoffte, er würde uns zusammenführen. Es gelang daher auch nicht, diese Therapie weiterzuführen.

Obwohl die Patientin verheiratet war (allerdings nicht glücklich), Kinder und dann Enkel hatte, änderte sich das Pattern nicht. Sie schrieb laufend Briefe, die zuerst sehr pornographisch waren, dann aber eher unverständlich wurden, weil sie sich auf Meldungen in der Zeitung bezogen, die nicht klärbar waren. Die persönlichen Kontakte beschränkten sich darauf, daß ich sie auf Anrufe von ihr, etwa zweimal jährlich sah, um ihr zu versichern, daß von mir keine Nachrichten an die Zeitungen gingen. Sie nahm das eher ungläubig zur Kenntnis, um zwei Tage darauf wieder in der gleichen Art lange Briefe zu schreiben, außerdem erschien sie in fast allen meinen öffentlichen Vorlesungen und Veranstaltungen. Dieser oberflächliche Kontakt wurde weiter gehalten, weil in *F. Th. Winklers* Buch (1971) über Übertragungspsychosen viele negative Ausgänge (Suizide) berichtet wurden. Und es gelang auch (bis jetzt), diese Gefahr abzuwehren. Außerdem ergab sich keine realisierbare Möglichkeit, dieses Verhalten zu verändern.

Ich verweise darauf, daß der Psychoseausbruch bei zwei dieser Fälle während einer lege artis geführten Psychoanalyse und psychoanalytischen Psychotherapie erfolgte. Dies ist sicher eine zufällige Häufung, man soll aber offenbar nicht nur ausagierende Therapien in Gruppen wegen der Auslösung von Psychosen beschuldigen.

3.3.2. Theorie der Technik der Psychosenbehandlung

In der Literatur finden sich alle denkbaren Meinungen vertreten:

1. Psychosen sind prinzipiell (phänomenologisch, psychopathologisch, aetiologisch) etwas anderes als Neurosen (die Meinung aller psychiatrischen Schulen, die von *Kurt Schneider* beeinflußt sind). Eine kausale psychotherapeutische Behandlungsmöglichkeit wird dabei bestritten. Wohl wird aber zugegeben, daß Verhaltensmodifikation (etwa bei der Token-Technik) die soziale Kompetenz verbessern kann und die psychotherapeutische Grundhaltung selbstverständlich sei, wodurch zwar grundsätzlich am Krankheitsgeschehen nichts geändert werde, aber zusätzliche iatrogene und institutionsbedingte Schädigungen minimalisiert werden, was einen wesentlichen Fortschritt ausmache. Meist wird dabei zugegeben, daß ein Übergangsbereich zwischen neurotischen

und „endogenen“ Störungen existiere, in dem auch kausale Psychotherapie wirksam sein könne. Für diesen Bereich braucht man nicht, kann man aber, auch den Begriff der „psychogenen Psychose“ der skandinavischen Psychiatrie bemühen.

2. Das andere Extrem besteht darin, daß man zwischen Neurose und Psychose (und zwar bei den großen Formenkreisen oder Achsen, dem schizophrenen und manisch-depressiven) keine prinzipiellen Unterschiede sieht, sondern nur verschieden ausgeprägte Ich-Störungen, die wieder ihrerseits mit Zeitphase und Intensität der Objektbeziehungsstörung korrelieren. Dieses einheitliche psychodynamische Modell impliziert, daß Psychotherapie immer die Behandlung der Wahl darstellt. Je nach Krankheitsbild und Entstehung variiert nur die anwendbare Technik und die Schwierigkeit der Behandlung. In dieser Gruppe trennen sich allerdings wieder die Geister in bezug auf die Pharmakotherapie. Manche lehnen sie ganz ab (allerdings immer weniger), andere ziehen zunehmend Kombinationsbehandlungen vor. Leo Bellak, einer der besten Kenner dieses Gebietes, spricht sogar davon, daß er die Pharmatherapie als eine Voraussetzung der Psychotherapie betrachtet, wie es die Anästhesie für die Chirurgie sei.

3. Vermittelnde Standpunkte, wie der eigene. Ich stehe auf dem Standpunkt, daß es heute eine unmenschliche und unärztliche Haltung wäre, auf die Wohltaten der Psychopharmaka zu verzichten, wenn man immer wieder geradezu traumhafte Erfolge sieht. Daß diese Behandlung auch Mißerfolge hat, überrascht keinen Mediziner, und daß es unerfreulich ist, Menschen mit diesen Mitteln so vollzustopfen, daß sie alles Lebendige verlieren und nur wie Masken und Puppen durch das Leben vegetieren, darüber kann kein Zweifel bestehen. Erfreulicherweise kommt dies immer seltener vor. Ich stehe auch nicht an, in sehr seltenen Fällen die Elektrotherapie noch immer für die Behandlung der Wahl zu halten (akute Katatonie und behandlungsresistente schwerste Depressionen). Wir sollen uns durch Vorurteile von Laien als unqualifizierten Öffentlichkeitsdruck nicht beeinflussen lassen.

Trotz des interessanten Befundes von der Wirksamkeit von Life-events auch auf sicher endomorphe Depressionen (Katschnig, 1977) halte ich die Wirksamkeit von Psychotherapie bei dieser Krankheit nicht für erwiesen. Dem widerspricht auch nicht die genaue Kenntnis der Psychodynamik dieser Krankheitsgruppe, die von Abraham bis Jakobson in der Psychoanalyse erarbeitet wurde. Das Verstehen eines Kranken bedeutet noch nicht seine Heilbarkeit.

Bei großem Einsatz von Persönlichkeit, Wissen, Einfühlung, Zeit und Energie dürften aber tatsächlich viele Schizophrene behandelbar sein. Vielleicht gilt das auch für unsere drei Patienten. Es ist aber genauso denkbar, daß man damit nicht nur die Zeit von Patienten mit besserer Prognose abziehen müßte, sondern auch, daß man eine neue schwere Abhängigkeit züchtet, die problematisch werden kann.

Die nächste Frage, die zu klären wäre, sind die Modifikationen der Technik, die zur Psychosentherapie notwendig sind; denn darüber besteht wieder Einhelligkeit, daß das traditionelle Setting, das an der Neurosenbehandlung entwickelt wurde, bei schweren Ich-gestörten Patienten nicht funktioniert, ja nicht funktionieren kann. Es besteht hier eine Parallele zur Kindertherapie, wo man sich ebenfalls an den Entwicklungsstand anpassen muß.

Die Modifikationen werden

1. die Abstinenz betreffen, eine auch körperlich größere Nähe wird oft notwendig sein. Auch Kontakte mit Angehörigen lassen sich nicht vermeiden. Vor allem bei Jugendlichen ist eine Familientherapie sogar die Methode der Wahl, weil der Patient oft nur das äußere Symptom einer schwer gestörten Familie ist.

2. Die Passivität des Therapeuten ist zwar weiterhin gegeben, insofern er den Patienten nicht bedrängen und überfordern soll, aber er wird vielleicht auch einmal mit ihm essen gehen, oder mit ihm ein Buch lesen oder mit ihm Sport betreiben.

3. Die Deutung wird oft anders aussehen, etwa wie in der „Realisation symbolique" von Frau Sechehaye, wo Symbiose- und Abhängigkeitswünsche nicht verbalisiert, sondern in einer symbolischen Weise befriedigt werden. Schizophrene können von einer ungeheuren Empfindlichkeit sein und alles ins Enorme verstärkt empfinden oder stumpf-apathisch sein. Das therapeutische Verhalten muß dementsprechend sehr zart und vorsichtig sein, kaum andeutend, oder aktivierend, anstoßend.

Halluzinationen und Wahninhalte müssen angenommen werden als subjektives Erleben, das man aber selber nicht teilt, und dieses Phänomen des Widerspruchs ist dann das Hauptthema der Therapie. Viel wichtiger ist es aber Vertrauen zu gewinnen, so daß überhaupt ein Gespräch zustandekommt.

3.4. Charakter- oder Persönlichkeitsstörungen (Verwahrlosung, Delinquenz, Sucht, Borderline)

3.4.1. Allgemein

Die Abtrennung von *psychogener Reaktion* (als streßbezogene Störung mit guter Spontanprognose) von *Neurose* (als Ausdrucksform nicht gelöster, internalisierter Konflikte) und *Psychose* (als Ich-Störung mit weitgehender Aufhebung der Trennung von Innen- und Außenwelt) ist bis zu einem gewissen Grade eine logische Klassifikation psychischer Störungen, die auch sinnvolle therapeutische Konsequenzen ermöglicht.

Die Position der *Charakterstörungen* ist allerdings recht problematisch. Daß es eine solche Gruppe gibt, die man früher unter Psychopathie kategorisiert hat, ist ein klinischer Erfahrungsbefund. Wegen der negativen Konnotationen des Psychopathiebegriffes wurde er mit Recht aufgegeben. Gemeint sind chronische Verhaltensstörungen, die entweder gesellschaftlich stören (Störer nach Kurt Schneider) oder unter der Gesellschaft leiden (Versager). Mit dem immer wieder auftauchenden Begriff „Soziopathie" wird dieser gesellschaftliche Bezug unterstrichen. Hochstapler, Spieler, Vaganten, ebenso ein Teil (bei weitem nicht alle) der Kriminellen, ebenso ein Teil der Süchtigen werden darunter verstanden. Das gemeinsame ist allen, daß in der Regel ein Leidensdruck fehlt, es nicht zur Entwicklung konkreter Krankheitssymptome kommt, eine deutliche Über-Ich-Störung besteht (Schwäche oder Defekte), ebenso eine Bindungsschwäche (wobei die Übertragung natürlich mitbetroffen ist), in dem Sinne, daß nur genommen und kaum gegeben werden kann. Angst ist in der Regel gering, Aggression oft übernormal entwickelt. Die Psychodynamik ist im Prinzip dieselbe wie bei den Neurosen, nur sind in der Regel die Traumatisierungen früher, massiver und länger anhaltend, Krankheitseinsicht und damit Therapiebereitschaft ist geringer, die herabgesetzte Frustrationstoleranz läßt Triebaufschübe und Sublimierung selten in ausreichendem Maße zu. Verantwortung und Verpflichtung können entweder nicht auf sich genommen werden oder es geschieht dies ungern und nur (zeitweise) auf einen Druck von außen.

Es ist daher nicht überraschend, daß diese Gruppe von Behandlern und Betreuern ungern gesehen wird, da die Behandlungsprognose dementsprechend schlecht ist. Der uralte Erbe- und Umweltstreit muß gerade hier neuerlich wieder erwähnt werden. In der klassischen Psychiatrie hat man einen sehr starken Anlagefaktor angenommen. Seit wir durch die Arbeit von Schepank (1974) wissen, wie groß derselbe selbst bei der klassischen Umweltkrankheit, der Neurose, ist, kann man für die „Psychopathie" kaum einen größeren reklamieren. Jedenfalls ist auch hier, wenn auch mit größerem therapeutischen Engagement, etwas zu machen.

Es war das große Verdienst von *August Aichhorn* (1925), in Theorie und Praxis gezeigt zu haben, daß es prinzipiell möglich ist, auch auf diesem Gebiet im psychoanalytischen Therapierahmen, allerdings mit sehr modifizierter Technik, etwas zu erreichen, was nicht nur Zwangsanpassung ist, sondern Persönlichkeitsreifung, also zu einem Abbau der beschriebenen Abweichungen, führen kann.

Der Begriff Verwahrlosung ist schlecht definiert, er deckt sich im pädagogischen Bereich weitgehend mit „Schwererziehbarkeit". Unter *neurotischer Verwahrlosung* versteht man das Phänomen, daß das dissoziale Verhalten einem zugrundeliegenden unbewußten Strafbedürfnis entspringt, dadurch ist auch eine leichtere Therapiezugänglichkeit gegeben. Kriminalität und Sucht kann immer entweder aus der geschilderten Persönlichkeitsstörung heraus sich entwickeln, oder durch Gelegenheit, Verführung und Milieudruck enstehen. Bei den Borderlinefällen besteht durch die massive Ich-Störung ein Übergang zu den Psychosen. Strenggenommen wäre nur im ersten Fall der Delinquenz- und Suchtentwicklung eine Psychotherapie indiziert. Aber auch im zweiten macht entweder die gleiche Abhängigkeit (aus welchen Gründen sie immer stammt) oder die tertiäre Soziogenese, die durch die Reaktion der Umwelt auf die Delinquenz entsteht, psychotherapeutische oder sozialtherapeutische Interventionen (etwa Bewährungshilfe) notwendig.

Neben der tiefenpsychologischen Verständnismöglichkeit für diese Gruppe bietet auch die Verhaltensmodifikation eine Erklärung der Dissozialität als erlerntes Verhalten und damit auch einen Therapieansatz, der allerdings durch die mangelnde Mitarbeitsfähigkeit sehr beschränkt erscheint.

Der ganzen Gruppe (bis auf die Borderline) ist gemeinsam,

daß Gruppenmethoden, besonders zusammen mit ähnlichen Fällen, eine bessere Chance haben als Einzelbehandlungen, und daß vor allem bei schwerer verwahrlosten Jugendlichen eine institutionelle Therapie kaum zu vermeiden ist.

3.4.2. Verwahrlosung und Kriminalität

Die „Therapie" dieser Störungen ist mehr (Nach-)Erziehung als Behandlung; Sigmund Freud sagt darüber in seiner Einleitung zur „Verwahrlosten Jugend" von August Aichhorn (1925, S. 8):

„Die Möglichkeit der analytischen Beeinflussung ruht auf ganz bestimmten Voraussetzungen, die man als „analytische Situation" zusammenfassen kann, erfordert die Ausbildung gewisser psychischer Strukturen, eine besondere Einstellung zum Analytiker. Wo diese fehlen, wie beim Kind, beim jugendlichen Verwahrlosten, in der Regel auch beim triebhaften Verbrecher, muß man etwas anderes machen als Analyse, was dann in der Absicht wieder mit ihr zusammentrifft."

„Ich schließe noch eine Folgerung an, die nicht mehr für die Erziehungslehre, wohl aber für die Stellung des Erziehers bedeutsam ist. Wenn der Erzieher die Analyse durch Erfahrung an der eigenen Person erlernt hat und in die Lage kommen kann, sie bei Grenz- und Mischfällen zur Unterstützung seiner Arbeit zu verwenden, so muß man ihm offenbar die Ausübung der Analyse freigeben und darf ihn nicht aus engherzigen Motiven daran hindern wollen."

Freud drückt mit diesen Zeilen etwas ganz klar aus, was vielen seiner Schüler offenbar aus Angst, die gesicherten Bedingungen des klassischen Settings zu verlassen und dann orientierungslos zu sein, nicht mehr möglich war. Nämlich, daß man auf dem Boden einer guten psychoanalytischen Ausbildung sein Handeln nach den Gegebenheiten des Patienten und der Situation richten muß. Dies trifft sich mit den neuen ethischen Forderungen an den Psychotherapeuten, wo der Wert der „Patientenzentriertheit" als Leitlinie unseres Verhaltens in den Vordergrund gestellt wurde (Strotzka, 1983).

Der gut psychoanalytisch Ausgebildete wird den Verwahrlosten besser verstehen, wird die Übertragungssituation und vor allem auch seine eigene Gegenübertragung besser kontrollieren können, in seinem therapeutischen Handeln sich aber frei fühlen, das zu tun, was dem Klienten am ehesten helfen kann. Aichhorn hatte den Mut, völlig anders zu handeln, als es bis dahin üblich war (nämlich durch Strenge und Strafen den auf Abwege gekommenen zurückzuführen), sondern ihm Liebe und Verständnis zu zeigen, bis zu einem gewissen Grade sich auf seine Stufe zu stellen. Natürlich kann das nur dann gelingen, wenn das Kriterium der „Echtheit" erreicht wird. Dazu gehört ein hohes Maß an Vertrauen zu sich und anderen und ein tiefer Glaube an positive Entwicklungsmöglichkeiten des Partners in dieser Begegnung.

Zu den vielen Ungereimtheiten in der Tiefenpsychologie gehört es, daß das Menschenbild bei Freud und vielen anderen Analytikern ein tief negatives war und ist; ein Wilder, der gezähmt werden soll. Als therapeutische Praxis widerspricht die Tiefenpsychologie dieser Vorstellung aber diametral; ein Therapeut stellt sich verstehend, positiv und passiv dem Patienten zur Verfügung, daß dieser in der Übertragungsneurose am Therapeuten reifen kann. Handelt es sich um einen Dissozialen, wird der Betreuer nicht passiv bleiben können, er muß aber diese positive Zuversicht ausstrahlen können und das steht im krassen Gegensatz zu diesem Menschenbild, wie es etwa Rüdiger Herren (1973) ausführlich beschrieben hat. Die Brücke über diesen Widerspruch liegt wohl darin, daß wir der Psychoanalyse die Einsicht verdanken, daß wir alle mehr oder weniger Tendenzen einer „latenten Kriminalität" in uns haben und daß daher die Kluft zwischen dem braven Staatsbürger und Vertreter von "Law and order" und dem Abweichenden und Rechtsbrecher gar nicht so groß ist, wie es äußerlich erscheint.

Über die Bewährungshilfe wurde bereits gesprochen. Therapeutische Bemühungen im Strafvollzug sollen die negativen Auswirkungen einer Haft in bezug auf die psychosoziale Prognose wenigstens etwas herabsetzen. Grundsätzliche Reformen in unserem Rechtswesen wären zweifellos wichtiger als eine therapeutische Bemühung am Rande eines zweifellos pathogenen Systems (siehe Rudas, in Strotzka (Hrsg.), 1980).

3.4.3. Sucht und Abhängigkeit

Seit Jahrhunderten verwendet die Menschheit rausch- und abhängigkeitserzeugende Drogen. Alkohol steht dabei seit eh und je sowie bis auf weiteres im Vordergrund, in anderen Regionen waren es Opium, Haschisch, Betel, Coca, Nikotin, Mescalin. Es gab einen gekonnten Gebrauch, oft als Ritual, man braucht nur an Wein und Brot im Sakrament des Altares denken. Diese Drogen vermittelten Lust, Geselligkeit, Entspannung, Vergessen, aber auch Abreaktion und Ausagieren.

Der Mißbrauch, die Abhängigkeit davon und die Sucht, schufen aber zunehmend körperlichen, psychischen und sozialen Verfall. Die weite Verbreitung hatte zunehmend die Einsicht zur Folge, daß es sich um eine behandlungsbedürftige Verhaltensstörung handelt. Die Frage, ob man dabei mit einer Krankheit sui generis konfrontiert ist, oder mit einer Folgestörung etwa einer Neurose oder Charakterstörung, ist wahrscheinlich nicht generell zu beantworten, wäre aber jeweils für Therapie und Prophylaxeplanung wichtig.

Abhängigkeit ist aber nicht nur auf Drogen beschränkt. Es gibt z.B. eine Freßsucht, eine Hörigkeit gegenüber Personen, Sport- und Sammelleidenschaft und das pathologische Wetten und Spielen.

Es wurde schon darauf hingewiesen, daß solche Abhängigkeiten als Ausdruck einer Persönlichkeit, die ihre Autonomie und Identität nicht gefunden hat, schon immer bestanden haben. Verschiedene Faktoren haben nun dazu beigetragen, daß der Zustand, insbesondere auf Alkohol, die neuen Drogen, Schlaf- und Schmerzmittel bezogen, langsam unerträglich wurde. Es sind dies vor allem die Entfremdung und die existentiellen Ängste, Wert-, Glaubens-, Autoritäts- und Sinnverlust; die Propaganda einer chemischen Industrie, die im Medikament einen Problemlöser zu verkaufen behauptet, andere Konsuminteressen z.B. die der Erzeuger, der (illegalen) Händler usw.

Der heroische Versuch der U.S.A., vor über fast 20 Jahren den Alkohol total zu unterbinden, die Prohibition, ist ja leider katastrophal an einer riesigen Folgekriminalität und einer tiefen und weiten Korruption gescheitert. Zahlreiche Therapieversuche haben gezeigt, daß man die Sucht – bei Alkohol wegen der geringeren Entziehungserscheinungen noch leichter als etwa bei Heroin – kaum ambulant in Einzelbehandlungen heilen kann. Eine Therapiekette von klinischer Entziehung über langdauernde Gruppentherapie in Sonderstationen bis zu einer langdauernden Nachbehandlung ist fast die einzige Möglichkeit. Es ist dabei offenbar relativ belanglos, welche Technik angewandt wird, wenn nur im Personal eine Stimmung des aktiven Optimismus herrscht.

Albert Stunkard, sicher einer der besten Kenner der Fettsucht, sagte mir einmal im Gespräch: „Wenn ich eine Adipöse verstehen will, dann muß ich sie analytisch behandeln, wenn ich sie aber heilen will, dann geht es nur in Gruppen mit verhaltenstherapeutischen Prinzipien wie etwa den Weight Watchers." Wenn einmal einer süchtig geworden ist, dann scheint eine Rückkehr zu sozialem Trinken oder mäßigem Gebrauch nicht mehr möglich zu sein und nur totale Abstinenz einen Rückfall verhindern zu können.

Auch beim Alkoholismus hat sich die Selbsthilfegruppe des Alcoholic Anonymous am besten bewährt. Wahrscheinlich brauchen wir aber auch noch andere Formen von Selbsthilfegruppen, die noch einen anderen Stil anbieten als die Pseudoreligiosität des Alcoholic Anonymous.

Mit entsprechenden Variationen läßt sich das gleiche über die neuen Drogen sagen. Eine Freigabe von Haschisch, wie vielfach empfohlen, scheint mir deswegen gefährlich und nicht zu empfehlen, da wir damit aufgrund der unvermeidlichen Kommerzialisierung einen neuen riesigen Markt in Kauf nehmen müßten, wie wir ihn schon beim Alkohol und Nikotin haben.

3.4.4. Borderline-Therapie

In den 40 Jahren meiner psychotherapeutischen Tätigkeit, davon 25 Jahre als ausgebildeter Psychoanalytiker, haben sich in den letzten 15 Jahren Patienten deutlich vermehrt, die in kein Schema von Neurose oder Psychose paßten und besonders schwierig zu behandeln waren. Zur gleichen Zeit nahmen in der Literatur auch die Berichte darüber zu, vor allem Kernberg (1978) erwies sich als hilfreich zum Verständnis und für den therapeutischen Zugang. Ich folge hier der letzten deutschen Zusammenfassung von Frau *Rohde-Dachser* (1979):

„Borderline" meint ein eigenständiges psychisches Krankheitsbild, das phänomenologisch im Grenzbereich von Neurose, schwerer Charakterstörung und Psychose angesiedelt ist, sich differentialdiagnostisch aber hinreichend genau von diesen nosologischen Kategorien unterscheiden läßt. Pathognomonisch ist eine spezifische Pathologie des Ich, die die übrigen psychischen Strukturen in Mitleidenschaft zieht. Diese Ich-Pathologie resultiert aus dem Einsatz archaischer Spaltungsmechanismen und anderer, sich um die Spaltung gruppierenden spezifischen Abwehroperationen zu defensiven Zwecken. Das Borderline-Syndrom stellt eine spezifische Lösungsstrategie für Konflikte im Bereich der Ich-Entwicklung dar, die sich genetisch umschreibbaren Störungen des Loslösungs- und Individuationsprozesses zuordnen lassen, wo Fixierungspunkte für eine spätere pathologische Ich-Regression entstehen, unter welcher das Borderline-Syndrom manifest werden kann."

Die Symptomatik ist äußerst vielfältig: freie und gebundene Angst, Zwänge, bizarre Konversionssymptome, dissoziative Reaktionen, Depersonalisation, Depressionen, verschiedene Sexualitätsvariationen, episodischer Verlust der Impulskontrolle, wechseln sich ab oder kombinieren sich. Denkstörungen und kurze echt psychotische Episoden sind nicht selten. Die Fähigkeit zur Realitätsprüfung ist in der Regel erhalten. Die größte Schwäche der Ich-Grenzen liegt im Bereich der Aggression. Dementsprechend ist auch die Gegenübertragung durch Aggression gefährdert (in der Konfrontation mit einem Riesenanspruch).

Das von *Kohut* (1973) beschriebene Größenselbst ist die Regel. Die passiv-aggressive Haltung manifestiert sich unter anderem im Scheitern am Erfolg.

Kernberg (1978) meint, daß bei den Borderline-Fällen die relativ gesunden Abwehrmechanismen durch die nicht bewältigten archaischen Spaltungsmechanismen in gute und schlechte Selbst- und Objektrepräsentanten ersetzt seien. Hilfsmechanismen sind dabei die primitive Idealisierung, die projektive Identifizierung und Omnipotenzgefühl mit Abwertung der Objekte. Die Spaltung wird mit Hilfe der Verleugnung aufrechterhalten. Das Über-Ich ist grausam sadistisch (Kastrationsangst und böse Objektrepräsentanzen), hingegen ist das Ich-Ideal, aus dem frühen Narzißmus kommend, überidealisiert.

Die Theorien über die Psychogenese des Borderline-Syndroms sind zu kompliziert, um hier wiedergegeben zu werden. Christa Rohde-Dachser (1979) bringt einen guten Überblick. Alle Konzepte geben aber keine Antwort, warum aus den gleichen psychodynamischen Wurzeln keine Schizophrenie entstanden ist; hier handelt es sich offenbar doch um konstitutionelle Dispositionen.

In der Therapie ist alles zu vermeiden, was den gesunden Anteil der Abwehr des Patienten weiter schwächt. Rohde-Dachser (1979) gibt dazu folgende Technik-Empfehlungen (S. 182):

„– Variables, den jeweiligen Bedürfnissen des Patienten angepasstes Setting
– Durchführung der Therapie in der Regel im Sitzen

- Steuerung der inhaltlichen Mitteilungen des Patienten in der Richtung eines verbesserten Realitätsbezuges anstelle der Aufforderung zur freien Assoziation
- Ausgiebige Information des Patienten über die Art seiner Krankheit, über den Sinn des jeweils gewählten therapeutischen Settings und des technischen Vorgehens des Analytikers, und über psychodynamische Zusammenhänge
- Verbesserung des Arbeitsbündnisses durch Forcierung der positiven Übertragung (z.B. dadurch, daß der Analytiker eindeutig für den Patienten Partei ergreift)
- Schnelles Unterbrechen von Schweigepausen
- Wiederkehrende verbale Bestätigungen, daß die Abstinenz des Analytikers keine Ablehnung des Patienten bedeute, und wiederkehrende verbale Versicherungen, daß der Analytiker die Integrität des Patienten respektiere
- Keine Interpretation der positiven Übertragung
- Aufspüren der abgespaltenen und außerhalb der Therapie agierten negativen Übertragung
- Sorgfältiges Aufspüren der am wenigsten konflikthaften Persönlichkeitsbereiche des Patienten und Konzentration der Deutungen zunächst auf diese Peripherie; Deutung des depressiven Materials in der Regel vor dem paranoiden Material, des Masochismus vor dem Sadismus
- Statt genetischer Deutungen überwiegend Deutungen, die den Realitätsbezug des Patienten verbessern, insbesondere Deutung der pathologischen Abwehrmechanismen in ihrer destruktiven Auswirkung auf diesen Realitätsbezug
- Freimütiges Mitteilen von Gegenübertragungsgefühlen, durch die der Analytiker für den Patienten als eigenständiges Individuum erlebbar wird; sofortige Richtigstellung der verzerrten, oft paranoid getönten Wahrnehmungen der Person des Analytikers (auch durch Beantwortung von Fragen); alsbaldiger Abbau der illusionären Erwartungen gegenüber dem Analytiker, die sich an die primitive Idealisierung knüpfen
- Kontrolle des Agierens des Patienten, gegebenenfalls durch strikte Grenzsetzungen, oder auch durch eine vorübergehende Hospitalisierung
- Notfalls massive Konfrontation des Patienten mit hartnäckig verleugneten Inhalten, insbesondere mit verleugneten realen Gefahren
- Wiederkehrende Bestätigung der grundsätzlichen Liebesfähigkeit des Patienten (und seiner frühen Bezugspersonen); Deutung der Verzerrungen, in denen sich diese Liebesbedürfnisse manifestieren, und Aufzeigen befriedigenderer Möglichkeiten für die Verwirklichung dieser Bedürfnisse
- Entzerren der Bilder von den frühen Bezugspersonen („Entteufelung" und „Entidealisierung") zu realen Menschen mit Vorzügen und Schwächen
- Übersetzung des „Borderline-Dialogs" in wirkliche Kommunikation

– Herausarbeiten der unbewußten Identifikationsphantasie, nach der der Patient seine „Schicksalsneurose“ gestaltet, mit dem Ziel, die Fremdbestimmung durch eine sichere eigene Identität zu ersetzen.“

3.5. Psychosomatik

3.5.1. Allgemeine Einleitung

Neuere Auffassungen des Lebens und besonders von Gesundheit und Krankheit stimmen dahingehend überein, daß eine Trennung von „organisch“ und „psychisch“ ein Kunstprodukt darstellt, das eigentlich nur vertretbar ist, um gezielte Handlungskonsequenzen zu rechtfertigen.

Der Arzt, der vor einem Unfallverletzten steht, wird keinen Augenblick zögern, seine Aufgabe im Organischen zu sehen. Er wird, so gut es möglich ist, die Verletzungen chirurgisch versorgen. Wenn er ein guter Arzt ist, wird er dem Verunfallten, soweit dieser bei Bewußtsein ist, Mitgefühl, Vertrauen und Trost vermitteln und ihn, wieder soweit es die Situation sinnvoll erscheinen läßt, Informationen über die Art seiner Verletzung zukommen lassen, seinen „Informed consent“ zur geplanten Versorgung einholen (etwa in der Frage einer eventuell notwendigen Amputation) und vielleicht noch – vor allem, wenn sie nicht negativ ist – über die Prognose sprechen („Sie werden wieder gehen können“). Damit hat er optimal seine Verpflichtung erfüllt, den Patienten als Ganzheit und als Subjekt, als Partner zu akzeptieren. Nach der Erstversorgung wird man noch die sozialen Konsequenzen besprechen in bezug auf Angehörige, Beruf und dergleichen und versuchen, dort, wo Schwierigkeiten (subjektiv oder objektiv) auftauchen, wenn notwendig subsidiär Hilfe anzubieten, etwa über die Sozialarbeiterin des Spitals oder auswärtige soziale Dienste.

Diese Haltung bezeichnet man aber noch nicht als „psychosomatisch“, sondern sie entspräche der psychotherapeutischen Grundhaltung als Basis ärztlichen Handelns. Falls der Arzt oder Psychologe nach der Erstversorgung aber erfährt, daß schon mehrere Unfälle in der Vorgeschichte auftauchen und die klinischen, psychologischen und präventiven Gedankengänge weiter (in Theorie und Praxis) verfolgt werden, kann man diese Bezeichnung bereits anwenden. Wäre es etwa so, daß bei diesem und früheren Unfällen Alkohol eine Rolle gespielt hätte, so würde der psychosomatisch eingestellte und ausgebildete Chirurg sich nicht damit begnügen, dem Patienten resignierend das Etikett „Alkoholiker" zu verpassen, sondern er würde einen Schritt weitergehen und das Phänomen des Alkoholmißbrauches hinterfragen; je nach dem Ergebnis dieser Exploration müßte er entscheiden, ob er in eigener Kompetenz etwas machen kann und soll oder dem Patienten den Weg zeigen, der weiterhin zu gehen wäre. Ist der Chirurg nach Art der Ausbildung und Belastung mit seiner primären Aufgabe nicht fähig, sich soweit einzulassen, sollte er sich zumindest bewußt sein, daß die rein chirurgische Versorgung oft dem Patienten nicht wirklich auch für die weitere Zukunft helfen kann: er sollte entweder einen Konsiliarius beiziehen oder den Patienten auf die weiteren anderen Behandlungs- oder Betreuungsmöglichkeiten hinweisen. Er sollte aber zumindest wissen, daß scheinbar banale Unfälle, besonders, wenn sie sich häufen, nicht selten Ausdruck unbewußter Selbstbestrafungstendenzen sind oder aus einer Wendung der nach außen blockierten Aggression nach innen abgeleitet werden können.

Ein weiteres Beispiel für die Anwendung oder Nichtanwendung psychosomatischer Konzepte sind die üblichen Anamnesen und die Krankenblattdokumentation. Noch immer sehen sie an den meisten medizinischen Einrichtungen so aus, daß zuerst die gegenwärtigen Beschwerden und der Anlaß zum Kontakt mit der jeweiligen Stelle festgehalten wird; dann der gegenwärtige organische Befund. Zur Vorgeschichte werden sehr kurz die früheren Krankheiten summarisch erfragt und einige Lebensgewohnheiten, von denen man weiß, daß sie Risikofaktoren sind, wie Rauchen und Alkohol. Aber schon dabei kommt im Befragungsstil sehr oft eine resignative Einstellung zum Ausdruck („die Patienten sagen einem auf diesem Gebiet sowieso nicht die Wahrheit"), so daß man auch gar nicht erwarten kann, daß sich der Patient wirklich eröffnet. Dies gilt natürlich nicht nur für die Spitalsanamnese, sondern für jeden Arzt-Patienten-Kontakt.

Meist besteht nicht einmal ein schlechtes Gewissen, daß nicht auf die private, berufliche und soziale Situation eingegangen wird oder auf aktuelle Belastungen, die den Beschwerden vorausgegangen sind, oder gar auf die Stimmung, Angst, Phantasien und Hoffnungen, die mit der Spitalsaufnahme oder dem ersten medizinischen Kontakt verbunden sind. Da einer solchen Forderung immer wieder das Argument entgegengesetzt wird, daß für ein solches Gespräch ja nirgends Zeit wäre, muß sofort darauf eingegangen werden.

Zuvor aber noch eine Bemerkung: tatsächlich wäre ein Abfragen nach diesen Punkten auch falsch, man sollte sie nur im Hintergrund halten und ein freies Gespräch führen; Zuhören ist die wichtigste Form eines korrekten Interviews; eine schwierige Kunst, die gar nicht so leicht zu erlernen ist. Nur mit sehr vorsichtigen Hinweisen sind die wichtigsten Punkte zu erforschen, wenn sie nicht spontan gebracht werden. Ein solcher Dialog erfordert natürlich noch mehr Zeit als eine gezielte Befragung, ist aber viel reicher an wichtiger Information, da er nicht von vorgefaßten Meinungen beeinflußt ist.

Nun aber wirklich zur Zeitfrage! Es ist kein Zweifel, daß die Investition an Zeit in ein gutes Erstinterview viel Zeit in späteren Kontakten mit dem Patienten erspart und daß damit die weitere Patientenkarriere oft in ganz andere und patientengerechtere Kanäle geleitet werden kann, als wenn man ganz an der Oberfläche bleibt. Z.B. mag es sein, daß eine Operation vermieden werden kann, die in Wirklichkeit nur dem neurotischen Verstümmelungsbedürfnis des Patienten und unter Umständen dem Bestätigungsbedürfnis des Chirurgen gedient hätte, um diese Tendenz möglichst freundlich zu interpretieren. Es ist auch zu erwarten, daß der Mehraufwand an Zeit auf die wirklich relevanten Zusammenhänge der Störungen beim Patienten hinweist und dadurch eine psychosoziale Intervention auslöst, die neben die organisch-medizinische tritt oder sie sogar ersetzen kann. Es ist weiter nicht selten, daß dadurch viel Geld für unnötige Untersuchungen und kurative Aktivitäten erspart wird. Diese Ersparung ist paradoxerweise aber nur dann zu erwarten, wenn für ein solches Gespräch so honoriert wird, wie etwa zumindest eine Laboruntersuchung. Denn nur dann kann, im Großen gesehen, erwartet werden, daß die Ärzte den Zeitaufwand aufbringen. Eine Tranquilizerverschreibung ist natürlich viel schneller und weniger belastend für den Arzt. Sie löst aber häufig eine Fehlerkette aus, die unendlich teuer werden kann und dem Patienten nicht wirklich hilft.

Ein weiteres typisches Fallbeispiel mag die Situation beleuchten. Ein 40jähriger Mann bekommt plötzlich ohne erkennbare Auslösung schwere Tachykardien und Herzschmerzen mit Todesangst, wobei der Patient und seine Angehörigen gleicherweise wie der erste Arzt, der gerufen wird, überzeugt sind, daß es sich um einen Infarkt handelt. Die Durchuntersuchung ergibt einen normalen Befund, der Patient begnügt sich fürs erste mit der Erklärung, daß es „nur die Nerven" gewesen seien. Bei den Wiederholungen ergibt sich aber eine tiefe Ratlosigkeit, wie konnte es sein, daß solche Existenzvernichtungsgefühle einerseits keine faßbaren Ursachen hätten und daß offenbar die Medizin machtlos war, ja, daß die Ärzte ein seltsames Gehabe an den Tag legen, als ob man ihn für einen Simulanten hielte. Das normale Verhalten ist daher, daß er seinen bisherigen Ärzten mißtraut und entweder immer angesehenere und teurere konsultiert oder sich Kurpfuschern zuwendet. Es ist in Mitteleuropa eher die Regel, daß er erst sehr spät, wenn schon paranoide Kämpfe sich abgespielt haben und er unter hohen Dosen Tranquilizern steht, an einen Psychotherapeuten gewiesen wird.

Dort hängt sein Schicksal davon ab, ob es ihm noch gelingen kann zu vertrauen, und ob der Therapeut bereit und fähig ist, den oft sehr großen Einsatz an Zeit, Energie und sehr subtiler Einfühlung aufzubringen, der notwendig ist. Ergibt sich dieser Glücksfall, dann ist mit großer Sicherheit zu rechnen, daß geholfen werden kann. Welche Technik angewendet wird, hängt natürlich von der Ausbildung und Erfahrung des Therapeuten ab.

Wir haben bis jetzt nichts über die Vorgeschichte des Patienten erfahren und über die Problemlage. Wir wissen nichts über seine Konflikte. Idealerweise sollte der an den Psychotherapeuten Zuweisende so viel Information und Kenntnis besitzen, daß er ungefähr weiß, ob ein Verhaltenstherapeut oder ein tiefenpsychologisch Arbeitender geeigneter wäre, und der Patient sollte bereits soweit sein in der Erkenntnis, daß er die Psychogenie seines Leidens wenigstens als Möglichkeit akzeptieren kann. Die Zuordnung zur Verhaltensmodifikation wäre dann indiziert, wenn das Leiden möglichst rein monosymptomatisch ist und sich eine Angstskala (-hierarchie) konstruieren läßt, die Zuordnung zur Psychoanalyse, wenn eine erhebliche Fähigkeit zur Introspektion gegeben ist und auch der Patient einen Zusammenhang mit Kindheitserfahrungen zumindest ahnt. Eine Familientherapie wird man empfehlen, wenn die Familiendynamik von allen Beteiligten als denkbar empfunden wird und eine Bereitschaft für dieses Konzept wenigstens angedeutet ist.

Bis jetzt haben wir von Psychosomatik nur in dem Sinne gesprochen, daß der Arzt, respektive die Gesundheits- und Sozialdienste, sich bewußt sind, daß alles Geschehen im menschlichen normalen und pathologischen Bereich in einem Systemzusammenhang zu verstehen ist, bei dem prinzipiell organische und psychosoziale Faktoren miteinander vernetzt sind und Innen- und Außenwelt ineinander übergehen. Während die Organmedizin versucht, sich die psychozozialen Faktoren vom Leib zu halten, weil sie sich auf diesem Gebiet hilflos und überfordert fühlt, bedeutet die Psychosomatik eine Grundhaltung, den kranken Menschen in seiner Ganzheit zu sehen, den Patienten als Subjekt, als gleichberechtigten Partner zu akzeptieren und besonders die Gedankengänge der Psychotherapie anzuwenden.

3.5.2. Die sogenannten „psychosomatischen Krankheiten"

Eine Reihe von Krankheitsbildern sind im Laufe der Jahrzehnte, in denen dieser Begriff vermehrt diskutiert wird, in den Vordergrund getreten als besonders typisch für psychosomatische Zusammenhänge:

1. Die Geschwürserkrankungen des Magens (Ulcus ventriculi und duodeni)
2. die Geschwürserkrankungen des Darmes (Morbus Crohn und Colitis ulcerosa),
3. Koronarerkrankungen, Herzinfarkt, Hypertonie,
4. Asthma bronchiale,
5. Immunstörungen (Herpes, alle allergischen Erkrankungen),
6. Neurodermitis,
7. rheumatische Erkrankungen,
8. Anorexie,
9. Fettsucht, Diabetes.

Bevor wir diese Krankheitsgruppen in ihrer jeweiligen Problematik diskutieren, sei darauf hingewiesen, daß verschiedene Theorien miteinander konkurrieren:

1. Bei jeder Krankheit gäbe es eine *spezifische Persönlichkeitsstruktur* (*Flanders Dunbar*, 1940) oder eine spezifische *Konflikt-*

lage (*Alexander*) oder einen spezifischen *Auslöser* oder eine spezifische *Organminderwertigkeit.*

2. Das Zustandekommen dieser Leiden ist jeweils unspezifisch durch eine Konstellation verschiedener Faktoren zu verstehen, wie sie etwa von Ringel und uns selbst vertreten wird.

3. Ein wirklicher Fortschritt in der Psychosomatik sei nur durch eine Fortsetzung neuro- und psychophysiologischer Forschung zu erreichen, wobei auf die Integration in der Substantia grisea und dem limbischen System besonders zu achten ist.

4. Theorien der Alexithymie (*Sifneos*) und des operativen Denkens (*M. Uzan, Merty, Stephanos*).

5. Theorien, die auf dem Streßkonzept beruhen.

6. Verschiedene psychoanalytische Theorien wie *Engel* (Hilflosigkeit), *Max Schur* (Somatisation, De- und Resomatisation), *Mitscherlich* (Zweistufen Abwehr), symbiotische Objektbeziehung (*H. E. Richter*), Familienpsychosomatik (*Stierlin*), schließlich muß man sich mit dem Konversionskonzept (Rangell) befassen.

Wir folgen nun der ausgezeichneten und ausgewogenen Zusammenfassung von Bräutigam und Christian (2. Aufl., 1975).

Zur Frage der Risikopersönlichkeit des *Herzinfarktes* zeigen die beiden Autoren z.B. ein übereinstimmendes Bild aus der klassischen Psychologie (Schema 8):

Sheldon (Somatotonie)	Eysenck (Extraversion)	Cattell (Faktoren A^+, H^+, F^-)		Rosenman (Typ A)
aktiv	aktiv	unternehmungslustig	→	geistige und physische Beweglichkeit
tatkräftig expansiv	Reizhunger	gerät gern in den Lebensstrom	→	hastige Lebensweise
abenteuerlustig Vorliebe für Risiken	leicht erregbar impulsiv risikofreudig	impulsiv, emotional expressiv	→	ungeduldig – impulsiv
energisch strebsam	soziabel	gesellig	→	Streben nach Erfolg und soziale Billigung
kühne, offene Lebensart	instabil, unkontrolliertes Temperament	häufiger Stimmungswechsel, argwöhnisch besorgt	→	gespannt, zwanghaft

Schema 8. *Risikopersönlichkeit beim Herzinfarkt.* (Aus: Bräutigam, W., Christian, P.: Psychosomatische Medizin, 2. Aufl., 1975, S. 137)

Beim *Asthma bronchiale*, wo infektiöse, allergische und psychodynamische Faktoren eine Rolle spielen, wurde in der Regel auf Mutterkonflikte hingewiesen. Die Mütter sind zu ihren Kindern meist ambivalent, verführerisch und ablehnend, sexuelle Wünsche der Kinder werden mißbilligt. Das Symptom wird meist als unterdrücktes Weinen interpretiert oder auch unterdrückte Wut und als Angstschrei. Die Patienten sind häufig zwanghaft.

Magenkranke sind auf Zuwendung und Verwöhnung (Fütterung) ausgerichtet. Passiv-orale Wünsche und infantile Abhängigkeit überwiegen.

Bei der *Colitis ulcerosa* sind fast immer Verlust- und Trennungserlebnisse die Auslösung. Die Väter sind meist hart und dominierend, die Mütter besonders an der Kontrolle des Stuhlgangs interessiert und unterdrücken jede Aggression. Die Patienten sind oft Erstkinder, die mit Verantwortung überlastet sind.

Eine besonders interessante und viel untersuchte Krankheit ist die *Anorexia nervosa* (Pubertätsmagersucht), die fast nur Mädchen befällt und bei schweren Fällen bis zum Tod führen kann. Fast immer findet sich dabei eine Amenorrhoe und Obstipation. Erbrechen wird oft künstlich herbeigeführt, Abführmittel werden oft in groteskem Ausmaß mißbraucht. Die Ambivalenz zur Nahrungsaufnahme zeigt sich in den immer mit schweren Schuldgefühlen verbundenen Freßausbrüchen. Der psychologische Hintergrund ist regelmäßig die Ablehnung der Frauenrolle und damit verbunden der weiblichen Körperformen, ebenso ist die negative Einstellung zur Sexualität charakteristisch. Heinrich Meng hat an diesem Krankheitsbild sein Konzept der Organpsychose entwickelt, das unverändert aktuell ist. In schweren Fällen kommt man ohne stationäre Behandlung mit Sondenernährung nicht herum, Familientherapie (Minuchin, Selvini) ist heute die Therapie der Wahl.

Eine sozialmedizinisch besonders wichtige psychosomatische Störung ist die *Adipositas*. Das Essen ist die am tiefsten in die Persönlichkeit verankerte Ersatzbefriedigung. Nach Hilde Bruch sind die Eltern überprotektiv und überpossessiv und haben ihre Kinder oral verwöhnt. Hier – wie übrigens bei fast allen anderen psychosomatischen Erkrankungen – spielen natürlich auch hereditär-konstitutionelle Momente eine Rolle (*Schepank*, 1971).

Viele Hautkrankheiten (Ekzem, Neurodermitis) hängen mit

der Unfähigkeit der Mütter zusammen, eine liebende körperliche Zuwendung und Zärtlichkeit ihren Kindern zu geben. Wir finden bei den Betroffenen einen Konflikt zwischen Exhibitionismus, Schuld und Masochismus.

Beim großen Formenkreis des Rheumatismus ist vor allem die *rheumatoide Arthritis* deutlich psychisch beeinflußt. Nach Bräutigam und Christian sind es vor allem drei Charakterzüge, die typisch sind (S. 293):

„a) ein zwanghafter Zug mit Übergewissenhaftigkeit, Perfektionismus, und scheinbare Fügsamkeit, verbunden mit der Neigung, alle aggressiven und feindseligen Impulse wie Ärger oder Wut zu unterdrücken,

b) ein masochistisch-depressiver Zug mit einem starken Bedürfnis nach Selbstaufopferung und übertriebenem Helferwillen, verbunden mit übermoralischem Verhalten und Neigung zu depressiven Verstimmungen,

c) ein starkes Bedürfnis nach körperlichen Aktivitäten vor Ausbruch der Erkrankung (Leistungssport, intensive Arbeit im Haushalt, Garten usw.)."

Unauffälligkeit, Geduld und Bescheidenheit werden fast regelmäßig beschrieben. Vor der Erkrankung waren die Patienten meist hyperaktiv. In der Vorgeschichte finden wir oft Einschränkungen der körperlichen Freiheit.

Kopfschmerzpatienten (sowohl beim Spannungskopfschmerz als auch bei Migräne) sind sehr ehrgeizig und zeigen ein sich überforderndes Leistungsstreben.

Die Beschreibung der übrigen Bilder und ihre genauere Ausgestaltung in der Literatur kann besonders bei Uexküll (1979) und Jores (1973) nachgelesen werden.

3.5.3. Das Streßkonzept

Seit der Formulierung des Streßkonzeptes durch Selye als ein generelles biologisches Konzept der Anpassung an Belastungen (1951) hat dieser Begriff als ein neues Paradigma die Medizin wesentlich beeinflußt. Unzählige Arbeiten sind über dieses Thema entstanden. Der Streßforscher Levi mit seinem Forschungsinstitut in Stockholm hat sich dabei besonders verdient gemacht, ihm verdanken wir unter anderem das sinnvolle Konzept des „Disstreß" als pathogenes Prinzip.

In der modernen Psychosomatik haben *Schaefer* und *Blohmke* (1977) anhand der Koronarkrankheiten sich besonders mit dem psychosozialen Streß befaßt. Ihr Schema für den Herzinfarkt gibt ein klares Bild der Zusammenhänge (Schema 9):

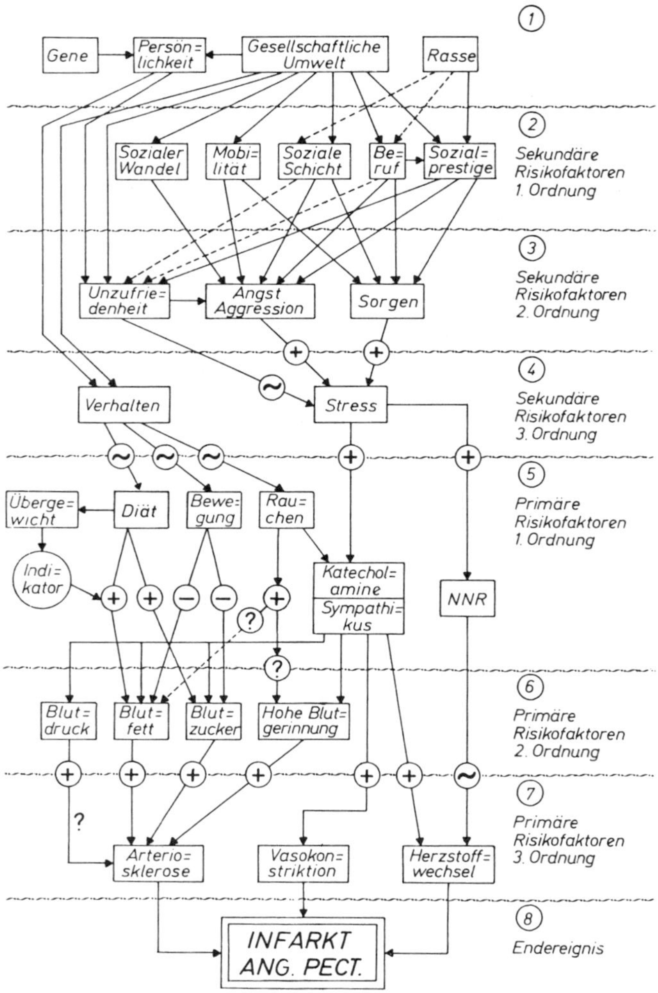

Schema 9. *Schema für den Herzinfarkt.* (Aus: Schaefer, H., Blohmke, M.: Herzkrank durch psychosozialen Streß, S. 176. Heidelberg: Hüthig. 1977)

In ihrem System unterscheidet man (a.O., S. 178):

„ *a) Risikofaktoren*, also solche meßbaren Daten, die einen risikoträchtigen Vorgang (Gefäßveränderung, myokardiale Gefährdung durch Eingriffe in den Stoffwechsel) direkt auslösen.

b) *Risikoindikatoren*, also solche Meßdaten, welche auf die Wirksamkeit oder die schon erfolgte Schädigung von Herz und Gefäßen hindeuten, ohne selbst etwas zu bewirken (wie z.B. das EKG oder Übergewicht).

c) *Primärfaktoren*, also solche Risikofaktoren, welche eine unmittelbare Wirkung auf Herzmuskel und Gefäße ausüben. Primärfaktoren sind Risikofaktoren. Für die Entwicklung einer KHK *) durch Soziogenese sind folgende primäre Risikofaktoren bekannt: Blutdruck, Blutfette, Harnsäure, Katecholamine, Blutzucker, Aktivierung des Sympathikus, erhöhte Tätigkeit der Nebennierenrinde.

d) *Sekundärfaktoren*, also solche Faktoren, welche selber erst zu ihrer Wirksamkeit einen Primärfaktor auslösen müssen. Sie sind dabei selber durchaus ebenso Risikofaktoren wie die Primärfaktoren, Jenkins (1971) hat sie „precursors", Vorläufer der KHK, genannt. "

Die sekundären Risikofaktoren sind (a.a.O., S. 178):

„ 1. risikoreiches Verhalten (Rauchen, Alkohol, Bewegungsarmut, Überernährung)

2. der soziale Wandel

3. die soziale Schicht, das soziale Prestige, das Bildungsniveau

4. die Mobilität der Bevölkerung

5. Sorgen, Angst und Streß, insbesondere in Form einer Lebenskrise oder einer emotional belastenden Lebenserfahrung in Familie und Privatleben

6. berufliche (insbesondere emotionelle) Belastungen

7. Arbeitsunzufriedenheit

8. die Persönlichkeitsstruktur, insbesondere der sogenannte A-Typ. "

Die enormen Zuwachsraten des Herzinfarktes in der Bundesrepublik hängen entscheidend mit der Zunahme der Industrialisierung mit all ihren Folgen zusammen (a.a.O., S. 181):

„Die emotional wirksamen Faktoren mag man unter dem Schlagwort des psychosozialen Streß zusammenfassen. Man darf nicht vergessen, wie vielfältige Aspekte solch ein Streß-Konzept liefert. Sie reichen von den emotionalen Reaktionen auf eine sich wandelnde soziale Welt bis zu den Reaktionen auf die alltägliche Umwelt in Beruf und Familie. In dieser Auseinandersetzung ist die Persönlichkeit deshalb der dominierende Faktor, weil von ihr der Grad der Emotionalität dieser Reaktionen abhängt."

---

* KHK bedeutet Koronare-Herz-Krankheit.

3.5.4. Die Konversion

Freud schien es sein ganzes Leben ein ungelöstes Problem, wie der Übersprung von psychischen Konflikten in körperliche Erscheinungen zu erklären sei. Es ist klar, daß monistische Theorien (alles ist Seele (Geist) – Spiritualismus – oder alles ist Körper – Materialismus –), ebenso wie die Identitätstheorie (es handelt sich um zwei Seiten des gleichen Problems und Wechselwirkungen) zwar Antworten gestatten, die aber alle etwas undifferenziert und global und ein wenig ideologisch wirken. Wirklich wissenschaftlich befriedigend konnten sie nicht sein. Erst der systemtheoretische Zugang konnte die Vernetzung des Informationsflusses zwischen verschiedenen Ebenen der Organisation von anorganisch bis sozial verständlich machen.

Uexküll und *Wesiak* (1979) fassen die Frage folgendermaßen zusammen (S. 70 f.):

„1. Die befruchtete Eizelle ist ein System, das sich zunächst nach angeborenen Programmen und ohne die Aufnahme von Beziehungen zur Umgebung zu dem System „Körper“ entwickelt. Dieses System kann daher als relativ geschlossenes System beschrieben werden.

2. Während der intrauterinen Entwicklung kommt es durch fortschreitende Arbeitsteilung zu einer Differenzierung, die eine immer stärkere „Mechanisierung“ des Systems „Körper“ bedeutet. Demgegenüber ist der psychische Apparat bei der Geburt noch weitgehend undifferenziert und offen.

3. Der Umschlag von der relativ geschlossenen zur offenen Systemform wird durch Bedürfnisse (Triebe) erzwungen, die nicht mehr innerhalb des Systems „Körper“ befriedigt werden können. Er bedingt Anpassungsprobleme.

4. Als offenes System bildet der Körper mit Teilen seiner Umgebung (als Umwelt bzw. individuelle Wirklichkeit) ein Suprasystem.

5. Dieses Suprasystem besteht aus zwei verschiedenartigen „Subsystemen“ bzw. „Kompartimenten“: Einem weitgehend mechanisierten, relativ starren – dem Körper – und einem weitgehend variablen, flexiblen – der Psyche.

6. Beide gehören System – bzw. Integrationsebenen verschiedener Komplexität an. Die Beziehungen zwischen diesen beiden Ebenen stellen sich als „Bedeutungskoppelungen“ dar.

7. Die Entwicklung des Subsystems „Körper“ erfolgt bei den höheren Säugetieren nur zum Teil intrauterin – beim Menschen sogar zum großen Teil extrauterin im sogenannten „sozialen Uterus“. Dadurch gewinnen bereits im Subsystem „Körper“ neben den angeborenen auch erlernte Programme enorme Bedeutung.

8. Angeborene und erworbene Programme befähigen lebende Systeme, die Informationen, auf die sie angewiesen sind, adäquat zu beantworten.

9. Organismen sind „primär aktive Einheiten", die zeitweise als relativ geschlossene, meist aber als offene Systeme funktionieren.

10. Unser Vorschlag zur „Lösung" des für medizinische Modelle relevanten Aspekts des Leib-Seele-Problems ist das Konzept der „Bedeutungskoppelung", die den Umschlag von der relativ geschlossenen in die offene Systemform ermöglicht und zwei verschiedene Integrationsebenen verbindet."

In der klassischen Psychoanalyse hat man unter *Konversion* die symbolische Übersetzung von Triebansprüchen, Konflikten und Ambivalenzen in das sensomotorische System verstanden und den Ausdruck mehr oder weniger mit Hysterie gleichgesetzt (den dissoziativen Teil der Hysterie, wie Ausnahmezustände, beiseite lassend). Dynamisch wurde eine phallisch-ödipale Fixierung angenommen.

Demgegenüber wurde von Freud ein zweiter Weg der Umsetzung chronischer psychischer Spannung direkt in körperliche Symptomatik angenommen, dem kein symbolischer Darstellungscharakter zukommt, die *Organneurose*. Neuerdings wurde bei den psychosomatischen (also körperlich-faßbaren) Krankheiten angenommen, daß hier eine Unfähigkeit vorliege, psychische Probleme anders als rein *körperlich* auszudrücken.

Diese reinliche Trennung läßt sich aber klinisch nicht aufrechterhalten. Sicher ist, daß es körperliche Erscheinungen gibt, deren Symbolcharakter unbestreitbar ist, aber sie betreffen auch Bereiche des Vegetativums und nicht nur Muskel- und Sinnesorgane. Wenn etwa ein Kind vor der Schule erbricht, dann handelt es sich unverkennbar um eine symbolische Darstellung, genauso wie bei einer hysterischen Lähmung oder Blindheit, Taubheit oder Unempfindlichkeit. Die prägenitalen Konversionen (z.B. Tics) müssen hier ebenfalls erwähnt werden.

Aber auch bei den Organneurosen, wie bei der Herzneurose, kann man sich streiten, ob nicht die Herzbeschwerden, gerade wegen der Organwahl des Herzens als dem Angstausdruck besonders nahestehend, ein Angstsymbol sind.

Die *Organwahl* bei allen psychophysischen Erscheinungen ist ja offenbar überdeterminiert. Es kann sich

1. um eine angeborene oder erworbene Organminderwertigkeit handeln.

2. Das Organ kann sich besonders zum Ausdruck bestimmter

Konflikte eignen (wie das Herz für Angst, der Darm für Zurückhalten wollen usw.)

3. Es können zeitliche Korrelationen bestehen (gleichzeitige Krisen im körperlichen und psychischen Bereich).

4. Es können Zusammenhänge mit dem Wechsel libidinöser Besetzungen erogener Zonen bestehen – z.B. Traumatisierung während der oralen, analen oder genitalen Phase.

5. Aktuelle Erlebnisse und Erwartungen (etwa Tod einer nahestehenden Person an einer bestimmten Erkrankung, die dann ebenfalls befürchtet wird).

Obwohl die Schule *Franz Alexanders* einen hohen Grad von Vorhersagegenauigkeit auf der Basis der Spezifität psychosomatischer Krankheit erreicht hatte, scheint sich heute die Meinung fast aller Forscher eher der Unspezifität zuzuwenden.

3.5.5. Das operative Denken

Annähernd gleichzeitig in den sechziger Jahren hat Sifneos in Boston die Alexithymie beschrieben und in Frankreich die schon erwähnte Gruppe, das „Pensée operatoire". Es war ihnen aufgefallen, daß körperlich Kranke auf dem Boden der Psychogenie eine ganz eigentümliche Wesensstruktur haben, wobei zuerst der Mangel an Phantasie auffiel. Diese Patienten assoziieren nicht, sind an der Person des Therapeuten uninteressiert, Deutungen kommen nicht an, dabei hat man den Eindruck, daß es sich nicht um Widerstand handelt oder daß der Patient zwanghaft abwehrt. Die sogenannte „projektive Reduplikation" kann am besten beschrieben werden als „Ich bin wie Jedermann". Dadurch entsteht ein nivellierter, unendlich reproduzierbarer Menschentyp. Er ist mit einem schematischen Über-Ich identisch, das zu Konformismus neigt. Die Patienten reagieren stereotyp. Das Handgreifliche, Konkrete, Mechanische ist überbesetzt.

Es ist begreiflich, daß die Gegenübertragung bei solchen Patienten erheblich strapaziert ist.

Kritiker, wie Cremerius, haben gemeint, daß dieses Phänomen ein Kunstprodukt sei, das mit der sozialen Schicht der Patienten und einem zu mechanischen Interviewstil zusammenhängen könne. Zweifellos findet man solche Typen auch ohne psychosomatische Symptomatik. Jedenfalls handelt es sich um eine interessante Forschungsaufgabe.

3.5.6. Die Therapie

Die Besonderheit psychosomatischer Krankheit bedingt, daß man hier sehr oft eine lege artis organische Therapie mit Psychotherapie verbinden muß. Es ist von Seite der Psychotherapeuten oft gesagt worden, daß eine Milderung des Leidensdruckes durch eine solche Behandlung die Motivation zu einer Psychotherapie herabsetzt und daß sie daher zu unterlassen wäre. Dies gilt aber nur für Neurosen; bei echten körperlichen Krankheiten ist eine solche Strategie unter Umständen sehr gefährlich und müßte sehr gut überlegt werden.

Die Frage, ob der Psychotherapeut mit dem organischen Behandler identisch sein soll, ist schon meist von der Qualifikation her zu verneinen. Es sollte aber eine gute Kooperation und gegenseitiges Verständnis zwischen beiden garantiert sein.

Die nächste Frage nach der Art der Psychotherapie ergibt sich nach den jeweiligen Voraussetzungen der Patienten-, Therapeuten- und Situationsvariablen. Eine klassische Psychoanalyse ist oft unmöglich. Verhaltenstherapie und stützende Psychotherapieformen sind in der Regel eher angezeigt. Eine globale Antwort auf die Frage nach der Differentialindikation ist meist nicht möglich.

Zur Organisation der psychosomatischen Medizin wäre abschließend noch zu sagen, daß es besser ist, den Allgemeinpraktiker, respektive den Facharzt der verschiedenen Disziplinen (eventuell durch Balintgruppen) in Psychotherapie auszubilden, als den Organmedizinern einen psychosomatischen Konsiliarius zur Seite zu stellen, auf den nach bewährter Manier das „Seelische" abgeschoben wird, um weiter ungestört sich allein mit dem „Organischen" zu befassen (Overbeck, 1978).

3.6. Psychotherapie bei Alter, schwerer Krankheit, mit Sterbenden und bei Suizid

3.6.1. Alter

Daß Psychotherapie für alte Menschen trotz mancher positiver Veränderungen in den letzten Jahren (*Radebold, Petzold, Lehr*), noch immer so selten angewandt wird, hat viele Gründe.

1. Handelt es sich um das verbreitete Mißverständnis, Psychotherapie mit *Psychoanalyse* gleichzusetzen. Denn zweifellos ist es richtig, daß diese besondere Form der Psychotherapie für alte Menschen kaum anwendbar ist. Es liegt nicht nur darin, daß eine Zukunftsperspektive bestehen muß, wenn man die Vergangenheit durcharbeiten will, um Fehlentwicklungen zu korrigieren. Sicher war Freud zu pessimistisch, wenn er vierzig Jahre als Grenze für eine Psychoanalyse angenommen hat, aber natürlich bestehen Einschränkungen in der Anwendung nach oben.

Etwas anderes ist allerdings das *psychoanalytische Verständnis* für die Form der Regression und dessen, was vordringlich vergessen (oder verdrängt) wird, wodurch der Therapeut begreift, was im Altersabbau psychodynamisch vor sich geht. Versuche mit Narkodiagnose bei traumatischen Amnesien (Strotzka, Internationaler Kongreß für Psychiatrie 1950, Paris) haben erwiesen, daß um den organischen Ausfall häufig ein psychogener Hof besteht, der leicht aufhellbar ist. Bei der beginnenden Demenz ist ähnliches nachzuweisen. Eine alte Dame wird z.B. von drei Personen besucht, bei einer, die ihr sympatisch ist, gelingt eine Konversation so gut, daß man kaum bemerkt, daß schon eine erhebliche Orientierungsstörung und Verwirrung besteht, die Fassade kann noch gut aufrechterhalten werden. Bei der zweiten wird dieselbe schon beim Eintreten verkannt und mit einer längst verstorbenen Jugendbekanntschaft verwechselt, ein Kontakt ist kaum möglich. Schon die Wahl der Verkennung ist eine herzhafte Beleidigung wegen der Eigenschaften, die dieser Person zugeschrieben wurden. Bei der dritten schwankt der Zustand je nach Stimmung und Einstellung.

2. Das, was nötig ist, wird oft nicht als Psychotherapie definiert. Zum Beispiel schlichte *Orientierungshilfe*. Ein Patient sagte einmal: „Die Psychiater sind aber schon recht verwirrt!" Auf die Frage: „Wieso?" sagte dieser Patient: „Sie fragen uns immer nach Datum und Zeit und was sich in der Welt tut. Dabei haben wir weder Uhr noch Kalender im Zimmer und die Zeitungen sind oft alt." Ein ständiges geduldiges Hinweisen auf die Realität ist eine entscheidend wichtige Orientierungshilfe, die gestattet, angepaßt zu bleiben oder zu werden. Besonders Angehörige und nicht ausgebildete Pflegepersonen neigen dazu, narzistisch gekränkt zu sein, wenn die Patienten das, was man ihnen gerade gesagt hat, sofort wieder vergessen, und fürs erste unbeirrbar und stur sich „unver-

nünftig" verhalten. Es ist offenbar für den Laien, besonders wenn er den Patienten früher gekannt und geschätzt hat, fast eine Beleidigung, daß der älter gewordene eben nicht mehr dem Idealbild früherer Zeiten entspricht, das man vielleicht geliebt hat und von dem man sich schwer trennt.

3. Die nächste Einstellung, die psychotherapienahe ist, wäre dann *Geduld*. Es ist immer erstaunlich, wie dann doch – offenbar vom Patienten als relevant empfundene – Informationen hängenbleiben und Handlungen beeinflussen.

4. Am wichtigsten jedoch ist *Sympathie* (und zwar mit dem Rogersschen Kriterium der *Echtheit*). Diese Forderung ist scheinbar banal und selbstverständlich. Jeder, der mit einigermaßen offenen Augen durch die therapeutische Szene geht, weiß aber, wie sehr es gerade daran mangelt. Ärzte und Schwestern zeigen oft unbewußt, wie sehr es sie vor alten Patienten ekelt, die vielleicht unter sich lassen, entweder für die Pflege zu schwer und zu dick sind oder nur aus Haut und Knochen bestehen. Die wenigsten Menschen sind sich darüber klar, daß ästhetische Urteile traditionelle Vorurteile sind, und daß es eine kopernikanische Wende in der Einstellung zum alten Menschen ist, wenn es einem gelingt, sich vorzustellen, daß man einmal selbst in der gleichen Lage sein wird. Dann wird man toleranter und freundlicher. Ich möchte in Parenthese bemerken, daß die Tendenz mancher moderner Maler und Graphiker, Häßlichkeit und Alter darzustellen (zB Frohner), was viele Beschauer abstößt, vielleicht ein ganz wichtiges Erziehungsmoment eines notwendigen Umdenkens ist.

Ein aufmerksamer Beobachter wird registrieren, daß vieles von dem, was an Paranoia, Boshaftigkeit, Abwehr, Gehässigkeit, Neid, Starrheit, Intoleranz bei manchen Alten feststellbar ist, eine *Reaktion* auf die Distanzierung der Umwelt darstellt. Es handelt sich um einen der vielen Fehlerkreise, die uns im zwischenmenschlichen Kontakt leider nur allzu bekannt sind.

Diese Sympathie, dieses Akzeptieren, muß sich auch im körperlichen Kontakt äußern. Ein Streicheln ist oft ein wichtiges Schmerz- oder Schlafmittel!

5. Und letztlich handelt es sich gerade beim schwerer gestörten Alten um die Erhaltung respektive Wiederherstellung der *Würde* gerade dieses Menschseins, die so sehr durch das Krankheitsbild selbst gefährdet ist. Innere und äußere Bedingungen sind dazu

notwendig. Entscheidend ist der *Ton* der Kommunikation, die auch dem noch so Abgebauten *Respekt* bezeugen sollte. Oft kommt es gar nicht zum Abbau, wenn nicht ein Bruch erfolgt, wie er bei Pensionierung, Einweisung in Institutionen und Verlegungen immer wieder auftritt. Seit Jahrzehnten wissen wir, daß etwa Heim- und Spitalsaufnahmen gefährliche Krisen für die Kompensation sind, und immer wieder werden die gleichen Fehler gemacht, die so leicht mit ein wenig Einfühlung und gutem Willen zu vermeiden wären.

Mit diesen fünf Punkten haben wir die „psychotherapeutische Grundhaltung" beim alten Menschen umrissen. Es bleibt uns noch darauf hinzuweisen, daß in den letzten Jahren ein neuer Modebegriff aufgetaucht ist, dessen Erscheinen man aber nur begrüßen kann, nur ist der Name ziemlich schrecklich: „Interventionsgerontologie" (Baltes, 1978; Lehr, 1979). Man versteht darunter einen optimistischen und aktiven Zugang zur Verbesserung des psychophysischen (und sozialen) Wohlbefindens alter Menschen. Schema 10 veranschaulicht dieses Konzept.

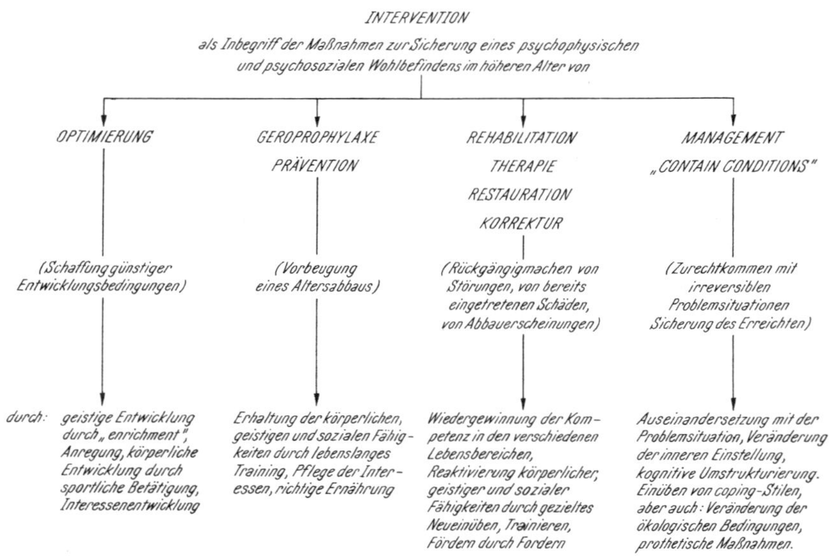

Schema 10. *Konzept der Interventionsgerontologie.* (Aus: Lehr, U., 1979, S. 4)

In Schema 11 finden wir eine detailliertere Darstellung.

Erkenntnisse psychologischer Grundlagenforschung und	praktische Konsequenzen für die Intervention
1. *Korrektur des defizitären Altersbildes* Korrektur der Verhaltenserwartungen, die das Verhalten mitbestimmen	*Voraussetzung für sinnvoll erscheinende Intervention* Anforderungen auch an den älteren Menschen stellen, „Fördern durch Fordern“
2. stärkere Beachtung *differentieller Aspekte* (interindividuelle Unterschiede in den intraindividuellen Verlaufsformen)	*individuelle Interventionsmaßnahmen* (persönlichkeitsspezifisch und situationsspezifisch) Abkehr von allgemeinen „Beschäftigungsprogrammen“
3. Die *mehrfache Determinierung* von Alterszuständen und Alternsprozessen (Beachtung von Vergangenheits-, Gegenwarts- und Zukunftsaspekt) Altern als biologisches Schicksal Altern als soziales Schicksal Altern als finanzielles/ökonomisches Schicksal Altern als epochales Schicksal Altern als ökologisches Schicksal	Intervention (als Optimierung und Prävention) *von Kindheit* an Intervention als *mehrgleisige Maßnahme:* physikalische Intervention/Medikation psychologische Intervention soziale Intervention ökologische/prothetische Intervention
4. Die Bedeutung der kognitiven Repräsentanz, des *subjektiven Erlebens*	detaillierte *Analyse der spezifischen individuellen Situation und der kognitiven Repräsentanz* dieser Situation vor Beginn der Interventionsmaßnahmen

Schema 11. *Erkenntnis und Handeln in der Interventionsgerontologie.* (Aus: Lehr, U., a.a.O., S. 10)

Ein ähnliches System finden wir bei H. Petzold (1979).

Globalziele	Gewährleistung der Selbstregulation und Selbstverwirklichung im Alter		
Richtziele	Prophylaxe	Erhaltung	Restitution
	präventive Interventionen zur Verhindederung des Abbaus oder der Störung von Kompetenzen und Performanz*	konservierende bzw. stabilisierende Interventionen zur Erhaltung vorhandener Kompetenz und Performanz	*reparative* bzw. rehabi litative Interventionen zur Behebung oder Verbesserung geminde ter bzw. gestörter Kor petenzen u. Performa
Grob- und Feinziele	müssen zielgruppen-, person- und situationsspezifisch erarbeitet werden	desgleichen	desgleichen
Inhalte	müssen zielgruppen-, person-, situations- und aufgabenspezifisch erarbeitet werden	desgleichen	desgleichen
Methoden	agogische und medizinische Interventionen wie z.B. Sport, Bewegungsagogik, kognitives Training, Sozial- und Kommunikationstraining, angemessene Ernährung u.a.	agogische und medizinische Interventionen desgleichen konservierende bzw. stabilisierende Therapie	medizinische, psychotherapeutische, soziotherapeutische und ag gische Interventionen desgleichen und übung und/oder konfliktzentrierte Psychotherapie wie z.B. Psychodrama, Gestalt, analyt. Gruppentherapie, Soziother pie, Verhaltensmodifikation, ökologische M nahmen

---

* Unter *Kompetenz* verstehen wir „Die Gesamtheit aller Fähigkeiten und Fertigkeiten, die zum Erreichen eines bestimmten Zieles notwendig sind", unter *Performanz* verstehen wir deren praktische Umsetzung in Handlungen im sozialen und ökologischen Kontext (Lebenswelt, Lebensraum).

Lebenskontext/Humanisierung des Alters

Entwicklung	Daseinsbewältigung	Repräsentation
evolutive Interventionen zur Entfaltung und Förderung von potentieller Kompetenz und Performanz	*supportative* Interventionen als Hilfen beim Umgang mit irreversiblen Störungen und Minderungen von Kompetenzen und Performanz (*coping*)	*politische* Interventionen zur Vertretung und Sicherung von Ansprüchen im gesellschaftlichen Kontext
desgleichen	desgleichen	müssen spezifisch für Gruppen und den aktualen Gesellschaftskontext erarbeitet werden
desgleichen	desgleichen	desgleichen
agogische und erlebniszentrierte psychotherapeutische Interventionen Kreativitäts- und Kommunikationstraining Meditation, Bewegungsagogik, themenzentrierte Arbeit, Selbsterfahrung	medizinische, agogische, psycho- und soziotherapeutische Interventionen Beratung, stabilisierende und stützende Psychotherapie, prothetische und ökologische Maßnahmen, Verhaltensprogramme	politische und soziale Interventionen durch Bürgerinitiativen, Öffentlichkeitsarbeit, Selbsthilfeprojekte

Schema 12. *Ziele und Techniken der Arbeit mit alten Menschen.* (Aus: Petzold, H., 1979, S. 300–301)

Auf die Bedeutung einer Milieutherapie, die Reize je nach Bedürfnis anbietet (*J.* und *E. Cumming*, Ego & Milieu, 1964) sowie eines vernünftigen Verhaltenstrainings sei hingewiesen, ebenso auf den schönen Begriff von Rosenmayr: „Maßnahmenphantasie".

Besonders eindrucksvoll ist H. Petzolds Anwendung einer ganzen Psychotherapierichtung – des Psychodramas – für alte Menschen.

Aus Schema 12 läßt sich die Zielsetzung ablesen.

Diese Beispiele mögen zeigen, daß die Konzepte einer Alterspsychotherapie im letzten Jahrzehnt viel differenzierter und anregender geworden sind.

3.6.2. Schwere Krankheit und Sterbende

Nach einer Periode der Verherrlichung des Todes („Der Toten Tatenruhm" als direkte Fortsetzung von „Dulce et decorum est pro patria emori") folgte eine jahrzehntelange Phase des Verleugnens und Verdrängens von Tod und Sterben.

Erst mit der kritischen Betrachtungsweise einer technisierten und automatisierten Medizin und einer Gesellschaftsentwicklung, die Selbst- und Familienverantwortung immer mehr an Institutionen abgab, ist das Thema von Tod und Sterben plötzlich wieder stark in den Vordergrund der öffentlichen Diskussion getreten. Vor allem bei den Bestrebungen nach einer Vermenschlichung des Krankenhauses spielt diese Frage eine große Rolle. Der moderne „Heroismus" liegt nach der Meinung der meisten Autoren in einem rationalen Akzeptieren der Endlichkeit des Lebens als eine ganz besondere Art von Hoffnung. Diese Haltung ist von jedem weltanschaulichen Standpunkt möglich.

Die neue Bewegung ist vor allem mit dem Namen *Elisabeth Kübler-Ross* (1969) verbunden, wobei eine menschliche Zuwendung zur Einsamkeit des Sterbenden demonstriert wurde. Es scheint aber, daß diese so erfreuliche Initiative einerseits in Mystizismus, andererseits – zumindest bei manchen Sachbuchautoren – in Kommerzialisierung entgleist.

Man hat der Psychotherapie aller Richtungen mit Recht vorgeworfen, daß Patienten, die jung, reich, intelligent und nicht allzu krank sind, von Psychotherapeuten bevorzugt werden, und dieser

Vorwurf ist sicher nicht ganz unberechtigt. Diese Auswahltendenz stützt sich sachlich darauf, daß eine solche Klientel auch am meisten von dieser Behandlung profitieren wird. Wenn man sich aber sozial verantwortlich fühlt, wie es erfreulicherweise bei immer mehr Psychotherapeuten der Fall ist, dann ist eine derartige Einschränkung untragbar. An vielen Orten hat man sich sehr bemüht, Techniken zu entwickeln, die für alle Schichten und alle Situationen anwendbar sind. Dies ist bis zu einem gewissen Grade auch gelungen.

In einem großen, wichtigen und tragischen Bereich hat die Psychotherapie allerdings versagt – nämlich bei den schwersten, chronischen Kranken, oder beim sterbenden Patienten. Erst in den letzten 10 bis 15 Jahren beginnt diese Frage brennend zu werden, wobei sich diese Besinnung im Rahmen einer großen öffentlichen Diskussion über die Verleugnung des Todes und des Sterbens in unserer ganzen Gesellschaft abspielt. Ich glaube dabei nicht, und diese Meinung wird meines Wissens auch von fast allen Vertretern der Organmedizin geteilt, daß der Psychotherapeut, wie in so vielen anderen Bereichen, den Priester ablösen soll und statt der Sterbesakramente dem Patienten die Hand auflegen oder mit ein paar Sprüchen das Sterben erleichtern soll. Es wird weiterhin die Verantwortung des *behandelnden Arztes* sein müssen, den Patienten auf diesem letzten Weg zu begleiten, so schwer dies auch sein mag, besonders, wenn es sich um sterbende Kinder oder junge Menschen handelt.

Die Belastung für Patienten, Personal, besonders aus dem Pflegebereich, sowie der Angehörigen ist dabei oft unerträglich groß und von Lügen, Heuchelei, Tendenz des Abschiebens vergiftet.

K. R. Eissler (1978) war einer der ersten, der sich mit „Orthothanasie“ auseinandergesetzt hat (S. 234):

„Orthothanasie wird sein Bezugssystem aus mehreren Quellen gewinnen. Es wird die Persönlichkeit des sterbenden Menschen berücksichtigen müssen, seine Lebensgeschichte, seinen biologischen Zustand, seinen Zukunftssinn, die ihn umgebende Kultur, und nicht zuletzt seine Verantwortung gegenüber den Zeitgenossen und der Nachwelt. Innerhalb all dieser variablen Faktoren wird jedoch noch etwas übrigbleiben, das universelle Geltung hat. Die Orthothanasie wird das Individuum daran zu hindern trachten, sich dem Ereignis des Todes in einem illusionistischen Zustand zu nähern, gleichgültig, ob die

Illusionen der historischen Tradition entspringen oder individuell erworben wurden. Der Mensch hat schon oft der Wahrheit tapfer die Stirn geboten; die Wahrheit über den Tod könnte den größten Mut erfordern. Doch die Wahrheit, so bitter sie sein kann, erweitert das menschliche Selbst und hat es schon oft getan – und der Mensch, einer weiteren Leugnung ledig, mag sich des gewonnenen Spielraums freuen, obwohl er die Unbarmherzigkeit der Realität, von der er ein Teil ist, anerkennt. Der Mythos der griechischen Antike, daß der Mensch nur aus dem Blut der Titanen geschaffen sei, mag der psychologischen Wahrheit nähergekommen sein als jener andere, wonach er aus Staub gemacht wurde."

Das zweite Buch, das wir vorstellen wollen, ist das Werk von *B. G. Glaser* und *Anselm Strauss* „Interaktion mit Sterbenden", 1965 erstmals erschienen. Zum Unterschied von der psychoanalytischen Arbeit an Einzelfällen handelt es sich hier um eine sozialpsychologische oder besser vielleicht soziologische Untersuchung in mehreren Spitälern über die Interaktion mit Sterbenden durch Personal und Angehörige, die den Hintergrund für theoretische Überlegungen darstellen. Aus dieser formal sehr ehrgeizigen Studie teilnehmender Beobachtung ist zu entnehmen, daß der Versuch einer Annahme des Todes im Kontext des Bewußtseins die optimale Strategie sei. Auf die verschiedenen Schwierigkeiten dabei wird sehr realistisch hingewiesen.

Zuletzt wollen wir noch auf das auch in Laienkreisen besonders bekannt gewordene Buch von Frau Kübler-Ross (1969) hinweisen. Über das Konzept ihrer Gespräche mit Sterbenden soll vielleicht zuerst das Inhaltsverzeichnis informieren:

Die Angst vor dem Tod
Die erste Phase: Nichtwahrhabenwollen und Isolierung
Die zweite Phase: Zorn
Die dritte Phase: Verhandeln
Die vierte Phase: Depression
Die fünfte Phase: Zustimmung.

Auch aus dem Buch von Kübler-Ross wird deutlich, daß es kein allgemeines Konzept gibt, sondern daß man mit dem Patienten gemeinsam einen humanen Weg des Sterbens finden muß, daß aber die ausschließliche Verleugnung keine gute Lösung darstellt.

Ein ganz besonderer Fall sind natürlich sterbende Kinder. Aus der erschütternden Studie von *Annemarie Wunnerlich* „Zur Psychologie der ausweglosen Situation" (1972) über die Lage von Patienten, Angehörigen, Ärzten und Pflegepersonal bei kindlicher Leukämie gewinnt man den Eindruck, daß es kaum möglich ist, eine generelle optimale Bewältigungsstrategie zu empfehlen. Zu verschieden ist die Ausgangslage, abhängig von den Persönlichkeitsvariablen und situativen Bedingungen. Die Kinder, die nicht begreifen können, warum sie gequält und von den Eltern nicht geschützt werden, und in Aggression, Apathie oder verzweifeltes Anklammern flüchten; die Eltern, die zwischen illusionärer Hoffnung, Angst, Wut, Schuldgefühlen, Überforderung und kompensierender Überbetreuung hin und her gerissen werden; die Geschwister, die sich vernachlässigt fühlen; Ärzte und Pflegepersonal, die sich gegen die Tragik abschirmen müssen: alle stehen vor fast unlösbaren Problemen. Und doch finden wir immer wieder Familien und medizinische Einrichtungen, die demonstrieren, daß, wenn man *selbst* den Tod akzeptiert hat, eine reife Bewältigung auch dieser Lage ohne Dramatisierung möglich ist. Ohne diesen gemeinsamen stillen Heroismus zur Lebenserhaltung wäre es nie möglich gewesen, daß jetzt z.B. bei der Leukämie doch eine sehr wesentliche Verlängerung der Lebenserwartung erreicht worden ist. Dies berechtigt auch, trotz aller Belastungen die Bemühungen fortzusetzen und nicht in die naheliegende Resignation früher passiver oder gar aktiver Sterbehilfe auszuweichen.

Angst der Kinder ist meist eine Reaktion auf Angst der Erwachsenen. Eine Aussprachemöglichkeit mit einer in diesen Fragen erfahrenen und engagierten Person ist daher in der Regel eine große Hilfe für die Familien, die zusehr alleingelassen werden in den unzähligen konkreten und prinzipiellen Fragen, die sich im Zusammenhang mit solchen Tragödien ergeben.

Hilfeleistung in dieser Beziehung steht in keinem Widerspruch zur generellen Forderung, daß das *Selbsthilfepotential* der Betroffenen, ihrer Familie, Freunde und Nachbarn, allein letztlich entscheidend sein wird. Wir müssen mit allen professionellen Interventionen dieses Ziel der Autonomie im Auge behalten und uns selbst als subsidiär betrachten. So stellt sich die Hilfe für Schwerstkranke und Sterbende in dieselbe Linie, die wir in der Erziehung, aber auch in der Psychotherapie und etwa der Altershilfe ganz allgemein vertreten: daß nur die Aktivierung der Betroffenen eine annähernd optimale Lösung der Schwierigkeiten bedeuten kann.

Noch ein Wort zur Sinn- und Ideologiefrage. Es ist kein

Zweifel, daß eine religiöse Verwurzelung eine großartige Hilfe ist. Leider zeigt aber die Praxis, daß in den Extremsituationen diese Bindung nicht immer hält und daß es von individuellen Vorbedingungen reifer Identität abhängt, wie man seine Orientierung findet.

Wie auch *J. E. Meyer* in seinem schönen Buch „Tod und Neurose" (1978) zeigt, ist eine Verdrängung und Verleugnung des Todes kein Weg, mit den Schwierigkeiten fertig zu werden. Zum Menschsein gehört die Akzeptierung seiner Begrenztheit, und es ist ein gefährlicher illusionärer Narzißmus, wenn diese Einsicht mißglückt. Auch in unserer technisierten Medizin dürfen wir nicht vergessen, daß wir alle für uns selbst und unsere Patienten diese psychologischen Faktoren berücksichtigen müssen.

Ernst Bloch sieht im Prinzip Hoffnung die „metamorphische Unsterblichkeit im Werk" (den „Kindern") gegeben. Er meint:

„Kommt man um die letzte Angst herum, indem sie überhaupt keine ist? In der Tat lebt zuweilen, wenn ein gesunder Mensch ans Ende sieht, noch ein ganz anderes Gefühl auf. Die Angst wird durch ein seltsames Gefühl der *Neugier* verändert, durch die Lust zu wissen, was es mit dem Sterben auf sich habe. Dieser Affekt wird gereizt durch die große Veränderung, welche der Tod auf alle Fälle mit sich bringt. Die Neugier verwandelt den fallenden Vorhang in einen ebenso entzweireißenden; das Ende des Lebens ist ihr zugleich der Anfang eines völlig Unerhörten, sei es auch das Nichts. Die Neugier kann sich bis zu einer Art Forschungs- und Erkenntniswunsch verbessern,

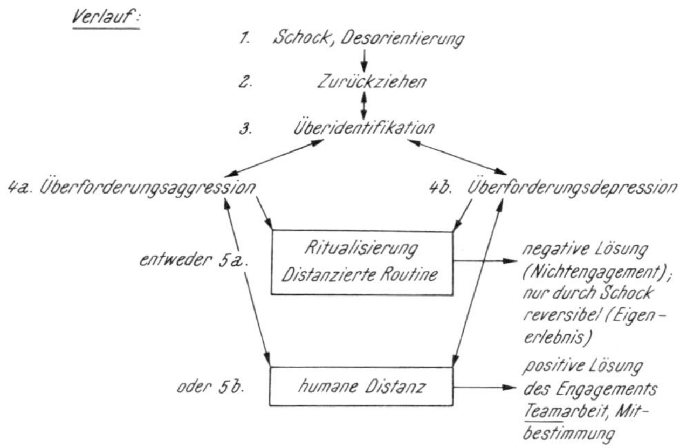

Schema 13 . *Betreuung Schwerstkranker und Sterbender*

sie ist auf den Akt des Sterbens wie auf den einer Enthüllung gespannt. Dieser Forschungstrieb setzt freilich ein Ich voraus, das während des Sterbens, ja nach ihm erhalten bleibt, um den Tod beobachten zu können. Schopenhauer spottet sehr bemerkenswert hierüber, er vergleicht den Menschen, der im Tod besondere Aufschlüsse erwartet, einem Gelehrten, der einer wichtigen Entdeckung auf der Spur ist, doch im gleichen Augenblick, wo er die Lösung zu sehen meint, wird ihm das Licht ausgeblasen."

Schema 13 soll zeigen, wie das Personal von Intensivstationen typischerweise auf die Konfrontation mit Schwerstkranken und Sterbenden reagiert.

Über die Motive, sich dieser schweren Aufgabe zuzuwenden, informiert Schema 14.

	positiv		*problematisch*
rational	*Selbstbestätigung (Risikolust, Grenzsituation)*	→	*Überkompensation anderweitiger Frustration (Ersatzbefriedigung)*
emotional	*Liebe, Güte*	→	*Sadomasochismus*

Schema 14. *Motive für Einsatz bei Schwerstkranken*

Für den Umgang mit Krebskranken sei schließlich noch auf das großartige Buch von Meerwein (1981) über „Psychoonkologie" hingewiesen.

3.6.3. Suizid und Euthanasie

Psychotherapie kann als Vorbeugung bei Selbstmordgefahr, als Nachbehandlung nach einem Versuch sinnvoll sein und in einem Selbsterkenntisprozeß mehr über unser Verhältnis zum Tod und damit zum Leben aussagen, als sonst eine Disziplin.

Der Selbstmord ist immer der größte „Gegner" gewesen, gegen den man ankämpft. Gegenüber den anderen beiden, Regression in der individuellen und Segregation in der Sozialpsychiatrie, ist es die endgültige und dramatische Demonstration der „Hilflosigkeit der Helfer", wodurch eine schwere narzißtische Kränkung auch für den Therapeuten entsteht. *Jean Amery* hat 1976 mit seinem aufregenden Buch „Hand an sich legen – Diskurs über den Freitod" die Legitimität und Kompetenz der Psychiatrie gegenüber diesem

„Akt der Freiheit“ in Frage gestellt und die Psychiatrie hat sich dieser Provokation auch nicht entzogen (*Pohlmeier*, 1978a und b).

Von einem gewissen elitären philosophischen Standpunkt ist eine Diskussion der Selbstmordverhütung als Anmaßung auch vertretbar, im Elend des klinischen Alltags stellt sich die Frage kaum. Hier wird es sich

1. um die Erkennung von Depressionen handeln, die vor allem einer medikamentösen Behandlung neben einer menschlichen Betreuung bedürfen, und

2. um die rechtzeitige Erkennung des präsuizidalen Syndroms von Ringel (Einengung, gehemmte Aggression und Selbstmordphantasien), womit die therapeutische Zuwendung ausgelöst werden sollte.

Zur Theorie hat einerseits die Lerntheorie mit dem Konzept der gelernten Hilflosigkeit von Seligmann (1979), Beck (1981) und Hoffmann (1976) viel beigetragen und auf tiefenpsychologischer Seite die Narzißmustheorie. Der Suizidgefährdete ist danach eine in seinem Selbstgefühl verunsicherte Persönlichkeit, die sich zum Schutz vor Kränkungen in hohem Maß infantiler Kompensationsmechanismen bedient (*Henseler*, 1974).

In der Therapie muß man die erhöhte Kränkbarkeit des Patienten berücksichtigen. Das häufige Versagen eines narzißtischen Objektes führt zu dem Bedürfnis nach einem neuen, wofür der Therapeut sich anbietet. Oft entwickelt sich eine stürmische Übertragung (masochistisch oder oral-fordernd) (a.a.O., S. 180):

„Die Erfahrung des Verfassers zeigt, daß das Ansprechen der Triebproblematik, wie theoretisch zu erwarten, geringen Effekt zeitigte, ja oft als störend, weil als Mißverständnis empfunden wurde. Deutete er statt dessen das hinter den Verbrüderungs- bzw. Verführungswünschen, hinter der masochistischen Unterwerfung oder hinter den oralen Versorgungswünschen liegende narzißtische Bedürfnis nach Bestätigung in bezug auf Männlichkeit bzw. Weiblichkeit, nach Achtung der individuellen Eigenart bzw. nach Ernstgenommen- und Akzeptiertwerden als Mensch überhaupt, fand er Zustimmung, Entlastung und Fortschritte im therapeutischen Prozeß. Die narzißtische Übertragung macht die Enttäuschung der narzißtischen Erwartungen zum zentralen Therapieproblem, und zwar als Risiko, aber auch als Chance.“

Mit der Frage der Euthanasie ist der Psychotherapeut nur am Rande befaßt. Es handelt sich dabei um ein ethisch-gesellschaftliches Problem. Aktive Sterbehilfe ist kaum diskutabel, passive Sterbehilfe auf Wunsch des Kranken hingegen zweifellos, als Teil des Selbstverfügungsrechts. Sterben lassen *ohne* Willen des Kranken ist eine neue Problematik, die durch die technische Entwicklung der Intensivmedizin erst entstanden ist. Eine intensivere Beschäftigung der Psychotherapeuten mit ethischen Fragen wird eine unbedingte Forderung zur Bewältigung dieser Probleme in der Zukunft sein (Strotzka, 1983).

3.7. Psychotherapie bei Grundschichtpatienten

In der ganzen westlichen Welt steht man vor dem gleichen merkwürdigen Problem: der Psychotherapiebedarf – also die Inzidenz und Prävalenz psychosozialer Krankheiten – ist in den unterprivilegierten Schichten im großen und ganzen am größten (Dohrenwend, Katschnig und Strotzka), so daß man von einem spezifischen Armutsstreß gesprochen hat; diese Patienten scheinen aber bei den Psychotherapeuten und psychotherapeutischen Einrichtungen kaum auf. Dies kann kein rein finanzielles Problem sein, denn es gilt auch für Einrichtungen, wo nicht honoriert werden muß, sondern es muß sich um eine schichtspezifische Barriere handeln. Die wissenschaftliche Öffentlichkeit wurde erstmals 1958 auf dieses Phänomen hingewiesen, als Hollingshead und Redlich (1975) ihr Pionierwerk „ Der Sozialcharakter psychischer Störungen" vorstellten. Sie konnten überzeugend nachweisen, daß Oberklassepatienten mit Psychotherapie behandelt wurden, während die Unterklasse mit organischen Mehtoden betreut wurde. Dies hat sich überall bestätigt (Graupe, 1978); es wurde weiterhin damals mit Recht aufgezeigt, daß die Hauptursache dafür in einer wechselseitigen Kommunikationsbarriere liegt. Ärzte sprechen sich leichter, lieber und besser mit der oberen Mittelschicht, aus der sie ja auch im allgemeinen kommen; andererseits haben Patienten aus den unteren Schichten Schwierigkeiten, die Konzepte der Psychogenie und einer Sprechtherapie zu akzeptieren.

Wenn man aber von der Annahme ausgeht, daß Psychotherapie die einzig kausale und sinnvolle Behandlung psychogener Störungen ist, so muß man aus Gründen sozialer Verantwortung und Gerechtigkeit auf Abhilfe sinnen.

Dies ist inzwischen auch geschehen. Und zwar hat man einerseits Methoden entwickelt, die direktiver und aktiver sind, wie die Krisenintervention, und andererseits die Front der Psychotherapie weiter vorgeschoben zu den verschieden Beratungsstellen, wo sie viel eher angenommen wird. Dies dürfte unter anderem daran liegen, daß dort der Hauptträger der Behandlung Sozialarbeiter sind, die nach Training und Herkunft eher mit diesen Schichten kommunizieren können.

Friedrich und Mitarbeiter (1979) unterscheiden auf Grund einer vorbildlichen Studie

1. deklassierte Arbeiterfamilien (etwa durch Krankheit, Invalidität, Alkoholismus)
2. traditionelle Randschichtfamilien (charakterisiert durch das unregelmäßige Arbeitsverhalten der Männer) und
3. unvollständige Familien.

Wir konnten in unserer Untersuchung in einer niederösterreichischen Stadt (Krems) (Strotzka u. Ma., 1971) die Zusammenhänge zwischen diesen Gruppen, charakterisiert durch Kriminalität der Männer, sexuelle Depravierung der Frauen, Kinder in Sonderschulen und vor allem den Kinderreichtum, selbst in einer gut integrierten Kleinstadt, aufzeigen. Diesen sehr inhomogenen Gruppen stehen meist total zersplitterte Sozialdienste gegenüber. Sozialpolitische und ökonomische Maßnahmen haben zweifellos den Vorrang gegenüber therapeutischen. H. E. Richter (1974) hat aber in Randgruppenarbeit gezeigt, daß es neben Community development als Sozialmethode viele Möglichkeiten gibt, wenn man nur Maßnahmenphantasie hat (*Rosenmayr*).

Die Jugendarbeitslosigkeit ist, ebenso wie der Mangel an Integration der Gastarbeiter, ein wichtiger destabilisierender Faktor, wo politische Initiative dringend notwendig ist.

Sozialzentren hätten folgende Aufgaben (Friedrich, 1979, S. 323):

„1. Familienarbeit:
Beratung
familientherapeutische Bearbeitung von Fokalkonflikten

2. Gruppenarbeit („Community development“):
Kleingruppenaktivitäten
Intergruppenbeziehungen
Beziehungen zur Außenwelt
Infrastrukturplanung bzw. Quartiersentwicklung

3. Koordination der Interventionen von Einrichtungen der Sozialadministration in den Familien:
   materielle Existenzsicherung
   soziale Kontrollmaßnahmen
   Gesundheitsversorgung
   Therapie und Rehabilitation bzw. Resozialisierung
4. Institutionsspezifische Aufgaben im Kindergarten, in der Einrichtung für Jugendliche und in der Schule:
   Information des pädagogischen Personals über Familienprobleme, Maßnahmen, Verlauf und Konsequenzen von Interventionen usw.
   Sammeln und Weiterleiten von Informationen zwischen den pädagogischen Einrichtungen des Quartiers (Koordinierungsfunktionen)
   Weitergabe von Informationen an die Familien aus den jeweiligen pädagogischen Einrichtungen."

Auch auf die Arbeit von M. Bauer im 3. Band des Handbuchs der Sozialmedizin (1976, S. 275), muß hingewiesen werden.

3.8. Stationäre Psychotherapie

Psychotherapie im engeren Sinne, wie sie von den Pionieren dieser Disziplin aller Schulen entwickelt wurde, ist ein ambulantes Gewerbe. Nur wenige fortschrittliche Internisten wie Viktor von Weizsäcker (1946) und Groddeck (1917) haben schon vor Jahrzehnten an ihren hospitalisierten Patienten sich ernstlich damit befaßt, und an manchen psychiatrischen Kliniken war Psychotherapie mehr oder weniger in den Therapieplan integriert. Ich erinnere mich aber noch deutlich an das Staunen, das ich erregte, als ich 1940 an der Wiener Psychiatrischen Universitätsklinik eintrat und kundtat, daß ich Psychotherapie machen wollte.

Inzwischen gibt es kaum eine stationäre psychiatrische Einrichtung, in der sie nicht entweder selbstverständlich in den Stationsbetrieb eingebaut ist, so daß alle Mitglieder des Teams mehr oder weniger dazu verpflichtet sind, oder zusätzlich eine psychotherapeutische Abteilung sich dieser Sparte annimmt. Im ersten Fall muß man in Kauf nehmen, daß oft völlig Unausgebildete irgendetwas machen, was sie Psychotherapie nennen oder reine Alibitätigkeiten agiert werden, im zweiten Fall sind die Experten oft schwer in den Gesamtbetrieb zu integrieren.

So entstanden auch, besonders in den U.S.A., rein psychotherapeutische Privatkliniken wie Chestnut-Lodge, die allerdings wesentlich mehr Bedeutung für die Forschung als für die Versorgung hatten.

Im deutschen Sprachgebiet haben vor allem nach dem zweiten Weltkrieg an den Universitäten sich kleine psychosomatische Abteilungen etabliert und größere Kurkliniken, die meist von den Rentenanstalten getragen wurden. Dadurch konnten sowohl Versorgungs- als auch Forschungsaufgaben bewältigt werden.

Bei der deutschen Psychiatrie-Enquete 1975 wurden zwei Typen stationärer Psychotherapieeinrichtungen unterschieden: Typ A für akute psychosomatisch-internistische Krankheiten, Typ B für eher nicht bettlägrige Patienten mit intensiver Psychotherapie.

Diese Unterscheidung ist sinnvoll, da die schwer körperlichen Krankheiten des Typs A eine ganz andere Organisation erfordern als der Typ B, der in der Regel als therapeutische Gemeinschaft organisiert sein wird. Das Revolutionäre an diesem seinerzeit von Maxwell Jones (1973) entwickelten Konzept liegt in der Gleichrangigkeit aller Beteiligter, Patient, Arzt, Pflegepersonal und paramedizinische Berufe, bei Entscheidungsprozessen.

Allen Einrichtungen ist gemeinsam, daß ein straffes Tagesprogramm auf der Basis vielfältiger Gruppenaktivitäten besteht. Diese Gruppen reichen vom Abteilungsparlament über Therapie-, Arbeits-, künstlerische- und Bewegungstherapiegruppen bis zu Freizeitaktivitäten.

Einzelpsychotherapie ist wohl nur in Ausnahmefällen möglich. Entscheidend ist eine ausgezeichnete Kooperation des ganzen Teams, die nur erreicht ist, wenn möglichst täglich neben den Gruppenaktivitäten mit den Patienten auch das Team sich bespricht. Im Übersichtsartikel von Allmuth Sellschopp und Peter Vollrath (1979) werden mehrere Modelle, wie sie in der Bundesrepublik Deutschland bestehen, vorgestellt. Das interessanteste System ist das von Stephanos (1973), wobei der Staff als „strukturiertes Ganzes" die Behandlungsverantwortung trägt. Die hohen Anforderungen an Persönlichkeit der einzelnen Teammitglieder und ihre Kooperationsbereitschaft sowie psychoanalytisches Verständnis, lassen dieses Modell allerdings kaum wiederholbar erscheinen. Außerdem ist die lange Aufenthaltsdauer ökonomisch schwer tragbar.

Da der Prozentsatz an psychosomatischen Patienten etwa an internen Abteilungen mit ca. 40% anzunehmen ist, wie auch eigene Untersuchungen zeigten (A. Eder und Ma., 1981), kommt eigenen psychosomatischen Abteilungen sowieso kaum Versorgungsbedeutung zu. Sie haben ihre Berechtigung eher vom Forschungs- und Ausbildungsstandpunkt her. Es wäre wichtiger an allen Gesundheitseinrichtungen, besondersn den Spitälern, die psychotherapeutische Grundhaltung zur Humanisierung durchzusetzen und die „große" Psychotherapie wenn irgend möglich ambulant durchzuführen. Die Indikation zur Aufnahme müßte sehr streng auf das Notwendigste eingeschränkt und ein sehr dichtes Rehabilitationsprogramm angeboten werden, das tatsächlich ambulant undurchführbar ist, wenn dadurch in absehbarer Zeit ein Erfolg zu erwarten ist.

4. Allgemeine Probleme

4.1. Dokumentation

In den zwei entscheidenden Traditionen der Psychotherapie, Psychoanalyse und Verhaltenstherapie wurde die Frage einer Dokumentation ganz verschieden gehandhabt. Psychoanalytiker hatten die Tendenz, diesen ganzen komplexen Interaktionsvorgang für höchst privat zu halten und entweder gar nicht oder nur ex post, anekdotisch und narrativ, etwa im Interesse einer Publikation, zu dokumentieren. In diesem Falle mußten aber oft wesentliche Fakten willkürlich verändert werden, um den Patienten nicht identifizierbar zu machen. Man wird also den Fallgeschichten, wie sie seit Freud bis heute traditionell berichtet werden, mit einiger Skepsis gegenüberstehen. Manche vielleicht sehr wichtige Aspekte mögen fehlen, manche bewußt oder unbewußt verändert sein. Versuche zu objektivieren oder gar zu quantifizieren, wurden oft, als dem spezifischen analytischen Konzept nicht adäquat, nicht nur wegen methodischer Schwierigkeiten, sondern prinzipiell abgelehnt. Die Lage verbesserte sich durch die Möglichkeit, durch Ton- und Videobänder konkretes Material zu erhalten, nicht wesentlich. Manche meinten, daß durch deren Anwendung der analytische Prozeß verfälscht wurde, andere waren dann mit enormen Datenbergen konfrontiert, deren Auswertung äußerst langwierig und kostspielig war und letztlich auch nicht sehr viel hergab. Vorwiegend wurden inhaltsanalytische und linguistische Methoden herangezogen, wobei es letztlich immer fraglich ist, ob man die prozeßrelevanten Variablen untersucht. Andere Methoden, etwa eine Mikroanalyse von kurzen Abschnitten der Bänder mit den beiden Partnern, verändert den Therapiecharakter derartig schwerwiegend, daß man nicht mehr von einer Psychoanalyse im üblichen Sinne sprechen kann.

Die Verhaltenstherapeuten hingegen, vom psychologischen

Labor her an Protokollieren gewöhnt, dokumentieren nicht nur im besonderen Forschungsinteresse, sondern ganz generell in der Regel ausgezeichnet sowohl Ausgangsbefund als auch Verlauf und Ergebnis, und können damit der Psychoanalyse ein großes Beweismaterial ihrer „Erfolge" gegenüberstellen. Unglücklicherweise meinen die Psychoanalytiker, daß all dieses Dokumentationsmaterial nicht viel aussagt, weil z.B. eine wesentliche therapeutische Variable, die Übertragung, dabei völlig im Dunklen bleibe.

Solange Psychotherapie in Form eines privat honorierten Erkenntnisprozesses in der Ordination des Analytikers betrieben wurde, war das öffentliche Interesse auch nur an den Forschungsergebnisse und ihrer Anwendbarkeit, etwa in der Früherziehung und verschiedenen Kurztherapien, die leichter finanzierbar waren, gegeben.

Seit aber viele Methoden miteinander konkurrieren und zunehmend private oder öffentliche Versicherungsmittel für die Psychotherapie eingesetzt werden, besteht natürlich ein legitimes öffentliches Interesse an vergleichender Psychotherapieforschung, vor allem in der Frage der Rentabilität, und damit wird eine Indikations-, Prozeß- und Ergebnisdokumentation mit katamnestischen Nachuntersuchungen eine Verpflichtung für alle Schulen. Ein solcher Vergleich scheint nun fast unmöglich, da die Behandlungsziele nicht identisch sind. Im allgemeinen läßt sich eine solche Untersuchung nur in einem *methodenpluralistischen* Institut durchführen, da zwischen *verschiedenen* Instituten im allgemeinen zu große Unterschiede in der Klientel bestehen. Ein schönes Beispiel für eine derartige Arbeit sind die beiden Bände von Grawe und Plog (1976) zwischen Gesprächs- und Verhaltenstherapie. Der große Aufwand für einen relativ kleinen Ausschnitt der Gesamtproblematik ist aber gleichzeitig ein Hinweis auf die riesige Leistung, die noch vor uns steht.

Natürlich hat jedes Institut seine eigene Dokumentation, die mehr oder weniger konzeptuell befriedigt, und was noch gewichtiger ist, mehr oder weniger vollständig und richtig realisiert wird. Der offene oder verdeckte Widerstand von Therapeuten gegen eine optimale Mitarbeit an einer Dokumentation ist ein generelles Problem für alle Verantwortlichen. Eine Leistung, wie die synoptische Erfassung der klinisch-psychiatrischen Dokumentationen durch Bosch (1980) fehlt für den ambulanten Psychotherapie-Bereich.

Die Motivation von Mitarbeitern wäre allerdings gar nicht so schwer, wenn ihnen bewußt zu machen wäre, daß zwar auch eine nicht dokumentierte Psychotherapie dem Patienten geholfen hat (oder nicht), aber sonst nicht stattgefunden hat, weil der Erinnerung der Beteiligten in keiner Weise zu trauen ist. Eine der besten Psychotherapie-Dokumentationen, die mir bekannt sind, ist die des Berliner Zentralinstitutes für Psychogene Erkrankungen (A. Dührssen).

4.2. Ethik der Psychotherapie

Eine mißtrauisch gewordene Öffentlichkeit verfolgt das Verhalten und die Konzeption von Medizin, Psychiatrie und bis zu einem gewissen Grade Psychotherapie, nicht mehr mit der früheren Autoritäts- und Expertengläubigkeit und -hörigkeit, sondern mit einem bohrenden Hinterfragen. Mediziner stehen dieser als feindlich empfundenen Haltung meist mit einem naiven Nichtverstehen gegenüber. In ihrer Sozialisation sind sie auf moralische Fragestellungen in keiner Weise vorbereitet.

Die zahlreichen Ethikkommissionen, die vor allem im angloamerikanischen Raum entstanden sind, dienen dem Schutze des Patienten vor Mißbrauch als Forschungsinstrument, vor Inkompetenz, Leichtfertigkeit, Ungerechtigkeit in der Verteilung knapper Güter, um nur die wichtigsten Punkte zu erwähnen. In der medizinischen Ethik hat sich der Begriff des „Informed consent“ bei Forschung, Diagnose und Therapie durchgesetzt, wobei die oft subtile Problematik freiweilliger Zustimmung und des Ausmaßes der Information den Verantwortlichen nicht verborgen geblieben ist.

Ein zweiter Begriff der „Patientenzentriertheit“ wird offenbar deswegen kaum diskutiert, weil er zu selbstverständlich scheint.

Überträgt man nun aber dieses Konzept auf die Psychotherapie, dann zeigt sich sofort, daß hier – weitgehend unbemerkt von allen Beteiligten – eine letzte Bastion der Theoriezentriertheit besteht. Paßt ein Patient mit seinen Bedingungen nicht zu der jeweilig vertretenen Theorie und Praxis, dann mag er sehen, wie er zurechtkommt. Ein gutes Beispiel sind jene Erziehungsberatungsstellen, die Kinder nur ab einem relativ hohen I.Q. annehmen und sich um das Schicksal der anderen weiter nicht bekümmern.

Es gibt spezifische Fragen der psychotherapeutischen Ethik. Nicht ohne Komik war z.B. seinerzeit der Vorschlag Wolpes, daß die Psychotherapeuten aller Schulen die Patienten aufmerksam machen müßten, daß nur die Verhaltenstherapie wirklich gute Erfolge habe. Kein Vertreter dieser Schule wird heute gerne an diese Hybris erinnert. Die Aversionstherapie wird heute aus ethischen Gründen meist abgelehnt, auch wenn eine informierte Zustimmung vorliegt.

Psychoanalytiker unterliegen oft dem Mißverständnis, daß die Handhabung der Abstinenz das einzige moralische Problem sei. Die Indikation zwischen Standardtechnik und Kurztherapie, die Finanzierungsfrage und viele andere einsame Entscheidungen des Psychoanalytikers haben wenig diskutierte moralische Implikationen. Die Antinomie von Anpassung und Emanzipation ist eine der bedeutungsvollsten.

Die Ethik der ausagierenden Therapien ist noch nicht einmal andiskutiert, was man ihnen häufig anmerkt. Ich bin überzeugt, daß die einzelnen Schulen oder ihre Dachverbände um eine wissenschaftliche und praktische Arbeit an der Ethik ihrer Disziplin nicht herumkommen werden.

5. Exkurs über Tiefenpsychologie

5.1. Das Unbewußte als Verhaltensmotivation

Die Psychoanalyse als erste und wichtigste Repräsentantin der Tiefenpsychologie, d.h. aller psychologischen Theorien, die von der Annahme des Unbewußten als starker motivierender Kraft des Verhaltens ausgehen, ist nicht nur eine Psychotherapiemethode, sondern eine Theorie des normalen und abweichenden Verhaltens. Als solche ist sie vielleicht noch wichtiger als als Behandlungsmethode, weil sie die Grundlage für eine annähernd optimale Erziehung (besonders in den ersten Lebensjahren) und damit auch eine Möglichkeit für eine Vorbeugung von Fehlentwicklungen darstellt und weil sie außerdem unser Denken in fast allen Lebens- und Wissenschaftsbereichen ganz entscheidend geprägt hat. Wer immer heute verstehend und erklärend, aber auch handelnd mit Menschen zu tun hat, kommt um die Tiefenpsychologie nicht mehr herum. Selbst wenn er sie ablehnt oder ihr kritisch gegenübersteht, was man wegen ihrer Vielgestaltigkeit und Widersprüchlichkeit wohl kaum vermeiden kann, dann wird er dies begründen müssen.

Begriffe, die Freud, Adler und Jung geschaffen haben, sind in den Alltagssprachgebrauch übergegangen, ebenso in Wissenschaften wie Psychiatrie, Psychotherapie, Medizin – besonders in ihrer psychosomatischen Ausprägung –, in Psychologie, Pädagogik, Soziologie, Rechtswesen, Ökonomie, in die Ästhetik, Geschichte (Psychohistory), Philosophie, Theologie, Linguistik, Literatur, Wissenschaft, in die Werbung, Managementausbildung, Politik, um nur einige Bereiche zu erwähnen.

Viele Autoren haben sich bemüht, Freud nachzuweisen, daß seine Entdeckung des Unbewußten gar nicht so originell sei, sondern daß Vorläufer von den alten Griechen bis zu Carus,

Herbart, Schopenhauer, Nietzsche und vielen anderen bereits die Bedeutung dieser tiefen Schichten menschlichen Seelenlebens erkannt haben (Ellenberger, 1973, und viele andere). Freud selber hat sich vor allem auf die Künstler, besonders die Dichter aller Zeitalter berufen. Dadurch wird die Genialität dieses Wahrheitsforschers aber nicht eingeschränkt, sondern eher bestätigt. Denn keiner vor ihm hat diese Erkenntnis in eine ständig sich weiterentwickelnde systematische Form gebracht. Und trotz aller Beweise wurde er, ebenso wie keiner vor ihm, vor allem von der akademischen Psychologie angefeindet. Diese Disziplin, an der Messung beobachtbaren Verhaltens orientiert, mußte sich von einer hermeneutischen Psychologie, die versuchte die Hintergründe (Motive) dieses Verhaltens zu deuten, zutiefst beunruhigt fühlen. Obgleich sie bis heute nicht imstande ist, die

Träume,
Fehlleistungen,
gewisse hypnotische Phänomene,
Symptome, wie die der Hysterie, des Wahns und der Halluzination

zu erklären, ist diese Opposition unverändert geblieben. Gerade die erwähnten Erscheinungen sind natürlich auch die Beweise für das Unbewußte. Sie werden noch gestützt durch den psychoanalytischen Prozeß selbst, den wir im Laufe dieses Buches schon zum Teil beschrieben haben.

Walter Toman (1978) hat das Wesen der Tiefenpsychologie als Motivationspsychologie erkannt und systematisch beschrieben. Die Nennung von Motiven sei immer Verhaltensdeutung, dabei gelten nur Wahrscheinlichkeiten. Durch Beobachterkonsens und Angabe der Daten, aufgrund derer Motivnennungen erfolgten, soll eine Verifikation möglich werden. Komplexe und langfristige Motive können durch längere Beobachtung erschlossen werden. Als Grundmotive von Menschen wurden Lust, Gelassenheit, Kampf, das größtmögliche Glück für die größte Zahl, Macht, Mitleid, Sicherheit und Selbstverwirklichung postuliert, um nur einige zu nennen (Strotzka, 1983).

Die Handlungstheorie der Tiefenpsychologie kann nach Toman folgenderweise beschrieben werden (S. 30):

„Handlungen führen nach Freud zu Motivbefriedigungen, die ihrerseits Besetzungen mit Libido (mit „Lustsuchenergie") oder libidinöse Besetzungen der Befriedigungssituationen nach sich ziehen. Verhinderungen solcher Befriedigungen oder mit ihnen verbundene Schmerzen haben libidinöse Gegenbesetzungen zur Folge. Libidinöse Besetzungen sind Lernprozesse, libidinöse Gegenbesetzungen sind Entlernprozesse oder Prozesse des Vermeidungslernens. Durch Akkumulation solcher Besetzungen als Folge neuerlicher Motivbefriedigungen und verbesserter Vermeidungen von nicht mehr befriedigenden oder schmerzhaften Situationen werden in der Vorstellung des Individuums Objekte aufgebaut, zueinander in Beziehung gesetzt und zum Realitätskonzept der Person ausgestaltet."

Das Affektmodell Freuds bezieht sich auf Lust als Motivbefriedigung, sowie Angst, Zorn und Trauer, wenn diese Befriedigung gefährdet, unterbrochen wird oder ausbleibt. Nachdem Freud ursprünglich Angst als Symptom einer Libidoüberflutung bei unterbrochener Motivbefriedigung (z.B. Coitus interruptus) verstanden hatte (1. Angsttheorie), erkannte er in ihr später eine Signalfunktion drohender Gefahr (Hemmung, Symtom und Angst, 2. Angsttheorie). Ersatzbefriedigungen können alle drei Affekte dämpfen respektive aufheben.

Im Zorn begegnen wir erstmals aggressiven Reaktionen. Sie könnten, wie Freud selbst meinte, triebhaft sein, oder (am Erfolg) erlernt, respektive direkt durch Frustration ausgelöst werden.

Kommt es zum Verlust wichtiger oder zahlreicher Motivbefriedigungsmöglichkeiten (bedeutsamer Todesfall oder dergleichen), dann ensteht Trauer. Neue oder Ersatzbefriedigungen beenden dann diesen Zustand. Das Umstellen und Suchen danach wird als „Trauerarbeit" bezeichnet.

Eine der größten Schwierigkeiten für das Verständnis der Freudschen Konzeptionen ist die sogenannte Libidotheorie. In den Vorlesungen zur Einführung (1916/17, Gesammelte Werke, Bd. 11) hat er das Bild gebraucht, daß die psychologische Entwicklung ein Vormarsch der Libido unter Zurücklassung immer neuer Libidodepots sei. Es ist damit offenbar gemeint, daß in der oralen und analen Phase Objekte besetzt werden, deren Besetzung nie völlig aufgelöst wird. Natürlich handelt es sich bei diesen Erklärungsversuchen um Modelle, die aus der wissenschaftlichen Möglichkeit der Zeit stammen, das gleiche gilt für die hydrodynamischen Vergleiche. Heute kann wohl kein Zweifel sein, daß psychodynamische Vorgänge am besten systemtheoretisch abgebildet werden können, wobei die Schwierigkeiten allerdings auch nicht zu unterschätzen sind. Die Arbeiten von U. Moser und I. Zeppelin am

Psychologischen Institut der Universität Zürich sind hier vorbildlich.

Das entscheidende dieser neuen Betrachtungsweise besteht darin, daß es nicht Energie ist, die fließt, sondern Information, die mit einem Minimum an Energie gesteuert wird. Dadurch nähert man sich mehr einem Computermodell des Zentralnervensystems, das realitätsgerechter ist.

Toman hat in seiner Motivationstheorie die Libidofrage anders gelöst (S. 59):

„Nach Freud hält Libido, die „Lustsuchenergie", das individuelle Motivationsgeschehen und die Motivationsentwicklung in Gang. Im Laufe der Entwicklung eines Menschen vermehren und differenzieren sich alle seine Motive. Es werden verschiedene Sonderformen der Befriedigung und eigene Befriedigungsrhythmen für sie entwickelt. Zugleich akkumulieren sich die libidinösen Besetzungen im Erleben und in der Vorstellung zu mehr und zu differenzierteren Objekten und einem zunehmend komplizierteren Realitätskonzept. – Ähnliche und verwandte Motive können füreinander einspringen. Zwei Motive gelten als einander ähnlich, wenn die Befriedigung des einen die nächste spontane Befriedigung des anderen verzögern kann. – Im Laufe der Entwicklung eines Menschen treten immer neue Kombinationen und Folgen von Motiven (von Motivbefriedigungen) auf. – Alle Motive waren im Laufe der Entwicklung eines Menschen einmal Selbstzweck, aber viele werden oft auch als Mittel zu anderen Zwecken (zur Befriedigung anderer Motive) eingesetzt. Der Einsatz von Mittelmotiven erfolgt relativ unabhängig von ihrem eigenen unmittelbaren Befriedigungswert, vielmehr nach ihrem instrumentellen Wert für die Befriedigung anderer Motive. Auch die Anzahl und die Einsatzmöglichkeiten der Mittelmotive nehmen mit der Entwicklung eines Menschen zu."

Aber auch er nimmt wie Freud an, daß die Libidomenge konstant sei, nur dann könnte der Begriff sinnvoll verwendet werden.

Schließlich bleibt es uns noch, den Begriff des Unbewußten genauer zu definieren: Es handelt sich um einen Bereich der „Seele", der entweder gar nicht direkt bewußt gemacht werden kann, oder nur unter bestimmten Bedingungen (siehe Traum, Fehlleistung, psychopathologische Symptome wie oben), sowie im psychoanalytischen Prozeß durch freie Assoziation und Deutung. Er kann also nur indirekt erschlossen werden.

Alle drei später zu besprechenden Persönlichkeitsinstanzen Es, Über-Ich und Ich haben unbewußte Anteile, vorwiegend meinen wir aber die ersten beiden und insbesondere das Es, wenn wir davon sprechen. Die Inhalte des Es sind entweder a priori gegeben wie die Triebe, oder im Laufe des Frühlebens introjiziert, oder spätere Verdrängungen. Die frühen Introjekte sind böse und gute Objektrepräsentanzen, die oft Teilaspekte eines realen Objektes in der Außenwelt sind als Ergebnis des später zu besprechenden „Splitting". Hier liegt eine der frühen Wurzeln der Ambivalenz. Die Vorgänge im Es werden als *Primärprozesse* bezeichnet und betreffen Verschiebungen, Verdichtungen, pars pro toto, Ersetzungen durch das Gegenteil. Die Gesetze von Logik, Raum und Zeit sind aufgehoben, Symbolbildung herrscht vor. Das Prinzip, das alles regiert, ist das Lustprinzip; d.h., daß Motivbefriedigung nicht verschoben werden kann, geschweige denn ein Verzicht möglich ist.

5.2. „Metapsychologie"

Unter Metapsychologie verstand Freud die theoretische Betrachtungsweise der Psychoanalyse, worunter in erster Linie Topologie, Ökonomie, Dynamik und Struktur (zur Definition dieser Begriffe siehe weiter unten in diesem Kapitel) zu verstehen waren.

Das Standardwerk von David Rapaport „Die Struktur der psychoanalytischen Theorie", 1959 erschienen, ist unverändert ein klarer Führer durch die recht verworrene Szene, auf der Basis einer Entwicklung, wie sie durch die Ich-Psychologie von *Heinz Hartmann* (1972) und *Erik Erikson* (1971) bestimmt war.

Auf fünf Ebenen habe sich psychoanalytische Theorie entwickelt:

1. Der Konflikt zwischen Umgebung und Ich (heute würde man vielleicht Selbst sagen), also Erinnerung traumatischer Erfahrung gegenüber sozialer Billigung und Selbstachtung. Es werden zu dieser Zeit (1895) zur Erklärung Mechanismen der Neurodynamik verwendet.

2. Etwa 1900 tritt die intrapsychische Dynamik des Trieb-Zensur-Konfliktes in den Vordergrund.

3. Mit der Entwicklung der Ich-Psychologie stehen Triebe gegen Strukturen.

4. 1926 werden die Triebe als Repräsentation biologischer Beziehungen, die Strukturen teilweise als Repräsentanten äußerer Realitätsbeziehungen erkannt.

5. 1937–1946 treten psychosoziale Bezüge in den Vordergrund.

Es ist seither noch eine

6. Periode zu registrieren, wo die Ideen Melanie Kleins (1971) über die frühen Objektbeziehungen teilweise integriert werden. Vielleicht kann man auch von einer

7. sprechen, wo die Lehren vom Selbst und vom Narzißmus (Kohut, 1976; Kernberg, 1978) neu aufgerollt werden (1960–1980).

Nach übereinstimmender Auffassung aller Tiefenpsychologen ist nichts im Verhalten zufällig, sondern es ist *determiniert*. Die Schwierigkeit für das Verstehen und Erklären des Verhaltens liegt nur darin, daß fast alles überdeterminiert ist, d.h., daß nicht einfache Kausalketten bestehen, sondern Netzwerke, Kreise, Felder und Spiralen von Determinanten, die auch nach subtiler Erforschung mit psychoanalytischen Mitteln oft nicht zur Gänze geklärt werden können.

Grundsätzlich wird von *Rapaport* (1959) die Psychoanalyse als Verhaltenswissenschaft betrachtet. Die wesentlichen Sätze des ganzen Systems sind folgende:

1. Das Objekt der Psychoanalyse ist Verhalten (empirischer Gesichtspunkt).

Es ist damit sichtbares Verhalten, Gefühl und Denken gemeint. Der Unterschied zu anderen Psychologiesystemen liegt im Akzent auf „latentem Verhalten“ und unbewußten Determinanten.

2. Jedes Verhalten ist integriert und unteilbar (Gestaltgesichtspunkt).

Nach den Auffassungen der Gestaltpsychologie ist eine Trennung in die Ich-, Es-, Über-Ich- und Realitätskomponenten nicht möglich (Überdeterminierung). Dieser Gesichtspunkt wird von experimentellen Psychologien aus methodischen Gründen vernachlässigt.

3. Kein Verhalten steht isoliert. Alles Verhalten ist das der integrierten und mittelbaren Persönlichkeit (organismischer Gesichtspunkt).

Damit tritt Rapaport dem Vorwurf entgegen, daß die Psychoanalyse atomistisch und mechanistisch sei. Die Erklärung dieses

Verhaltens muß Feststellungen über das Maß und die Art der Beteiligung aller relevanten Aspekte der Persönlichkeit einschließen.

4. Alles Verhalten ist Teil einer genetischen Reihe und, durch seine Vorläufer, Teil der zeitlichen Aufeinanderfolge, die die gegenwärtige Form der Persönlichkeit hervorgebracht haben (genetischer Gesichtspunkt).

Dabei handelt es sich um frühere Erlebnisse, einen epigenetischen Ablauf, der sowohl durch die angeborenen Gesetze des Organismus als auch kumulative Erfahrungen reguliert wird. Es handelt sich um eine Erweiterung des Satzes der Verhaltenstherapeuten, daß jedes Verhalten erlernt sei. Nur bei automatisierten Verhaltensformen erweist sich die Verfolgung der Ergänzungsreihen vom Zeitpunkt der Automatisierung als nicht ergebnisreich. Sonst lassen sich diese Ergänzungsreihen theoretisch zurückverfolgen bis zur ersten Triebbefriedigung oder zum ersten Einsatz eines bestimmten Abwehrmechanismus. Praktisch ist das natürlich kaum je verwirklichbar, sondern es werden sich einige relevante Reihen bis zu einem kritischen Punkt zurückverfolgen lassen. Unter Ergänzungsreihe versteht Freud (Vorlesung zur Einführung in die Psychoanalyse (1916–1917), 1971) eine Stufenleiter, bei der zwei Faktoren (exogene und endogene) komplementär variieren.

5. Die entscheidenden Determinanten des Verhaltens sind unbewußt (topographischer Gesichtspunkt).

An sich befassen sich alle psychologischen Schulen auch mit den „nicht wahrgenommenen" oder „nicht wahrnehmbaren" Bedingungen des Verhaltens.

In der Psychoanalyse ist dies nur weit umfassender und besser systematisiert. Die Unterschiede zwischen den Gesetzen, die das Unbewußte und Bewußte beherrschen, entsprächen den Primär- und Sekundärprozessen.

Während die Primärprozesse – dem Lustprinzip folgend – bereits erwähnt wurden (Verschiebung usw.), werden als Sekundärprozesse die Funktionen des Ich, waches Denken, Aufmerksamkeit, Entscheidungsbildung, Urteilsvermögen und kontrollierte Handlung bezeichnet. So folgen dem Realitätsprinzip (d.h. Möglichkeit des Aufschubs und eventuellen Verzichtes auf Triebbefriedigung unter dem Druck der realen Situation). Sekundärvorgänge hemmen und regulieren die Primärvorgänge.

Das System „Vorbewußt“ ist eine Speichereinheit, die eher zum Bewußten gehört, wo also Sekundärvorgänge herrschen. Die „Zensur“ trennt das Unbewußte gegenüber Vorbewußten-Bewußten. Es handelt sich um die gerade nicht zur Verfügung stehenden Erinnerungen, die aber abrufbar sind.

6. Alles Verhalten ist letzten Endes triebbestimmt (dynamischer Gesichtspunkt).

Verhalten wird nicht nur durch Reize ausgelöst, sondern ist auch scheinbar spontan, und es weist eine Zielbestimmtheit auf. Das Konstrukt „Trieb“ wird diesen beiden Beobachtungen gerecht. Freud unterschied zuerst Ich-Triebe, die der Selbsterhaltung dienen, und einen Sexualtrieb im weitesten Sinne, dessen Funktion der Arterhaltung gegenüber dem spezifischen Lustgewinn aber in den Hintergrund tritt. Die „Ichtriebe“ wurden ebenfalls immer weniger beachtet und mit dem Sexualtrieb zusammengefaßt und statt dessen die Aggression als Trieb mehr in den Vordergrund gestellt, schließlich wandelte Freud diesen letzteren in den Todestrieb um.

Ich selbst, wie viele andere, bezweifle den Triebcharakter der Aggression und kann den Todestrieb nur als eine interessante Spekulation betrachten.

Man unterscheidet eine

a) *Triebquelle*, d.h. der Ort, an dem der Reiz auftritt, oder der somatische Vorgang, der als Reiz wahrgenommen wird), etwa die erogenen Zonen, oder die Muskulatur für den „Bemächtigungstrieb.“

b) Das *Triebziel* ist die Aufhebung des an der Triebquelle herrschenden Spannungszustandes, es ist daher von Quelle und Objekt abhängig und wird bei weitem nicht nur durch Sexualverkehr allein repräsentiert. Phantasien spielen dabei eine große Rolle.

c) Durch das *Objekt* schließlich kann der Trieb sein Ziel erreichen. Dies kann ein Partner, ein Fetisch, ein Reitpferd, Essen und Trinken oder der eigene Körper sein. Schließlich gibt es auch phantasierte Objekte.

Das Charakteristikum des Triebes ist ein dranghaftes Ansteigen einer Spannung, die zur Befriedigung drängt. Da unseres Erachtens der Aggression diese Eigenschaft nur im Falle einer Triebmischung (mit Sexualität) zukommt, gehört die Aggression nicht hierher.

Daß Freud immer ein dualistisches Triebmodell konzipiert hat, scheint empirisch auch nicht zwingend unterbaut.

Wohl ist dies aber bei der Beobachtung gegeben, daß der Sexualtrieb primär polymorph angelegt ist und daß in der späteren Entwicklung auch wieder eine Entdifferenzierung in Partialtriebe bei Entwicklungsstörungen relativ leicht auftritt. Die Tomansche Idee (1978), den Triebbegriff durch Motivation zu ersetzen, hat viel für sich, da die Trieb„Mythologie", wie Freud sie selbst genannt hat, recht unklar ist.

Eine gewisse Einschränkung der letztendlichen Triebbestimmtheit des Verhaltens ist durch die Postulierung autonomer Ichenergien durch Heinz Hartmann (1972) gegeben.

7. Alles Verhalten führt seelische Energie ab und wird durch seelische Energie reguliert (ökonomischer Gesichtspunkt).

Seelische Energie wurde zuerst als Triebenergie und deren Abfuhr (Primärprozesse) verstanden (Power-engineering), dann als Regulierung dieser Prozesse durch kleinste Energiemengen (Sekundärprozesse, Information-engineering). Rapaport beschreibt dies so (a.a.O., S. 54):

„Der Primärprozeß arbeitet mit Triebenergien. Sein regulatives Prinzip ist die Tendenz zur Triebentspannung (Lustprinzip): er strebt nach sofortiger Entladung von Energieanhäufung auf direktem Wege wie auch mit Hilfe der Mechanismen der Verschiebung, Verdichtung, Ersatzbildung und Symbolisierung. Der Sekundärprozeß arbeitet nach dem Prinzip des geringsten Kraftaufwandes, ist auf die objektive Realität hin orientiert und findet durch Aufschub und Umwege, durch experimentelles Handeln in Gedanken den sichersten Weg zum erstrebten Objekt in der Wirklichkeit, wobei er die Entladung von Triebenergien hinausschiebt, bis das Objekt gefunden ist."

Freud selbst hatte diesen Aspekt seiner Theorie, in seinem Streben nach Wissenschaftlichkeit, sehr ernstgenommen. Er wollte „die Schicksale der Erregungsgrößen verfolgen und eine wenigstens relative Schätzung derselben gewinnen" (1915; S. 280). Es handelt sich dabei um libidinöse Besetzungen, ihre Beweglichkeit und den Wechsel ihrer Intensität, die Gegensätze zwischen ihnen (Gegenbesetzung). Selbstverständlich werden nicht Objekte libidinös „besetzt", also bewertet, sondern innere Objektrepräsentanten.

Die vom Trieb besetzten Vorstellungen drängen zum Bewußten und können nur dann in der Verdrängung bleiben, wenn eine konstante Kraft dagegen wirkt.

In der Tomanschen Konzeption (1978) sind libidinöse Besetzungen Lernprozesse; Gegenbesetzungen solche des Vermeidungslernens. Unter Gegenbesetzung wird jene Kraft verstanden, die die Verdrängung aufrecht hält.

Psychische Strukturen werden durch Bindung von Triebenergie gebildet, um die Entladung der Energien zu verzögern oder zu verhindern. Diese Verzögerung entspricht dem Begriff Neutralisierung von Libido und Aggression.

8. Alles Verhalten hat strukturelle Determinanten (struktureller Gesichtspunkt).

Die Tiefenpsychologie war immer eine Konfliktpsychologie, zuerst zwischen den Trieben, dann zwischen Trieben und der Zensur und zwischen Trieben und Realität. Heute ist der wesentliche Konflikt der zwischen den Persönlichkeitsinstanzen Es, Ich und Über-Ich, mit dem sich die Psychoanalyse befaßt. Im Kapitel über Narzißmus werden wir den Versuch Kohuts erwähnen, die Konfliktpsychologie durch eine Defektpsychologie zu ersetzen.

Während das Es als Ansammlung der Triebe, des Verdrängten, aufgefaßt wird, das primärprozeßhaft nach dem Lustprinzip funktioniert, hat sich daraus (einem biologischen Programm folgend), das Ich entwickelt, als eine stabile Organisation, die aus den Forderungen des Es, Über-Ich und Realität einen Kompromiß bilden muß, damit das Selbst einerseits nicht allzusehr leidet, noch andererseits von außen zu sehr gefährdet ist. Es zeigt orientierende (wahrnehmende), verarbeitende (begreifende) und exekutive (motorische) Substrukturen. Die Ichpsychologie nimmt heute mit Recht an (Hartmann, 1939, 1960), daß das Ich nicht dem Es entstammt, sondern aus einer gemeinsamen, undifferenzierten Matrix der ersten extrauterinen Phase; damit lassen sich die autonomen Energiekerne des Ich triebunabhängig erklären.

Zur Entstehung und Funktion der dritten Persönlichkeitsinstanz, des Über-Ich, ist zu sagen, daß Freud annahm, daß das Über-Ich mit dem Untergang des Ödipuskomplexes entstehe. Mit dem Verzicht auf die verbotenen ödipalen Wünsche identifiziert sich das Kind mit den Eltern; das Verbot wird introjiziert, wobei es nicht die Personen sind, sondern eigentlich das elterliche Über-Ich, die eine Rolle spielen.

Heute ist man einhellig der Meinung, daß natürlich die gesamte Umgebung und Kultur eine Rolle spielen und die Auffassung von Melanie Klein (1971), daß böse Objekte (oder Teilobjekte) bereits ganz früh introjiziert werden (aus denen der unbewußte dämonisch bösartige Teil des Über-Ichs entsteht), setzt sich immer mehr durch. Spätere Identifikationen bilden eher das vorwiegend bewußte Ich-Ideal zum Unterschied des vorwiegend Unbewußten Ideal-Ich, das mit der Allmacht des infantilen Narzißmus zusammenhängt. Es scheint eine biologische Programmierung zur Bildung einer wertenden Gewissensinstanz zu geben, die analog zur innerartlichen Aggressionshemmung höherer Tiere zu verstehen ist. Dies wäre die Basis von der Auffassung eines Naturrechts und der generellen Tendenz, sich mit Ethik und Moral zu befassen.

9. Alles Verhalten wird durch die Realität bestimmt (adaptiver Gesichtspunkt).

Als Realität oder äußere Wirklichkeit werden die äußeren Reizquellen einschließlich des eigenen Körpers, aber ausschließlich der Trieb- und Affektquellen verstanden. Freud hat auch in diesem Zusammenhang eine komplizierte Entwicklung durchgemacht, Anna Freud hat wesentlich dazu beigetragen, Heinz Hartmann (1972) hat gezeigt, daß das Ich vornehmliches menschliches Anpassungsorgan ist.

„Es handelt sich dabei um die psychologische Auffassung der Realität. Der Mensch ist potentiell nicht nur einer „durchschnittlich zu erwartenden" Umgebung im voraus angepaßt, sondern einer ganzen sich entfaltenden Reihe solcher Umgebungen. Diese Umgebungen, denen der Mensch sich anpaßt, sind nicht „objektive", sondern vielmehr soziale Umgebungen, die seiner Entwicklung und Reifung halbwegs entgegenkommen: soziale Modalitäten (z.B. die sozial gebilligten Formen des „Besitzergreifen") pflegen, wählen und zähmen seine sich entfaltenden „Modi" (z.B. den inkorporierenden oralen Modus des Verhaltens" (Rapaport, 1959, S. 65 f.).

10. Alles Verhalten ist sozial determiniert (psychosozialer Gesichtspunkt).

Man hat der Psychoanalyse oft vorgeworfen, daß sie zu sehr auf das Individuum und seine innerpsychischen Konflikte bezogen sei und gesellschaftliche pathogene Bedingungen vernachlässige. Außerdem wurde ihr vorgeworfen, daß sie letztlich nur Anpassung und Unterwerfung unter die herrschende Gewalt produziere. Beide Vorwürfe sind bis zu einem gewissen Grade durch die beobachtbare Praxis mancher Psychoanalytiker belegbar. Von der Theorie her sind sie jedoch unberechtigt. Freud hat seine Lehre immer als eine Sozialpsychologie verstanden und die Ödipussituation ist eine mikrosoziologische Konzeption. Es kann auch kein Zufall sein, daß sowohl in rechten als in linken totalitären Systemen die Psychoanalyse unerwünscht ist.

Ich bin überzeugt, daß die Psychoanalyse, recht verstanden, eine Methode ist, die vorwiegend eine aktive Anpassung im Sinne Hartmanns vertritt, d.h., daß die Umwelt gestaltet wird, wenn dies in den realen Möglichkeiten liegt. De facto ist sie per definitionem ideologiekritisch und strebt Emanzipation an.

Als Beispiel für sozial orientierte psychoanalytische Forschung möchte ich die Studie von Gehmacher, Kaufmann und Strotzka anführen über die Zusammenhänge zwischen Wohnbedingungen und psychischer Krankheit (1977). Hier konnten wir aufzeigen, daß von allen untersuchten Faktoren nur die Wohnbelagdichte mit psychischer Störung korrelierte, allerdings nur in der Kindheitswohnung. Das Design dieser Untersuchung war von der psychoanalytischen Theorie abgeleitet, nur so konnte dieses relevante Ergebnis gewonnen werden.

In Rapaports System findet sich keine spezifische Diskussion über die Aggression, weil er offenbar dieselbe zwanglos in alle seine verschiedenen ätiologischen Konzepte zuordnen konnte. Die große theoretische und praktische Bedeutung derselben macht jedoch eine gesonderte Diskussion notwendig. In kaum einem anderen Gebiet gehen die Meinungen auch unter Analytikern so stark auseinander.

Die in der Literatur vertretenen Auffassungen lassen sich aber relativ leicht zu folgenden Gruppen ordnen:

1. Aggression ist ein Trieb gesonderter Art. Diese Meinung wurde von Freud selbst (obwohl Alfred Adler an sich der erste war, der von einem Aggressionstrieb gesprochen hat) im Laufe der Zeit immer stärker vertreten. Er kam schließlich zu dem recht spekulativen Konzept eines Todestriebes. Diese Entwicklung wurde allerdings von den meisten Psychoanalytikern nicht mehr mitvollzogen. Vor allem die Ich-Psychologen konnten sich nicht anschließen, wogegen die Anhänger von Melanie Klein dieses Konzept eher weiter entwickelt haben. In der Triebauffassung der Aggression finden sich bedeutsame Ähnlichkeiten mit den vergleichenden Verhaltenswissenschaftlern, besonders Konrad Lorenz, dessen Buch über „Das sogenannte Böse“ ein sehr breites Echo in der allgemeinen Öffentlichkeit gefunden hat. Die Ablehnung eines

solchen angeborenen Aggressionstriebes stammt sehr wesentlich auch aus emotionellen Gründen, weil damit nach dem Gefühl sehr vieler Kritiker eine pessimistische und resignative Einstellung zu den so stark beunruhigenden Äußerungen aggressiven Verhaltens bei Einzelpersonen aber auch bei Großgruppen einhergehen könnte.

2. Viele Psychoanalytiker stehen auf dem Standpunkt, der auch von mir geteilt wird, daß Aggression eine der prinzipiellen möglichen Verhaltensdispositionen des Menschen ist, die an sich nicht notwendigerweise mit Schädigung und Zerstörung verbunden sein muß. Dort, wo sie Triebcharakter annimmt, entsteht dies durch eine Verschränkung oder Vermischung mit sexuellen Tendenzen (psychischer Sadomasochismus). Dort wo Aggression überschießend oder gefährlich destruktiv wird, handelt es sich fast immer um Vorgänge, die mit den Punkten 3 und 4 in Zusammenhang stehen.

3. Aggression ist sicherlich in den meisten Fällen das Ergebnis sozialen Lernens (Bandura), wobei sowohl das Lernen am Modell als auch das Lernen durch Erfolg beteiligt ist. Ein Kind, das immer wieder erlebt, daß der Aggressive zumindest unmittelbar größere Erfolge erzielt als der Friedfertige, kommt selbstverständlich in Versuchung, dieses Verhalten nachzuahmen.

4. Unmittelbare Beobachtung und Selbsterfahrung lassen keinen Zweifel, daß Aggression zwar nicht die einzige aber eine häufige Folge von Frustrationen ist. Wenn man gekränkt oder benachteiligt worden ist, ist die Tendenz das oder den Kränkenden zu schädigen oder zu vernichten eine fast unausweichliche Folge. Erst auf einem relativ hohen Grad der Sozialisation können andere Strategien zur Bewältigung von Frustrationserlebnissen eingesetzt werden. Manche Menschen erreichen diesen Grad nie.

Es ist ein Verdienst der Tiefenpsychologie, erkannt zu haben, daß unter bestimmten inneren und/oder äußeren Bedingungen die Aggression sich gegen einen Selbst richtet und zu selbstbestrafenden Tendenzen und Handlungen führt, was auch die Hauptursache vieler Symptombildungen darstellt. Unter Umständen ist es das Ziel einer psychotherapeutischen Behandlung, Aggression in einer sozial tragbaren Weise wieder nach außen zu wenden.

Es gibt eine narzißtische, orale, anale und genitale Aggression. In den späteren Entwicklungsphasen sind die Motive häufiger sozialpsychologisch erklärbar. Es besteht außerdem kein Zweifel, daß Aggression auch sublimiert und neutralisiert werden kann. Insofern wären Analogien zur Libido gegeben. Wahrscheinlicher ist allerdings, daß es bei diesen Phänomenen sich doch bereits um Vermischungen mit der Libido handelt.

Aggression, respektive aggressive Phantasien und Gedanken, seien sie bewußt oder unbewußt, sind häufig die Ursache von Schuldgefühlen. Eine Tat oder ein Gedanke, die von den Instanzen oder Selbstkontrolle – also Über-Ich und Ich-Ideal – verurteilt werden, führen zu einem Gefühl des Unbehagens, das je nachdem, ob die Impulse mehr von außen oder von innen kommen, als Scham oder Schuld erlebt wird. Für die Psychotherapie ist natürlich nur die irrationale Schuld zugänglich. Die Strategien mit realer Schuld fertigzuwerden, liegen auf anderen Gebieten.

Rapaport war, wenn wir zusammenfassen, in bezug auf Überlebenschancen psychoanalytischer, metapsychologischer Konzepte etwas zurückhaltend. Ich selbst bin hier nicht so relativ pessimistisch wie Rapaport; mir scheint es nur interessant, daß er den Ödipuskomplex nicht einmal für erwähnenswert gehalten hat. Gerade dieser Begriff hat aber in einer neueren kritischen Untersuchung von Seymour Fisher und Roger P. Greenberg (1977) eine besonders gute Fundierung gefunden.

5.3. Entwicklungspsychologie

Das Werk der bedeutendsten Entwicklungspsychologen unserer Zeit, Piaget (1979) und Kohlberg (1974), kann hier ebensowenig besprochen werden, wie das des großen Sozialisationsforschers *Bronfenbrenner* (1976). Es soll nur gesagt werden, daß auch sie die Tiefenpsychologie sehr ernstgenommen haben.

Die geniale Konzeption einer oralen, analen und genitalen Entwicklungsphase von Freud ist unverändert gültig und auch von Fisher und Greenberg (1977) bestätigt. Der vielleicht interessanteste Autor, dessen Werk noch gar nicht in Ansätzen ausgewertet ist, Erik Homburger Erikson, wird von uns bewußt in den Vordergrund gestellt, weil meines Erachtens von hier aus viele Wege in die Zukunft gehen.

	1	2	3	4
I Säuglings-alter	Urvertrauen gg. Mißtrauen			
II Kleinkind-alter		Autonomie gg. Scham und Zweifel		
III Spielalter			Initiative gg. Schuldgefühl	
IV Schulalter				Werksinn gg. Minder-wertigkeits-gefühl
V Adoles-zenz	Zeitperspek-tive gg. Zeitdiffusion	Selbstgewiß-heit gg. pein-liche Identi-tätsbewußt-heit	Experimentie-ren mit Rollen gg. negative Identitätswahl	Zutrauen zur eigenen Leistung gg. Arbeits-lähmung
VI Frühes Er-wachsenen-alter				
VII Er-wachsenen-alter				
VIII Reifes Er-wachsenen-alter				

Schema 15. *Entwicklungsphasen nach E. H. Erikson.* (Aus: Identität und Lebenszyklus, S. 180. Frankfurt a.M.: Suhrkamp. 1966)

5	6	7	8	
Unipolarität gg. vorzeitige Selbst-differenzierung				I Säuglings-alter
Bipolarität gg. Autismus				II Kleinkind-alter
Spiel-Identifikation gg. (ödipale) Phantasie-Identitäten				III Spielalter
Arbeits-identifikation gg. Identitätssperre				IV Schulalter
Identität gg. Identitäts-diffusion	Sexuelle Identität gg. bisexuelle Diffusion	Führungs-polarisierung gg. Autoritätsdiffusion	Ideologische Polarisierung gg. Diffusion der Ideale	V Adoles-zenz
Solidarität gg. soziale Isolierung	Intimität gg. Isolierung			VI Frühes Er-wachsenen-alter
		Generativität gg. Selbst-Absorption		VII Er-wachsenen-alter
			Integrität gg. Lebens-Ekel	VIII Reifes Er-wachsenen-alter

	A Psychosoziale Krisen	B Umkreis der Beziehungspersonen
I	Vertrauen gg. Mißtrauen	Mutter
II	Autonomie gg. Scham, Zweifel	Eltern
III	Initiative gg. Schuldgefühl	Familienzelle
IV	Werksinn gg. Minderwertig- keitsgefühl	Wohngegend Schule
V	Identität und Ablehnung gg. Identitätsdiffusion	»Eigene« Gruppen, »die Anderen«. Führer-Vorbilder
VI	Intimität und Solidari- tät gg. Isolierung	Freunde, sexuelle Partner, Rivalen, Mit- arbeiter
VII	Generativität gg. Selbstabsorption	Gemeinsame Arbeit, Zusammenleben in der Ehe
VIII	Integrität gg. Verzweif- lung	»Die Menschheit« »Menschen meiner Art«

Schema 16. *Entwicklungsbereiche und Phasen nach E. H. Erikson* (a.a.O., S. 214)

C Elemente der Sozialordnung	D Psychosoziale Modalitäten	E Psychosexuelle Phasen
Kosmische Ordnung	Gegeben bekommen Geben	Oral-respiratorisch, sensorisch kinästhetisch (Einverleibungsmodi)
»Gesetz und Ordnung«	Halten (Festhalten) Lassen (Loslassen)	Anal-urethral Muskulär (Retentiv-eliminierend)
Ideale Leitbilder	Tun (Drauflosgehen) »Tun als ob« (= Spielen)	Infantil-genital Lokomotorisch (Eindringend, einschließend)
Technologische Elemente	Etwas »Richtiges« machen, etwas mit anderen zusammen machen	Latenzzeit
Ideologische Perspektiven	Wer bin ich (wer bin ich nicht) Das Ich in der Gemeinschaft	Pubertät
Arbeits- und Rivalitätsordnungen	Sich im anderen verlieren und finden	Genitalität
Zeitströmungen in Erziehung und Tradition	Schaffen Versorgen	
Weisheit	Sein, was man geworden ist; wissen, daß man einmal nicht mehr sein wird.	

Zuerst wird aber eine moderne Fassung der Freudschen Konzeption von *W. Toman* (1978) wiedergegeben:

1. Frühe orale Phase: 4.–6. Lebensmonat (kein personales Objekt, Saugen als Aktivität, kaum Trennung zwischen Außen- und Innenwelt, Primärangst bei Deprivation [Auflösung der Existenz], eventuell Verdrängung als Abwehr).

2. Späte orale Phase: 5.–12. Lebensmonat (Beißen, Ausspucken, Suchen, allmächtige Mutterfigur, Angst vor Verschlungenwerden, Identifikation und Projektion).

3. Frühe anale Phase: 2. Lebensjahr (Laufen, Sprechen, Beginn der Machtkämpfe um Ausscheidung, einfachste Sublimierung und Reaktionsbildung, andere Personen treten auf).

4. Späte anale Phase: 3.–4. Lebensjahr (Manipulationen nehmen zu, Ordnung, Besitz-, Macht- und Kontrollbeziehungen verfeinern sich).

5. Frühe genitale (ödipale) Phase: 4. und 5. Lebensjahr (erste sexuelle Regungen und ihre Unterdrückung, Vertrautmachen mit sozialen Sexualrollen, Kastrationsangst).

6. Latenzphase: 6.–12. Lebensjahr (neue soziale und andere Erfahrungsgebiete).

7. Späte genitale Phase: Adoleszenz und Erwachsenenalter (Pubertät, sexuelles Interesse außerhalb der Familie).

Nun folgt die Konzeption von *Erikson*.

Wie alle Entwicklungspsychologen geht auch er von Stufen aus, die sich krisenhaft ablösen, wobei es jedesmal ein Gelingen oder Versagen gibt, keine Stufe wird jedoch völlig verlassen und alle weiteren weisen schon Vorstufen auf, bevor sie in volle Reife treten. Die Namen, die Erikson diesen Entwicklungsphasen gegeben hat, sprechen für sich selbst und bedürfen kaum noch einer Interpretation.

Wir bringen zuerst ein Diagramm seiner Entwicklungsphasen (Schema 15). (E. H. Erikson, 1966, S. 150 f.).

Noch deutlicher wird Eriksons Konzept in der zweiten Abbildung (Schema 16), wo auch Beziehungspersonen, Elemente der Sozialordnung, psychosoziale Modalitäten und psychosozielle Phasen im klassichen Sinne eingeordnet sind (a.a.O., S. 214–215):

Von besonderem Interesse ist dabei das „Identitätskonzept", das von vielen Autoren als eine Leerformel kritisiert worden ist. Erikson versteht darunter die Erreichung eines relativ konstanten, von anderen abgegrenzten, integrierten Selbstbildes, das in einer gewissen Übereinkunft mit dem Fremdbild steht; mit anderen Worten das Realitätsgefühl des Selbst. Der finnische Psychologe Juhani Hirvas (1966) hat einen Test (Q-Sort) entwickelt, mit dem Indentitätsdiffusion gemessen werden kann. Wir haben über die von Hirvas untersuchte Schizophrenie hinaus auch Depression, Geschlecht, Alter und soziale Schicht untersucht und konnten bestätigen, daß zumindest das Negativ der Identität, die Identitätsdiffusion, durchaus fruchtbringend objektiviert und quantifiziert werden kann (Strotzka, Grillmeier, Lesowsky und Bauer, in Vorbereitung).

Es ist sicher kein Zufall, daß sowohl Toman als auch Erikson fast ohne das Wort „Libido“ auskommen und den Begriff „erogene Zone“ ebenfalls nicht verwenden.

Als drittes Beispiel psychoanalytischer Entwicklungspsychologie sei die Arbeit von Margaret Mahler und ihrer Mitarbeiter hervorgehoben.

In einer langjährigen Untersuchung des „Loslösungs- und Individuationsprozesses“, vor allem durch direkte Beobachtung, wurden folgende Subphasen erkannt (*Mahler*, 1978, S. 324):

„1. Die Subphase der *Differenzierung* vom 5. Monat an (in der das Bewußtsein der Getrenntheit aufzudämmern beginnt);

2. der wichtige Anstieg der Selbständigkeit, genannt *Übungs*subphase (vom 10. bis 15. Monat) (in der die Aufmerksamkeit neuen motorischen Errungenschaften gilt, wobei die Mutter zeitweilig nahezu ausgeschlossen wird);

3. die Subphase der *Wiederannäherung* (vom 15. bis 22. Monat) (in der die Ansprüche an die Mutter erneuert werden, die in zunehmendem Maße als getrenntes Wesen empfunden wird, während das Wachstum der autonomen Ich-Apparate fortschreitet);

4. fortschreitende Entwicklung zur allmählichen Erwerbung libidinöser *Objektkonstanz* (vom 22. bis 36. Monat).“

So wurden die ersten konkreten Beobachtungen von René Spitz fortgesetzt, die ebenfalls zeigten, wie fruchtbar direkte Beobachtung der Interaktion zwischen Mutter und Kind auch für die psychoanalytische Theorie sind. Mutter-Kind-Trennung wurde als eine der häufigsten Ursachen für Fehlentwicklungen aufgezeigt. Bowlbys Buch (1976) führte dann auch zu schwerwiegenden praktischen Konsequenzen, wie gemeinsame Aufnahme von Mutter und Kind ins Spital bei absolut notwendigen Spitalsaufenthalten usw.

Noch zuletzt ein Wort zum Ödipuskomplex. Diese revolutionierende Entdeckung Freuds – die regelmäßige Zuwendung zum andersgeschlechtlichen Elternteil mit einem aggressiven Rivalitätsverhältnis zum gleichgeschlechtlichen – wurde von ihm als Kernproblem der Neurose bezeichnet. Je nachdem, wie diese Konstellation gelöst wurde, entschied über das weitere Schicksal. Heute wissen wir, daß die präödipalen Phasen wichtiger sind und die ödipale Konstellation nur zum Teil eine biologische Reifung zur Auseinandersetzung mit den sozialen Geschlechtsrollen ist, zum anderen eine Funktion der jeweiligen makro- und mikrosoziologischen Konstellation. Pathogen wird diese Entwicklung erst bei verführerischer Haltung oder Eifersucht der jeweiligen Elternteile – eine klinische Beobachtung, die meist aus Respekt für die Freudsche Theorie nicht ausgesprochen oder nur angedeutet wird.

5.4. Die Abwehrmechanismen

Freud ist aufgefallen, daß die Menschen einen stereotypen individuellen Stil haben, innere und äußere Gefahren und Störungen zu bewältigen. Die inneren Störungen können Triebüberflutungen sein oder jede Art von Unlust, Angst, Trauer, Scham, Schuldgefühle, aber auch irritierende Aggressionen, die nicht direkt abführbar sind, wie Haß und Zorn. Die äußeren können echte oder phantasierte Bedrohungen oder Beeinträchtigungen sein, die solche Gefühle auslösen. Oft sind solche Störungen inhaltlich gar nicht bewußt, die hier gemeinten Abwehrstrategien sind in der Regel unbewußt und werden wegen ihrer Automatik als „Mechanismen" bezeichnet. Sie unterscheiden sich dann wesentlich von den bewußten Techniken, die wir gegenüber äußeren Gefahren besitzen, wie Flüchten, Ausweichen, Angreifen, Argumentieren, Überreden, Entschuldigen, Täuschen, Lernen oder schließlich simples Ertragen.

Trotz der schönen und klaren Darstellung durch *Anna Freud* ist die Theorie der Abwehrmechanismen recht unbefriedigend. Wie und wann sie entstehen und ob es eine Ordnung gibt, darüber sind die Meinungen sehr geteilt. Offenbar handelt es sich um ein Instrumentarium, das in der Lernerfahrung und biologischen Reifung je nach den Entwicklungsbedingungen vom Individuum schrittweise erworben wird. Bei der Schilderung der Freudschen Phasen im vorigen Kapitel wurden einige Hinweise gegeben. Wie bei den meisten Begriffen der psychoanalytischen Theorie handelt es sich um Konstrukte, die sich aus der klinischen Arbeit in der Bewußtmachung erschließen, die sich aber so häufig und typisch zeigen, daß an ihrer Evidenz nicht gezweifelt werden kann. Die Grenze zwischen Abwehrmechanismen und Symptomen ist eine fließende; wir werden in unserer Beschreibung darauf hinweisen.

Bei der Frage, wer oder was abwehrt, ist es offenkundig, daß es sich dabei um das „Ich" handelt. Die Versuchung, sich diese Persönlichkeitsinstanz als einen Homunculus innerhalb des Selbst vorzustellen, ist sehr groß und mag als Modellvorstellung vielleicht ganz nützlich sein. Tatsächlich ist natürlich unter „Ich" der ganze Bereich der Sekundärprozesse zu verstehen. Abwehrmechanismen nehmen als unbewußte Ichleistungen einen Sonderplatz in der Dynamik ein. Sie können glücken oder fehlgehen, dann gewinnen sie häufig Symptomcharakter. Da fast immer mehrere Abwehrmechanismen gleichzeitig eingesetzt werden, ist eine analytische Aufhellung äußerst kompliziert und gelingt oft nur unvollständig. Man könnte die psychoanalytische Therapie auch beschreiben als die Aufarbeitung mißglückter oder nach außen und innen schädlicher Abwehrmechanismen.

Den positiven Gegenfall beschreibt Anna Freud im letzten Satz ihres schönen Buches: „Das Ich ist siegreich, wenn seine Abwehrleistungen glücken. d.h., wenn es ihm gelingt, mit ihrer Hilfe die Entwicklung von Angst und Unlust einzuschränken, durch notwendige Triebumwandlungen dem Individuum auch unter schwierigen Umständen noch Triebgenuß zu sichern und damit, soweit es möglich ist, eine Harmonie zwischen Es, Über-Ich und den Außenweltsmächten herzustellen" (1964, S. 139).

Im folgenden sollen die Abwehrmechanismen in der Reihenfolge, wie *Schlegel* (1972) sie beschreibt, wiedergegeben werden.

1. *Verdrängung* in der heutigen Auffassung besteht in einem Bewußtseinsentzug für ganze Gebiete des Affekt- und Trieblebens. Sie ist der verbreitetste und wirksamste Mechanismus, den wir kennen. Sie ist dem Vergessen ähnlich, dieses bezieht sich aber fast immer nur auf das Vorbewußte.

2. *Verleugnung* oder Verkennung der Realität ist im Gegensatz dazu auf die Außenwelt bezogen. Für Kinder ist die Verleugnung

mit Hilfe der Phantasie recht charakteristisch. Je nach den Voraussetzungen sind dabei die Wege zur Kreativität oder der Psychose offen.

3. *Isolierung*. Hier wird ein Erlebnis aus den kausalen Zusammenhängen und den assoziativen Beziehungen, meist durch Affektentzug, gelöst. Sie findet sich vor allem bei der Zwangsneurose und erklärt die Schwierigkeit, assoziativ und affektiv an die Traumen heranzukommen.

4. *Konversion*. Schon in den Studien zur Hysterie wird die Umsetzung des Abgewehrten in „somatische Innervation" beschrieben. Dieser Sprung vom Psychischen ins Physische war Freud eigentlich unerklärlich, in einem Systemzusammenhang (Somatisierung) ergeben sich aber dabei keine theoretischen Schwierigkeiten mehr. Zwischen der Konversion – im engeren als symbolischen Ausdruck des unbewußten Konfliktes – und der nichtsymbolischen Umsetzung von psychischer Spannung in organisches Substrat (Organneurose) besteht wohl nicht die scharfe Trennung, die meist angegeben wird. Auch die Einschränkung of motorische und sensorische Systeme läßt sich nicht aufrechterhalten. Erbrechen und Durchfall können sehr wohl Konfliktsymbole sein.

5. *Verschiebung*. Hier wird ein dem Bewußtsein unerträglicher Inhalt durch eine Ersatzvorstellung ersetzt, d.h. es erfolgt ein Objektaustausch. Das Phänomen des *„pars pro toto"* gehört hierher, ebenso wie das Auftreten von *Deckerinnerungen* und bis zu einem gewissen Grade die Verallgemeinerung. Verschiebung sowie auch Verdichtung (die ebenfalls in diesem Zusammenhang auftreten kann) sind uns als Primärvorgänge bereits bekannt, sie können also auch in einem anderen metapsychologischen Bezug auftreten.

6. *Sublimierung* und Zielhemmung. Sexuelle Regungen werden nicht zur egoistischen Befriedigung, sondern zur Erreichung von sozial und kulturell wertvoll empfundenen Zielen umgesetzt. Es handelt sich also um eine Desexualisierung, respektive Desaggressivierung. Eine Unterscheidung von der Neutralisierung Hartmanns erscheint mir eine unnötige Komplizierung. Freud hat wiederholt die Sublimierung als den einzig „gesunden und wertvollen" Abwehrvorgang bezeichnet, was sicher falsch ist, siehe nur die Beispiele geglückter Verdrängung.

7. *Reaktionsbildung* ist ein Verhalten, das einen abgelehnten

Inhalt überkompensiert, etwa besondere übertriebene Freundlichkeit und Güte als Abwehr gegen überstarke Aggression. Besonders bei der Zwangsneurose findet sich dieser Weg – die Pedanterie gegen das anale Chaos.

8. *Projektion*. Der innere Unlustanlaß wird auf ein Objekt der Außenwelt verlegt. Dieser weit ins Normale greifende Mechanismus zeigt sich etwa an einem Kind, das sich an einem Gegenstand anstößt und dann diesen Gegenstand beschimpft oder schlägt, bis zu dem Wahnkranken, der seine Selbstvorwürfe als Stimme von außen hört.

9. *Identifikation*. Diese „Aufrichtung eines Objektes im eigenen Ich" ist ebenfalls weit verbreitet und spielt etwa beim Lernen am Modell eine Rolle. Besondere Bedeutung hat dieses Phänomen in der Massenpsychologie (Führerbeziehung), auch eine Rivalität kann in Solidarität umgewandelt werden. Von *projektiver Identifikation* sprechen wir dann, wenn eine verbotene Tendenz nach außen projiziert wird und dann durch Identifikation mit dem Träger einer solchen Projektion akzeptierbar wird. Auch die altruistische Abtretung ist ein ähnlicher Mechanismus. Der „Eros paidagogos", wenn er nicht auf sublimierte Homosexualität zurückzuführen ist, klärt sich oft so, daß der eigene verdrängte Kinderwunsch sich in liebevolle Zuwendung zu anderen Kindern äußert. Anna Freud hat sich auch intensiv mit der *Identifikation mit dem Angreifer* befaßt. Man hat dieses Phänomen besonders bei Kindern im Konzentrationslager gesehen, die sich mit dem SS-Personal identifizierten, vielleicht um überleben zu können. Wichtig, weit tiefer im Unbewußten verankert und viel früher auftretend, ist die *Introjektion*, die Einverleibung oft von Objektteilen als Resultat des *„Splitting"*, das uns noch beschäftigen wird und das ebenfalls vielleicht als früher Abwehrmechanismus verstanden werden könnte (der Zerfall eines Außenobjektes in eine gute und böse Objektrepräsentanz).

10. *Regression*. Unter Belastungssituationen ist ein Rückfallen in frühere Entwicklungsstadien, in Zustände der Passivität, durchaus unter Normalbedingungen häufig. Die Regression ist bei jeder Neurose eine wesentliche Begleiterscheinung, wenn nicht das Zentralproblem. Eine Bekämpfung der Neigung zur Regression, also Autonomie und Aktivierung, ist ja eine wesentliche Neuroseprophylaxe.

11. *Verkehrung ins Gegenteil*. Dieses Phänomen gilt vor allem beim Umschlagen frustrierter Liebe in Haß.

12. Das *Rationalisieren* ist ein recht bewußtseinsnaher Weg, der Dämonie des Unbewußten durch Unterlegung von Scheinbegründungen zu entgehen, und schließlich hat Freud selbst

13. den *Humor* als einen der wertvollsten Abwehrmechanismen bezeichnet. Es handelt sich dabei um ein Abziehen von Besetzung, sowohl vom Selbst als auch von Objekten, wodurch die Situation an Gefährlichkeit (Ernst) verliert (Strotzka, 1976).

Anna Freud hat noch versucht, eine Zuordnung von Abwehrmechanismen zu bestimmten Aufgaben zu machen (1964, S. 137):

„Die *Verdrängung* leistet für die Beseitigung der Triebabkömmlinge dasselbe wie die *Leugnung* für die Beseitigung der Außenweltreize. Die *Reaktionsbildung* dient der Sicherung gegen Rückkehr des Verdrängten von innen her, die *Phantasie vom Gegenteil* der Sicherung der Leugnung gegen Erschütterung durch die Außenwelt. Die *Hemmung* der Triebregung gegenüber entspricht der *Ich-Einschränkung* zum Zwecke der Vermeidung äußerer Unlust. Die *Intellektualisierung* der Triebvorgänge als Gefahrverhütung nach innen ist dasselbe wie die immer vorhandene *Wachsamkeit* des Ichs für die Gefahren der Außenwelt. Alle jene anderen Abwehrvorgänge, die wie die Verkehrung ins Gegenteil oder die Wendung gegen die eigene Person in Veränderung der Triebvorgänge selbst bestehen, entsprechen nach außen hin den hier nicht mehr einbezogenen Versuchen des Ichs, die Verhältnisse der Außenwelt durch aktiven Eingriff zu verändern."

Während wir uns bis jetzt mit *intrapsychischen* Abwehrvorgängen befaßt haben, weist Stavros Mentzos (1976) mit Recht darauf hin, daß zunehmend auch *interpersonale* eine große Rolle spielen. In Zweierbeziehungen (auch Übertragung und Gegenübertragung) und kleinen Gruppen festigt sich die Abwehr „durch eine unbewußte, aber gleichzeitig den neurotischen Bedürfnissen adäquate Auswahl, Beeinflussung und Veränderung des Partners" (S. 127). Henry Dicks (1967) und Jürg Willi (1975) haben das als „Kollusion" beschrieben.

Das gleiche gilt für Institutionen wie Schulen, Betriebe und Behörden. Einerseits bedienen sie sich der individuellen Abwehr, andererseits können sie dieselben durch Verankerung in der Realität verstärken. Hier wirkt sich diese Kollusion systemstabilisierend aus.

Es handelt sich hier um eine wichtige, noch kaum berührte Forschungsaufgabe (Strotzka, 1980).

5.5. Die Rolle der Träume

Sigmund Freud hat etwa seit 1895 begonnen, sich ganz intensiv mit den Träumen seiner Patienten, dann mit seinen eigenen, zu befassen. 1900 erschien sein grundlegendes Werk über die Traumdeutung. Seine Methode war ebenso einfach wie einleuchtend. Eigene und fremde erinnerte Träume wurden zum Gegenstand von Einfällen gemacht, die ein wenig an Dechiffrieren, Rätsellösen und kriminalistische Überlegungen erinnern. Die Annahme, die diesem Prozeß zugrundelag war die, daß der *manifeste Traum* (so wie er erinnert wird) nur ein symbolisierter Ausdruck für etwas anderes sei (*latenter Trauminhalt*); so ähnlich wie es sich für die Symptome der Hysterie erwiesen hatte. Die eigenen Überlegungen des Träumers oder die Deutungen des Analytikers erweisen ihre Richtigkeit dadurch, daß der Träumer sich berührt fühlt von der Einsicht und den Eindruck hat, daß er in seiner Selbsterkenntnis ein Stück weitergekommen ist. Die Plötzlichkeit einer solchen Einsicht hat Karl Bühler sehr einleuchtend als Aha-Erlebnis beschrieben. So muß es allerdings nicht immer sein. Auch eine Verhaltensänderung kann unter Umständen die Folge sein. Freud kam durch diese Betrachtung, erweitert durch andere Quellen psychologischer Erfahrung, zu der sehr klaren Meinung, daß der latente Trauminhalt in der Regel eine *Wunscherfüllung*, und zwar letztlich eines infantilen Sexualwunsches, sei. Mit einer unglaublichen Fülle höchst origineller Einfälle und offenbar auch klinischen Erfolgen wurde diese, fürs erste damals überraschende und schockierende Hypothese in den folgenden Jahrzehnten unterbaut.

Träume sind keine pathologischen Phänomene, sie erinnern aber an Psychosen wegen der halluzinatorischen Wunscherfüllung und an neurotische Symtome wegen des Kompromißcharakters zwischen verdrängten Triebimpulsen und des Widerstandes eines Zensurfaktors im „Ich“. Der Traum ist ein „Wächter des Schlafes“. (Diese Auffassung hat der späteren experimentellen Traumforschung am wenigsten standgehalten.)

Traumquellen sind:

1. äußere Sinnesreize (z.B. Lärm)
2. innere (subjektive) Reize (Erinnerungen, z.B. Tagesreste)
3. innere organische Reize (etwa Körpergefühle)
4. rein psychische Reize (latente Traumgedanken, Gefühle).

Ein bewußter Wunsch kann nur dann ein Traumerreger werden, wenn er einen ähnlichen bewußten, infantilen Wunsch verstärkt.

Der latente Inhalt betrifft sowohl den dynamischen, unbewußten Wunsch als Motiv als auch das vorbewußte Material (Tagesrest, körperliche und Sinnesreize). Die Affekte im Traum lassen seine Bedeutung besser erkennen als die latenten Traumgedanken, weil sie durch die Zensur weniger modifiziert werden als der Inhalt. Im allgemeinen sind aber Träume ärmer im Affekt als das psychische Material, von dem sie herkommen.

Die Zensur bedingt einerseits die Versperrung des Inhalts und andererseits eine Hemmung des Affektes.

Der *Trauminhalt* besteht aus Erinnerungen, wobei Träume

1. die Eindrücke des vergangenen Tages bevorzugen,

2. die Auswahl ist anders als im Wachleben; es wird nicht das aufgerufen, was wesentlich ist, sondern was subsidiär und oft unbewußt geblieben ist, und

3. es werden auch frühe Kindheitserinnerungen verwendet, und zwar oft triviale, die wir für längst vergessen hielten.

Die *Traumzensur*, die dafür verantwortlich ist, daß die Traumgedanken zum manifesten Traum verzerrt werden, entspricht den gleichen Ich-(Ich-Ideal)-Kräften, die auch im Wachen unerwünschte Tendenzen verdrängen. Im Schlaf sind diese Kräfte schwächer, dadurch können Träume überhaupt erst entstehen.

Die Zensur ist auch verantwortlich für den Widerstand gegen die Traumdeutung. (Daß viele Deutungen falsch sein können, haben Freud – und eine Reihe seiner Anhänger – offenbar nicht erwogen.) Bei Angstträumen hat die Zensur versagt in ihrer Funktion, das Aufkommen von Unlustgefühlen zu verhindern. In dem nicht seltenen Traumgefühl „Es ist ja nur ein Traum" macht sich die Zensur beruhigend bemerkbar.

Strafträume entsprechen der Erfüllung von Über-Ich-Wünschen.

Als *Traumarbeit* wird der psychische Prozeß bezeichnet, der den latenten in den manifesten Inhalt verformt. Die Mittel dazu sind Verdichtungen des Materials, die Verschiebungen der Besetzungen und die Modifikation in Bildform und Dramatisierungen. Die Traumarbeit schließt mit der sekundären Revision, wobei der Traum in einen verständlichen Zusammenhang gebracht wird (die Schaffung einer Traumfassade). Verdrängung – Nachlassen der Zensur – die Bildung eines Kompromisses: das wäre der Ablauf der Traumentstehung. Repräsentabilität wird vor allem durch die Bildhaftigkeit garantiert. Die immer vorhandene Regression gestattet eine völlige halluzinatorische Besetzung der Wahrnehmung. Dabei unterscheidet man drei Aspekte: den topographischen (BW, VB, UB, d.h.: Bewußt, vorbewußt und Unbewußt), den zeitlichen und den formalen. Die Symbolbildung wird von Lorenzer als Ich-Funktion verstanden, was meines Erachtens bei eher archetypischen Symbolen nicht richtig sein kann.

Bei der *Verschiebung* wird die Besetzung einer Idee zur Gänze auf eine andere übertragen, bei der *Verdichtung* werden die Besetzungen verschiedener Ideen zusammengezogen, d.h., daß der manifeste Traum immer enger ist als der latente. Man kann hier auch von Kompression sprechen. *Symbolisierung* bedeutet die Vertretung nicht akzeptabler Inhalte aus dem UB im BW durch einen anderen Inhalt. Solche Symbole haben oft zwei oder mehr Bedeutungen. Wir kennen sie aus Märchen, Mythen, Scherzen und aus Volks- und Völkerkunde. Die Sprache der Symbole kennt keine Grammatik. Über Vergessen und Erinnern von Träumen meint Freud, daß das erstere ein Abzug von Aufmerksamkeitsbesetzung von Gedanken und Wahrnehmungen sei, so daß andere Inhalte statt dessen ins Bewußtsein treten können.

Erinnert wird im Traum das, was die Zensur passieren darf. Strafträume, Gegen-Wunschträume, Angstträume und Träume bei den traumatischen Neurosen sind nur scheinbare Ausnahmen von der Wunscherfüllungstheorie, sie haben aber Freud bewogen, letztlich davon zu sprechen, daß der Traum ein *Versuch* zur Wunscherfüllung sei.

Die Gegen-Wunschträume werden als Ausdruck eines psychischen Masochismus aufgefaßt. Beim Angsttraum hat sich der verdrängte Wunsch stärker erwiesen als die Zensur. Das Wiederaufleben von traumatischen Erlebnissen im Traum wird nach vielen Erklärungsversuchen Freuds am ehesten als ein Versagen der Traumfunktion verstanden. Trauminterpretation, basierend auf den Assoziationen des Träumers, ergänzt um das Symbolwissen des Analytikers, verschafft uns mehr Wissen über das Unbewußte, das letztlich die wahre psychische Realität ist.

Tagträume unterscheiden sich nur dadurch von Nachtträumen, daß bei ersteren die Realitätsprüfung voll funktioniert.

Freud hat in der Traumarbeit die „via regia“ zum Unbewußten gesehen. Heute neigt man dazu, Traummaterial nicht anders zu behandeln als jede andere Äußerung des Patienten.

Die Entwicklung neben und nach Freud soll aber nicht unerwähnt bleiben. C. G. Jung z.B., dem ein besonderes Nahverhältnis zum Traum nicht abzusprechen ist, hält die Generalisierung der Wunscherfüllung im Traum für falsch. Er versucht zuerst den Kontext aufzunehmen und interpretiert dann den Ausdruck des Unbewußten vorwiegend als Kompensation zum Bewußten. Damit zielt der Traum auf ein seelisches Gleichgewicht zwischen Unbewußtem und Bewußtem hin.

Traumserien stellen einen Individuationsprozeß dar (während einer Analyse). Jung unterscheidet „kleine“ und „große“ Träume, wo Archetypen und Mythologeme aufscheinen und die eine überindividuelle Bedeutung haben. Er legt großen Wert auf Initialträume, die sehr viel aufzeigen. Jung benützt zur Deutung viel Material außerhalb der Einfälle der Patienten selbst, die sogenannte Amplifikation. Der Traum ist ihm ein Abbild der Vorgänge im Unbewußten selbst, ohne Vorwegnahme der Art dieser Vorgänge.

Jung, sowie viele andere, neigen zu einer finalen Trauminterpretation. Maeder bezeichnet die prospektive Funktion des Traumes als eine warnende, mahnende, korrigierende, trostspendende, stützende Hilfe bei Unsicherheit, Desorientierung und Angst.

Für Adler sind Träume ein Ausdruck des Lebensstiles. BW und UB sind keine Gegensätze, sondern eine Einheit. Entsprechend seinem Konzept bauen Träume auf Minderwertigkeitsgefühl, dem Streben nach Anerkennung und dem sozialen Interesse auf.

Träume sind Problemlösungsversuche auf metaphorischer Ebene. Schultz-Hencke versucht die Ansichten Freuds, Jungs und Adlers zu amalgamieren. Für die Daseinsanalytiker (Binswanger, Boss) sind Träume nur *eine* der Formen menschlichen Daseins. Die philosophierende Grundhaltung der Autoren gestattet wenig konkrete, empirische überprüfbare Aussagen.

Etwa um das Jahr 1960 wurde in experimentell psychologischen Labors (*Kleitman, Azerinsky* und *Dement*) ein Phänomen entdeckt, das weitreichende Konsequenzen über Entstehung und Funktion des Traumes gestattete. Während einer durchschnittlichen Schlafperiode finden sich vier Zeiträume von zusammen etwa 20%, in Abständen von ca. eineinhalb Stunden, wo sich folgende Veränderungen des Schlafes zeigen:

1. rasche, konjugierte Augenbewegungen,
2. niedere, desynchronisierte kortikale EEG-Muster,
3. höhere Variabilität der Respirations- und Pulsrate,
4. höherer Blutdruck,
5. herabgesetzter Muskeltonus,
6. höhere Hirntemperatur und gesteigerter Hirnstoffwechsel,
7. zunehmende Variabilität in der Erregungsschwelle,
8. volle und teilweise Peniserektion, und
9. beim Aufwecken zeigen sich bei 80–90% Träume.

Eigentlich handelte es sich um eine Wiederentdeckung; nur war das Phänomen, wir wollen es mit *Richard M. Jones* (1978) D-Zustand nennen, früher in seiner Bedeutung nicht erkannt worden. Wäre es Freud bekannt gewesen, würde vielleicht auch die psychoanalytische Traumlehre besser physiologisch unterbaut sein, als sie es derzeit ist. Relativ wenig Forscher haben (wie Jones und Thomae) sich um eine Synthese bemüht.

R. M. Jones weist meines Erachtens mit Recht darauf hin, daß Freud zwei Theorien geschaffen hat:

1. über die Interpretation von Träumen und
2. über den Prozeß des Träumens selbst.

Jones macht beim genauen Studium der Freudschen Fallbeispiele die überraschende Entdeckung, daß kaum wirklich *infantile* sexuelle Wünsche aufscheinen.

Es scheint wichtig, daß nur Säugetiere rapid eye movement-(REM)- Perioden aufweisen und daß sie, je jünger das Individuum ist, umso ausgedehnter sind. Auch in Non-REM (NREM-) Perioden wurden psychische Aktivitäten beim Aufwecken festgestellt, sie sind nur banaler, zeigen kaum Symbole und sind leichter verständlich. Von diesen Befunden her ist die „Seele" während des Schlafes nie in einem Ruhezustand und das Konzept des Traumes als „Wächter des Schlafes" ist nicht aufrechtzuerhalten. Während der REM-Periode ist der Schläfer schwerer aufzuwecken als in NREM-Phasen.

Die neue Schlaftheorie geht von drei Zuständen aus:

1. Wachen
2. Träumen

3. „Thinking sleep" (d.h. Schlaf, bei dem nur einfache Gedanken auftreten).

Vergessen von Träumen hängt davon ab, wann und wie jemand aufwacht, und von seiner Persönlichkeit.

Die Kontinuität von Traumserien und die Bedeutung von Tagesresten ist von den experimentellen Psychologen bestätigt worden. Schlafmittel reduzieren REM-Perioden, LSD vermehrt sie dramatisch, Imipramin (ein anregendes Antidepressivum) vermehrt aggressive Träume. Alkohol unterdrückt REM-Perioden, Entzug führt zu einer starken Vermehrung (Prädelirium).

Posthypnotische Aufträge führten zu sehr verschiedenen Reaktionen. Alle Experimente bestätigten im großen und ganzen die Freudschen Konzepte der Traumarbeit (bis auf die generelle Gültigkeit der Wunscherfüllung). Telepathische Einflüsse auf den Trauminhalt wären möglich. Unterdrückung der REM-Perioden führt zumindest zu Angst, Irritabilität und Konzentrationsstörungen. Samuel Lowy (1942) steht auf dem Standpunkt, daß in Träumen das Unbewußte mit jenen Inhalten arbeitet, mit denen das Bewußte in der Wachheit nicht zurechtkommt.

Thomas French (1954, 1964) hat, wie in der psychoanalytischen Therapie, auch in der Traumfrage originelle Ideen. Er meint, daß der Traum ein Netz von Problemen ist, organisiert um einen aktuellen fokalen Konflikt in zwischenmenschlichen Beziehungen. Die kognitive Struktur des Traumes zeigt sich interpoliert zwischen dem aktuellen Konflikt und dessen historischen Hintergrund.

Montague Ullmann meint, daß die Funktion des Traumes nicht die Erhaltung des Schlafes sei, sondern die Erhaltung eines optimalen Status der Vigilanz.

Nach weiteren Überlegungen – etwa anhand von Georges Klein und Robert White – kommt Jones zu dem Schluß: Träumen ist die psychologische Antwort auf die neurophysiologischen Bedingungen des REM-Schlafes.

Die originelle Idee von Richard Jones ist die, daß nicht unbewußte Wünsche die Ursache des Träumens sind, sondern daß Träume (REM-Perioden) von diesen Wünschen benützt werden: d.h., daß sie eine *Folge* des Auftretens der REM-Perioden sind. Dabei würden alle anderen psychoanalytischen Konzepte erhalten bleiben. Weiter schlägt er vor, immer, wenn wir von Verzerrung und Zensur sprechen, lieber das Wort Transformation zu verwenden.

In bezug auf die Tagesreste sieht er Träume als adaptive Prozesse von zwei komplementären Gesichtspunkten aus: der Reintegration der fehlangepaßten Vergangenheit und der Integration der unangepaßten Gegenwart.

Das VB kann einerseits als ein Speicher für Gedanken und Erinnerungen verstanden werden, die nicht bewußt werden können, und andererseits als ein „Umwandler", der alte Gedanken, Erinnerungen und Wahrnehmungen in neue symbolische Formen bringt. Die zweite Möglichkeit, die zu den Primärprozessen gehört, ist heute aktueller.

Zusammenfassend kommt Jones zu folgenden Schlüssen: REM-Schlaf dient

1. der Neutralisierung schädlicher Stoffwechselprodukte der Säugetiere,
2. er stimuliert kompensatorisch die periodische Sinneseinschränkung des Schlafes,
3. er bedingt eine Reorganisation des Gehirns,
4. Flucht und Kampfaktionen werden vorbereitet,
5. Tiefenwahrnehmung (Einsicht in das Selbst) wird gebahnt.

Diese physiologischen Funktionen gelten wahrscheinlich auch für die psychologische Seite.

5.6. Über Ambivalenz

Freud hat mehrfach betont, daß er den Begriff Ambivalenz *Eugen Bleuler* verdankt. Es mag daher sinnvoll erscheinen, damit zu beginnen, einen Blick auf die ursprüngliche Meinung Bleulers (1937) zu werfen, wenn wir die Diskussion über dieses Thema wieder aufnehmen wollen. Wir gehen dabei bewußt nicht auf die Arbeit des Jahres 1911 zurück, sondern auf eine späte Replik auf eine Kritik Roenaus aus demselben Jahre. Hier formulierte er (1937, S. 167):

„Es gibt gegensätzliche Gefühlsbetonungen einer nämlichen Vorstellung, eines nämlichen Erlebnisses, welche nicht wie im alltäglichen Leben sich so beeinflussen, daß zu gegebener Zeit nur die eine zur Wirkung kommt, sondern welche beide nebeneinander wirken oder geradezu zu einer Ganzheit, einer

„Gestalt" mit zwei verschiedenen Wirkungen verschmelzen. Eine solche Einheit kann z.B. bei einer Mutter einerseits die Halluzination oder die Wahnidee des Todes eines Kindes erzeugen, das als das des gehaßten Vaters verwünscht wird, und andererseits kann sie gleichzeitig ihre Verzweiflung über den Verlust ihres eigenen lieben Kindes ausdrücken; oder sie kann sich gleichzeitig in der oberen Gesichtshälfte als Lachen und in der unteren negativ als Weinen kundgeben. Das nennen wir Ambivalenz. Da die Verschmelzung der beiden Tendenzen eine mehr oder weniger innige sein kann, gibt es alle Übergänge vom normalen Widerstreit der Tendenzen bis zur vollen Einheit derselben; die eigentliche Vereinheitlichung ist nur in der Schizophrenie und im Traum etwas Gewöhnliches; bei wachen Gesunden reden wir aber auch schon von Ambivalenz, wenn nur beide Tendenzen nebeneinander zum Bewußtsein kommen.

In der Psychopathologie ist der Begriff der Ambivalenz unentbehrlich, denn ambivalente Komplexe haben eine ungleich stärkere pathogene Bedeutung als konfliktlose. Man darf sagen, daß in den Neurosen und in der Schizophrenie die psychogenen Symptome zum größeren Teil von ambivalenten Vorstellungen ausgehen."

Versucht man, die Verhaltensweisen und verbalen Äußerungen von Patienten in der psychoanalytischen Behandlung oder psychoanalytisch orientierten Psychotherapie recht unsystematisch zu registrieren, dann finden wir immer auch Äußerungen der Ambivalenz, worunter wir vorläufig den Widerstreit entgegengesetzter Gefühle und Tendenzen in bezug auf die gleiche Person, Situation, das Problem oder die Aufgabe verstehen wollen. Oft werden diese Gefühle anscheinend gleichzeitig empfunden, was zumindest beim Neurotiker sich in sehr erheblichen Spannungen äußert; oft ist eines davon bewußter, das andere vorbewußt oder unbewußt und wird erst in der analytischen Arbeit erlebt; oft folgen sie in rascher Oszillation aufeinander, vermischen sich vorübergehend, klären sich dann zu eindeutigen Haltungen, um vielleicht nach langer Zeit in neuen Kombinationen zu konfliktreichen Spannungen wieder zusammenzufinden. Häufig resultieren sie in Zweifel und Entscheidungslähmung oder Panik. Wir finden in der Assoziation des Patienten die Gegensätze: aktiv und passiv, männlich und weiblich, Angriff und Flucht, Risikolust und Verbotsangst, Wunsch nach Unabhängigkeit und Freiheit gegenüber Bedürfnis nach Abhängigkeit, Anziehung und Abstoßung, Zurückhalten und Ausstoßen, Zärtlichkeit und Grausamkeit, Liebe und Haß, wollen und nichtwollen, gewinnen und verlieren, Sadismus und Masochismus, sich zeigen und sich verhüllen, usw.

Vielleicht sind noch etwas übergeordnet die Gegensätze von Leben und Tod, vom Selbst und dem Anderen (Introversion und Extraversion), zwischen Phantasie und Realität. Wir finden fast jede mögliche Kombination der hier so wahllos angeführten Gegensätze.

Man hat außerdem noch den Eindruck, daß, je weiter die Gefühle auf einer Polaritätsskala voneinander entfernt sind und je relevanter die Objekte sind, oder anders ausgedrückt, je stärker und einander widersprechend die gleichzeitigen Energiebesetzungen eines Objektes sind, die Konfliktspannung umso größer wird.

Schließlich scheint noch manchmal eine Vordergrund-Hintergrund-Problematik eine Rolle zu spielen, in dem Sinne, daß auf einem unbewußten oder vorbewußten oder auch generellen Hintergrund eines bestimmten Gefühles (also einer Einstellung oder Haltung) sich ein entgegengesetzt besetztes Objekt konfliktreich abhebt. Während dies das Bild beim Patienten ist, spielt Ambivalenz und Ambivalenz-Bearbeitung auch beim Therapeuten für die Behandlungsführung eine sehr wesentliche Rolle.

Dabei fällt folgendes auf: Vertritt der Patient besonders überzeugt eine eindeutige Ansicht wie etwa: „Meine Mutter war nur lieb und gut" –, dann geht dem Therapeuten wohl unvermeidlich der Gedanke durch den Kopf: „Wann wird das Gegengefühl auftauchen?", d.h. er wird die Durcharbeitung der Ambivalenz, die nach seiner Erfahrung bei jeder wesentlichen Figur in der Dynamik des Patienten besteht, entweder geduldig erwarten oder bei gegebenem Zeitpunkt mit den ihm zur Verfügung stehenden Mitteln auch anregen. Es gilt dies allerdings vorwiegend für Gefühle, die einer Reaktionsbildung entsprechen. Steht der Patient jedoch umgekehrt in einem schweren Ambivalenzkonflikt irgendeinem Aspekt seines Erlebens gegenüber, dann wird unvermeidlich ein geduldiges Verfolgen der (psycho-)genetischen und übertragungsbestimmten Motivations- und Erlebnisketten erfolgen müssen – schon unter dem Leidensdruck der Spannung –, bis eine realitätsgerechtere und persönlichkeitsintegriertere Einstellung sich herausgearbeitet hat, die relativ ambivalenzfreier ist. Gelingt es nicht, eine unerträgliche Ambivalenzspannung zu lösen, folgen vielleicht Aktionen aktiver Anpassung im Sinne Heinz Hartmanns (1939), wie Partner- und Berufswechsel usw. Es dürfte kaum einen Analytiker geben, der nicht zustimmen würde, daß eines der Kriterien für eine beendigte Analyse die Durcharbeitung aller wesentlichen Personen in bezug auf ihre Ambivalenz auf den verschiedenen Niveaus der Libidoentwicklung ist.

Ambivalenz und die Auseinandersetzung mit ihr ist also wohl ein Zentralpunkt psychoanalytischer Theorie und Praxis. Es wäre daher anzunehmen, daß wir darüber ein gesichertes Wissen und zahlreiche Untersuchungen besitzen. Überraschenderweise ist dem, wie schon erwähnt, nicht so, wie ein orientierender Überblick über die Literatur zeigt.

Graber (1924) hat die Literatur bis 1924 zusammengefaßt. Der Unterschied zwischen pathologischer und normaler affektiver Ambivalenz sei nur ein gradueller. Die gewöhnliche Wurzel der ambivalenten Gefühlsregungen sei das Vorhandensein verschiedenartiger Eigenschaften oder verschiedener Beziehungen beim nämlichen Ding. Ambivalenz sei eine allgemeine Erscheinung, welche die totale Persönlichkeit ergreift und sich darum in allen Äußerungen derselben zeigt. *C. G. Jung* hat noch in seiner psychoanalytischen Zeit folgende Definition gegeben (lt. Graber, 1924, S. 8):

„Mit Ambivalenz wird die psychologische Tatsache formuliert, daß jede Tendenz durch eine zu ihr kontrastierende balanciert ist, und so wie jede Tendenz balanciert ist, so sind auch alle Gefühlsregungen kontrastierend balanciert, wodurch der gefühlsbetonten Vorstellung ein ambivalenter Charakter zukommt."

Die Übernahme des Begriffes durch S. Freud hat zu seiner wesentlichen Verbreitung und Vertiefung geführt. Er scheint dabei nicht zwischen *bewußten* widersprechenden Tendenzen und *unbewußten* gegensätzlichen Triebfunktionen zu unterscheiden. Die psychologische Ambivalenz wird auf die Triebpolarität und deren organische Bedingtheit zurückgeführt.

Graber selbst geht viel weiter zurück und nimmt als ontogenetische Ursache der Ambivalenz das Geburtstrauma an. „Das Erleben des Gegensatzes, des neuen unlustvollen Seins und des früheren lustvollen, ist die tiefste Ursache zur Zerstörung der Einheit des Seelenlebens und damit zur Bildung der Ambivalenz." Zuerst werde das postnatale Sein regressiv abgelehnt, dann sei die Bemächtigung, das Einfangen und die Einverleibung der Objektwelt ein aktiver Versuch, die Urambivalenz zwischen lust- und unlustvoller Seinswelt aufzuheben. Das ödipale Lustverbot reißt dann gleichsam die Wunde der Urambivalenz auf.

Sadger schildert einen der möglichen Mechanismen in folgender Weise (zit. nach Graber, 1924):

„Ganz abgesehen davon, daß Haß und Liebe nur die beiden Seiten einer und derselben Medaille sind, der Haß oft nur zurückgewiesener Liebe entspricht, so haben sie, selbst wenn sie verschiedenen Wurzeln entstammen, doch sehr gut nebeneinander Platz in der Kinderseele. Ein Kind vermag, wie Psychoanalysen unzweifelhaft dartun, den Vater, den es homosexuell liebt, daneben, ja zu gleicher Zeit, aus heterosexuellen Motiven auch wütend zu hassen und diese beiden sehr inkompatiblen Empfindungen sehr gut zu vereinen."

Ambivalenz habe aber auch nicht nur negative Aspekte, der Mensch schaffe sich im Ambivalenzkonflikt auch immer wieder automatisch Gleichgewicht. Allerdings sei Angst immer ein Ausdruck der Ambivalenz. Die Verdrängung sei zu gleicher Zeit Produkt und Bildnerin der Ambivalenz.

Die Auffassung von Karl Abraham (1927) ist wesentlich einfacher und überblickbarer und, wie mir scheint, auch weit besser empirisch aus analytischer Erfahrung unterbaut. Nach einer präambivalenten frühoralen Phase entsteht die Ambivalenz aus der Tatsache, daß in jeder libidinösen Entwicklungsphase die erogenen Zonen zwei einander entgegengesetzte, unter Umständen lustbesetzte Funktionen ausüben. Saugen und Beißen, Zurückhalten und Hergeben sind dabei die frühesten ambivalenten Erlebnisse. Freud selbst scheint, wie Ferenczi und neuerdings Brenner (1956), auf dem Standpunkt gestanden zu haben, daß die Triebmischung eine entscheidende Rolle spiele. Für Nunberg (1959) ist es jedoch die Triebentmischung, die Ambivalenz verursacht.
Die Triebmischung entspricht offenbar vorwiegend einer latenten, unbewußten, der direkten Beobachtung nicht zugänglichen Ambivalenz. Manifest erlebt wird sie erst in einer partiellen Entmischung.

Eine Reihe von Autoren vertreten eine mehr sozialpsychologische Interpretation der Ambivalenz. Nach R. Spitz (1965) entsteht sie durch Identifizierung mit einer ambivalenten Mutter, nach Martha Rambert wurzelt die Ambivalenz darin, daß die Eltern einmal gut, einmal böse erscheinen. Auch Balint (1957) scheint dieser Meinung zu sein. In dem Artikel über die drei seelischen Bereiche schreibt er über den durch die Zahl drei charakterisierten Bereich des Ödipuskonflikts, daß die „auf dieser Ebene wirkende Kraft die Form eines Konfliktes (habe), der in der Regel aus der Ambivalenz entspringe, die durch die verwickelten Beziehungen des Individuums zu seinen zwei Parallel-Objekten entsteht“ (S. 342).

Nach *Melanie Klein* (1937) hält das Ich in der frühesten Phase die verfolgenden und die guten Teilobjekte weit auseinander. Durch die Introjektion des ganzen und wirklichen Objektes fließen sie mehr und mehr zusammen, und das schwache Ich beginnt, als eine Art Abwehr, seine Imagines in geliebte und gehaßte zu teilen (S. 281):

„Man könnte annehmen, daß die Ambivalenz, die ja zur Objektbeziehung gehört, d.h. zur Beziehung zum ganzen und realen Objekt, an diesem Entwicklungspunkt einsetzt. Die Ambivalenz, die sich u.a. im Teilen der Imagines äußert, befähigt das Kind, die guten und realen Objekte mehr und mehr zu lieben, die Wiedergutmachungsphantasien an diese geliebten guten Objekte zu heften und so ein stetigeres Vertrauen in ihre Güte zu gewinnen. (Hierzu tragen natürlich Erfahrung und Realitätsbeweise bei.) Gleichzeitig werden die paranoiden Ängste und Abwehrmechanismen gegen die gehaßten und bösen Objekte gerichtet. Die innere Unterstützung, die das Ich von seinem freundlichen Verhältnis zu einem realen guten Objekt erfährt, erhöht wieder das Vertrauen zu den verinnerlichten Objekten. So nimmt das Ich – wobei es sich der Ambivalenz bedient – seine Zuflucht abwechselnd zu den äußeren und inneren guten Objekten.“

Die Rolle des „Splittings“ werden wir bei den frühen Objektbeziehungen besprechen.

In diesem Zusammenhang wird es wohl auch verständlich, daß Eidelberg (1954) die Ambivalenz zu den Abwehrmechanismen rechnet. Paula Heimann (1962) bezeichnet die anale Phase als *die* Phase der Ambivalenz. „Der innere Kampf zwischen dem Gefühl seines (des Kindes) produktiven Vermögens und der Angst, Abscheu und Verachtung vor dem, was er produziert hat, gibt der analen Phase den Stempel der Ambivalenz.“ Kemper (1953) legt den Akzent mehr auf die Oralität (S. 650–651):

„Anschaulich geschildert, erlebt der Säugling die Welt, dargestellt durch die Einheit von Mutterbrust und eigenem Mundtraktus also einmal als spendend, befriedigend, warm, voll und „gut“ und daneben als quälend, versagend, kalt, leer und „böse“. So wird die Mutterbrust zum Urmodell der *Antinomie* der Welt, der Zerrisssenheit der Welt, die auch der Gesunde oftmals als so schmerzlich empfindet. Entsprechend diesem gegensätzlichen Doppelaspekt muß auch die Gefühlsreaktion des Säuglings zwiespältig sein: Bejahung und Zuwendung einerseits, Negierung und Ablehnung andererseits. Beides dem gleichen Objekt gegenüber in periodischem Wechsel erlebt, verdichtet sich zum *Ambivalenzerlebnis*. Die große Bedeutung, die die Ambivalenz für das Seelenleben hat, rührt nicht zuletzt daher, daß sie eine spätere Entwicklungsphase des Kleinkindes entscheidend gestaltet . . ."

Kemper kommt damit zu den Thesen, daß die Mutterbrust das Urmodell für die Antinomie in der Welt sei. An ihr werde die Ambivalenz erstmals erlebt. Die Lösung dieses Ambivalenzkonfliktes erfolge durch die Einverleibung (Introjektion) des guten und durch Ausstoßung (Projektion) des bösen Objektteils ins Nicht-Ich, die Außenwelt. Diese Lösung hat aber zwei Folgen. Die Außenwelt wird dadurch versagender, unfreundlicher, bedrohlicher, verschlingender, wodurch Auflehnung, Revolte und damit der aggressive Impuls mobilisiert wird, sich gewaltsam des Vorenthaltenen zu bemächtigen.

Helmut Thomä (1954) nimmt mit Freud und Abraham die Entstehung der Ambivalenz in der oralsadistischen Phase an. Er gewinnt aber der Problematik einen zusätzlichen und anderen Aspekt ab. „Bei der Fixierung der Ambivalenz auf einer ihrer Entwicklungsstufen, etwa der oralen Aggression und oralrezeptiven Hingabe, wird im Verdrängen der Ambivalenzspannung das geschichtliche Werden unterbrochen." Ohne eine Bejahung des bösen Triebes, im Essen zu zerstören und zu zerstückeln, würde der Mensch sein Leben auslöschen . . . Er spricht von der „lebenserhaltenden Spannung der Ambivalenz". „Denn wenn ein Kind die Ambivalenz nicht erleben und zum Ausdruck bringen darf, dann resultiert daraus eine Verdrängung des bösen Triebes, je nach der Entwicklungsstufe verschieden. Das Wiedererleben der Ambivalenz wird deshalb auch zur Voraussetzung der Behebung der stagnierenden Geschichtlichkeit. Die tote Zeit kann wieder zur „erlebnisimmanenten Zeit" werden (Hönigswald)." Thomä meint hier offenbar unter anderem den von uns im zweiten Abschnitt erwähnten Aspekt der Notwendigkeit, die Ambivalenz in der Therapie erleben zu lassen.

Entsprechend diesem komplexen Bild und dieser vielfältigen Entwicklung sind wir nicht überrascht, die Ambivalenz in allen Erkrankungen, aus welchen libidinösen Entwicklungsstufen immer ihre Fixierung stammen mag, vorzufinden. In der Depression ist der Patient ebenso gegen sich wie gegen seine Umwelt ambivalent.

Wir finden sie weiterhin natürlich vordergründig in der Zwangsneurose in einem hohen Manifestationsgrad, den ödipal bedingten Krankheiten und in einer besonders krassen Form bei der Schizophrenie, von der Bleuler seine Beobachtung ja ursprünglich ableitete. Bei der Zwangsneurose ist, wie ich einem Hinweis von W. Solms verdanke, der Entscheidungsprozeß selbst und nicht das Entscheidungsziel triebmäßig besetzt, wodurch die quälende Konstanz der Ambivalenz erklärt werden kann.

Freud selber erwähnt die Ambivalenz nicht sehr oft. Die erste Erwähnung finden wir in der Arbeit „Zur Dynamik der Übertragung" (1912, S. 372–373):

„Die negative Übertragung verdiente eine eingehende Würdigung, die ihr im Rahmen dieser Ausführungen nicht zuteil werden kann. Bei den heilbaren Formen von Psychoneurosen findet sie sich neben der zärtlichen Übertragung, oft gleichzeitig auf die nämliche Person gerichtet, für welchen Sachverhalt Bleuler den guten Ausdruck Ambivalenz geprägt hat. Eine solche Ambivalenz der Gefühle ist gewiß eine besondere Auszeichnung neurotischer Personen. Bei der Zwangsneurose scheint eine frühzeitige Trennung der Gegensatzpaare für das Triebleben charakteristisch zu sein und eine ihrer konstitutionellen Bedingungen darzustellen. Die Ambivalenz der Gefühlsrichtungen erklärt uns am besten, die Fähigkeit der Neurotiker, ihre Übertragungen in den Dienst des Widerstandes zu stellen."

Viel später finden wir in der Arbeit „Über die weibliche Sexualität" (1931, S. 528):

„Wir können nicht so weit gehen zu behaupten, daß die Ambivalenz der Gefühlsbesetzungen ein allgemeingültiges psychologisches Gesetz ist, daß es überhaupt unmöglich ist, große Liebe für eine Person zu empfinden, ohne daß sich ein vielleicht ebenso großer Haß hinzugesellt oder umgekehrt. Dem Normalen und Erwachsenen gelingt es ohne Zweifel beide Einstellungen voneinander zu sondern, sein Liebesobjekt nicht zu hassen und seinen Feind nicht auch lieben zu müssen. Aber das scheint das Ergebnis späterer Entwicklungen. In der ersten Phase des Liebeslebens ist offenbar die Ambivalenz das Regelrechte."

Besteht nun eine solche Vielfalt der Meinungen, dann ist der Verdacht naheliegend, daß der Begriff, der untersucht wird, zu weit oder unscharf definiert ist und daß vielleicht die Autoren eigentlich verschiedene Begriffe meinen, und/oder daß die Technik der Datenerhebung, auf die die Theorie sich stützt, problematisch ist.

Die normalpsychologische Ambivalenz ist eine korrekte Wiedergabe der widersprüchlichen Umwelt im inneren Modell derselben, das wir alle als Voraussetzung unseres Funktionierens in unserem Ich besitzen (Objektrepräsentanz).

Die neurotische Ambivalenz ist charakterisiert durch eine Verzerrung dieser Wirklichkeit, die Gefühle werden weniger miteinander vereinbar. Die Entscheidungsschwierigkeiten nehmen zu, weil die Besetzung der entgegengesetzten Gefühle sich einem quälenden Gleichgewicht nähert, und das Resultat ist der uns allen so vertraute neurotische Zweifel und die Unsicherheit. Wird die Spannung unerträglich, flüchtet der Neurotiker oft nach vorne zu einer unangepaßten, irrationalen Kurzschlußhandlung oder zieht sich in Resignation und Erschöpfung zurück. In der Psychose verlieren die Gefühle die innere Integration und die Realitätsbeziehung mehr und mehr vollständig. Das erwähnte Modell der Wirklichkeit wird nicht mehr vorwiegend durch Informationen von der Außenwelt gesteuert und geprägt, sondern durch Phantasien. Hier errreicht Ambivalenz ihren höchsten und gefährlichsten Grad, das Verhalten kann völlig unangepaßt werden, innere und äußere Wirklichkeit stimmen nicht mehr überein.

Die Diskrepanz zwischen den Auffassungen ergibt sich unseres Erachtens vorwiegend dadurch, daß viele Autoren jeweils von normal-psychologischer, neurotischer oder psychotischer und ein anderes Mal von latenter oder manifester Ambivalenz sprechen, ohne dies ausdrücklich zu vermerken.

Bis jetzt wurde aber ein sehr wesentlicher Aspekt nicht berührt, der sich in jeder banalen Selbstbeobachtung und natürlich auch in der psychoanalytischen Arbeit am Patienten ganz deutlich manifestiert. Innere und äußere Objekte sind ja in Wirklichkeit nicht entweder einfach oder polar entgegengesetzt gefühlsbesetzt, wie es der Ausdruck Ambivalenz nahelegt, sondern mit einer ganzen Skala vielfältiger, sich ergänzender widersprechender Gefühle.

Wir lieben z.B. eine Person (d.h. wir wollen sie besitzen); wir hassen sie aber auch zeitweise und Spuren davon laufen ständig mit (d.h. wir wollen sie auch zerstören); wir haben Angst vor ihr in bezug auf bestimmte Aspekte, in anderen kompensieren wir dies durch Dominanz. Und auch wenn wir ihr vertrauen, taucht immer wieder ein leises Mißtrauen auf, usw.

Wir freuen uns auf eine Aufgabe, gehen aktiv an sie heran; fürchten uns aber zumindest vor gewissen Teilen derselben, zweifeln, ob wir ihr gewachsen sind; bedenken, ob wir uns nicht hätten zurückziehen sollen; überlegen uns, ob wir nicht später eine Fluchtmöglichkeit unter Wahrung unseres Gesichtes finden können usw. Alles das kann ganz oder teilweise bewußt, vorbewußt oder unbewußt sein.

Wenn wir in solchen Fällen von Ambivalenz sprechen, dann ist dies eine Vereinfachung, die nur teilweise berechtigt ist, denn solche Beispiele lassen sich zwar mit einiger Gewalt auf zwei annähernd entgegengesetzte Tendenzen oder Einstellungen reduzieren, aber eine solche Schwarz-Weiß-Zeichnung gibt doch nicht die echte Abbildung der ganzen bunten Erlebniswirklichkeit, die zumindest in einer Psychoanalyse berücksichtigt und bearbeitet werden muß (besonders wenn es sich um die relevanten Punkte der Übertragung und des Widerstandes handelt). Es ist nämlich auch ungenau, einfach von positiver und negativer Übertragung zu sprechen. Man müßte jeweils klären, welche Gefühlsmischungen auf welche Anreize hin übertragen werden, worauf sich Widerstände beziehen usw.

Es drängt sich also letztlich der Eindruck auf, daß wir mit Ambivalenz einen aus praktischen Gründen vereinfachten Sonderfall der Überdeterminierung psychischen Verhaltens bezeichnen. Dieser Begriff ist zwar im analytischen Sprachgebrauch für die Motivation reserviert, läßt sich aber ohne Zwang auch auf Gefühlsbesetzungen anwenden, da hier ja sowieso untrennbare Verbindungen bestehen. Trieb- und Gefühlsambivalenz stellen nach unseren Vorstellungen untrennbare Kreisprozesse wechselseitiger Beeinflussung dar.

5.7. Narzißmus, das Selbst und die Theorie der frühen Objektbeziehungen

Der amerikanische Sozialkritiker und subtile Kenner der Psychoanalyse, *Christopher Lasch*, hat sich (1980) zum Sprecher vieler Beobachter unserer Zeit gemacht, daß wir – zumindest in der westlichen Industriewelt – mit einer bedrohenden Zunahme narzißtischer Geisteshaltung konfrontiert sind. Er sieht dabei einen kausalen Zusammenhang mit wachsendem Bürokratismus und Expertenunwesen – vor allem in der Medizin (Psychiatrie) und Sozialarbeit –, die mit ihrem Professionalismus spontane Selbsthilfe und Autonomie besonders in der Familie unterdrücken (1980, S. 45):

„Die Popularisierung psychiatrischer Denkweisen, die Verbreitung der „Neuen Bewußtwerdungsbewegung", der Traum vom Ruhm und das gequälte Gefühl des Versagens, welche die Suche nach geistigen Allheilmitteln allesamt noch dringlicher machen, haben eines gemeinsam: eine ungewöhnlich starke Beschäftigung mit dem Ich. Diese Selbstbezogenheit prägt das moralische Klima der zeitgenössischen Gesellschaft. Es geht nicht mehr darum, die Natur zu erobern oder neue, gesellschaftliche Herausforderungen zu suchen, sondern um Selbstverwirklichung. Der Narzißmus ist zu einem der zentralen Themen der amerikanischen Kulturszene geworden."

Dabei wendet sich abgewiesene Liebe als Haß gegen das eigene Ich. Als Abwehr gegen Angst- und Schuldgefühle werden grandiose Objektimagines einverleibt (a.a.O., S. 272). Der Kapitalismus entwickelte:

„eine neue politische Ideologie, den Wohlfahrtsliberalismus, der das Individuum von moralischer Verantwortung freispricht und es als Opfer der sozialen Verhältnisse behandelt. Er hat neue Modelle der gesellschaftlichen Kontrolle hervorgebracht, die den Abweichler als Patienten auffassen und Strafe durch Rehabilitation ersetzen. Er hat eine neuartige Kultur begründet, die wir die Kultur des Narzißmus nennen wollen, die den beutegierigen Individualismus des amerikanischen Adam mit therapeutischen Umschreibungen versetzt hat, die weniger den Individualismus als den Solipsismus verherrlichen und Ichbezogenheit als Selbstverwirklichung und Bewußtsein rechtfertigen."

(A.a.O., S. 287–288):

„Je mehr therapeutische Standpunkte und Praktiken allgemeine Anerkennung finden, desto mehr Menschen fühlen sich nicht imstande, die Verantwortung eines Erwachsenen zu übernehmen und werden in irgendeiner Form vom Arzt abhängig.

Der psychische Ausdruck dieser Abhängigkeit ist der Narzißmus. In seiner pathologischen Spielart entsteht der Narzißmus als Abwehr gegen das Gefühl hilfloser Abhängigkeit während der frühen Kindheit, dem er mit „blindem Optimismus" und grandiosen Illusionen über eine eigene Selbständigkeit zu begegnen sucht. Da die moderne Gesellschaft die Erfahrung der Abhängigkeit bis ins Erwachsenenleben hinein verlängert, fördert sie mildere Formen von Narzißmus auch bei Menschen, die sich sonst womöglich mit den unausweichlichen Grenzen ihrer persönlichen Freiheit und Macht ausgesöhnt hätten – Grenzen, die im Wesen der *Condition humaine* liegen –, indem sie Fähigkeiten als Arbeiter oder Eltern entwickelt hätten. Aber im selben Augenblick, in dem unsere Gesellschaft es zunehmend schwerer macht, Befriedigung in Liebe und Arbeit zu finden, überrieselt sie jeden einzelnen mit vorfabrizierten Träumen von totaler Befriedigung. Der neue Paternalismus predigt nicht Selbstverleugnung, sondern Selbstverwirklichung. Er agiert im Sinne der narzißtischen Impulse und vereitelt ihre Mäßigung durch die Entwicklung lustvoller Selbstverläßlichkeit, sogar in einem begrenzten Bereich – unter günstigen Bedingungen eine Begleiterscheinung der Reifung. Während er obendrein überwältigende Phantasien von Omnipotenz fördert, entwertet der neue Paternalismus bescheidenere Träume, läßt die Fähigkeit zu Zweifeln verkümmern und verbaut den Zugang zu harmlosen Ersatzbefriedigungen, vor allem in Kunst und Spiel, die das Gefühl der Ohnmacht und des Ausgeliefertseins – typisch narzißtische Merkmale – zu lindern vermögen."

Man würde Lasch Unrecht tun, wenn man ihn als einen Vertreter der Tendenzwende zu einem neuen Konservativismus (besonders mit seiner Warnung gegen die Permissivität in der Erziehung) sehen wollte. Er steht vielmehr Ivan Illich mit dessen Radikalität in der Kritik an Schule, Industriegesellschaft und Medizin nahe.

Klinisch ausgedrückt stehen wir immer mehr Patienten gegenüber, die ausgezeichnet sind durch eine Bindungsschwäche – bis Unfähigkeit –, ohne Arbeitsmotivation, Verantwortungsgefühl, mit oralen Riesenbedürfnissen, ohne Fähigkeit zu geben, schwankend zwischen grandioser Selbstüberschätzung und tiefstem Unwertgefühl. Das übliche Rüstzeug therapeutischer Technik mußte hier versagen, da es kaum zu einer Übertragungsbindung kommen kann. Im Prinzip war der klassischen Psychiatrie dieses Problem unter dem Titel „Psychopathie" schon bekannt, sie hatte dieser Frage gegenüber aber schon a priori resigniert. Die Psychoanalyse hat diese Aufforderung aber angenommen, die Technik der Therapie dieser Störungen haben wir schon besprochen.

Die Freudsche Auffassung über den Narzißmus ist am einfachsten im Wörterbuch von Laplanche und Pontalis (1972) so formuliert: „Der primäre Narzißmus bezeichnet einen frühen Zustand, in dem das Kind sich selbst mit seiner ganzen Libido besetzt. Der sekundäre Narzißmus bezeichnet eine Rückwendung der von ihren Objektbeziehungen zurückgezogenen Libido".

Diese etwas simple Auffassung der Komplementarität der Libidobesetzung zwischen Selbst und Objekten in der Art von kommunizierenden Gefäßen wird aber heute nur mehr von sehr wenigen geteilt. Die nahe Verbindung der Daseinsfrage mit der Theorie (früher) Objektbeziehungen läßt es empfehlenswert erscheinen, beide Themenkreise in einem Kapitel zu behandeln. Natürlich bin ich gezwungen, auch hier eine Auswahl aus der großen und recht verworrenen Literatur zu treffen.

Freud hat bereits die frühen Objektbeziehungen und die Spaltung als Abwehr gesehen (1938), aber doch sehr am Rande seiner Überlegungen. Melanie Klein (1969) hat das unbestreitbare Verdienst, diese Frage ins Zentrum der Theorie- und Praxisentwicklung gerückt zu haben. Leider hat sie, wie viele Analytiker, und auch ich selbst, meinen, dabei ihrer Phantasie allzusehr die Zügel schießen lassen und sich dadurch selbst diskreditiert. Trotzdem hat sie in England und besonders in Nord- und Südamerika eine große Gefolgschaft gefunden,die oft erbitterte Kämpfe mit den mehr nach Anna Freud orientierten übrigen Psychoanalytikern geführt hat. Erst beim Internationalen Psychoanalyse-Kongreß 1981 in Helsinki ist dieses Gespräch kooperations- und sinnvoller geführt worden.

Die sinnvolle Lösung, aus der Kleinschen Konzeption jene Bausteine herauszulösen, die auch kritische Psychoanalytiker in ihren klinischen Arbeiten gefunden haben, führt langsam zu einem Erfolg. Ein besonders verdienstvoller Vertreter dieser Richtung ist D. W. Winnicott. Wir wollen uns aber vorwiegend mit Fairbairn befassen, dessen theoretische Konzeption anregend und fruchtbringend erscheint.

Der entscheidende Unterschied zu Melanie Klein besteht darin, daß *Fairbairn* nicht den Todestrieb akzeptiert wie diese. Die Libido sei primär nicht lust-, sondern objektorientiert. Die Neurose sei eine Abwehr der Psychosegefahr, die sich durch das Splitting ergibt. Es werden introjizierte „Exciting", „Rejecting" und „Ideal objects" unterschieden; dementsprechend das libidinöse, das antilibidinöse und zentrale Ego. Dem zweiten Begriff entspricht der „innere Saboteur".

Die ursprünglich dynamisch-einheitliche Seele verliert ihre Einheitlichkeit durch die Prozesse der Ich-Spaltung, wodurch die Konflikte eine relativ permanente interne Struktur annehmen.

Der Prozeß der Entwicklung wird durch ein schrittweises Aufgeben der ursprünglichen Objektbeziehungen aus einer primären Identifikation und durch die Übernahme einer Objektbeziehung, die auf einer Differenzierung des Objektes beruht, charakterisiert. Dadurch würde das libidinöse Bedürfnis des Einverleibens (Nehmens) durch eine reife, gebende Haltung ersetzt, die mit genitaler Sexualität vereinbar ist. Im Gegensatz zu Klein wird angenommen, daß nicht unerträgliche Schuldimpulse oder solche Erinnerungen, sondern unerträgliche böse internalisierte Objekte einverleibt werden.

Die Grundformen menschlicher Beziehungen sind:

1. Ursprünglich libidinöse: die infantile Symbiose mit der Mutter.
   a) Das Baby hängt von der reifen und befriedigenden Mutter ab,
   b) die Mutter hängt vom Baby ab. Eine Störung führt zur Hilflosigkeit des Kindes und zum Syndrom der Überbetreuung.

Das schizoide Niveau, vorzivilisatorische Störungen:

2. Prämoralisch libidinös: aggressiv abhängig.
   Das libidinöse Ego wird stimuliert durch ein nichtbefriedigendes Exciting object.
   c) Die infantile abhängige Person sehnt sich possessiv nach einer Mutterfigur,
   d) die infantile abhängige Person versucht possessiv eine Mutterfigur zu sein.
3. Prämoralisch-antilibidinös: aggressiv-abweisend.
   Das libidinöse Ego leidet masochistisch unter dem bösen abweisenden Objekt, dem sadistischen Erwachsenen.
   e) Die infantile abhängige Person wird verfolgt und zurückgewiesen,
   f) die infantile abhängige Person verfolgt und weist andere zurück.
4. Prämoralisch vermischt: libidinös und aggressiv.
   Das antilibidinöse Ego versucht das Rejecting object zu versöhnen, indem es seine Bedürfnisse aufgibt und sich mit den antilibidinösen Einstellungen der Eltern identifiziert.
   g) Der Schwache bewundert ängstlich den Rohen, Starken,
   h) die pseudostarke abhängige infantile Person fordert Bewunderung vom submissiven Schwachen.

Eine falsche Lösung der obigen Schwierigkeiten ist:

5. das schizoide Zurückziehen.
   i) Die kalte, distanzierte Person, die mit anderen mechanisch interagiert.

Das depressive Niveau. Der Kampf, zivilisiertes Niveau zu erreichen:

6. Unreife abhängige Moralität.
   Das ängstliche Kind sucht Sicherheit und Anerkennung für die Aufgabe seiner libidinösen und aggressiven Bedürfnisse.
   j) Die infantile abhängige Person fürchtet Mißbilligung seiner libidinösen Bedürfnisse,
   k) die infantile abhängige Person fürchtet Mißbilligung seiner Aggression.
7. Unreife aggressive Moral:
   l) Die infantile abhängige Person verdammt die Bedürfnisse der anderen,
   m) die infantile abhängige Person verdammt die Aggressionen der anderen.

Das reife zivilisierte Niveau:

8. Libidinöse und moralische Reife,
   charakterisiert durch Wechselseitigkeit, Spontaneität, Kooperation, Erhaltung der Individualität und wertvoller Unterschiede, sowie Stabilität. Die Moralität ist implizit, nicht aufgesetzt, eine natürliche Akzeptierung der Verpflichtungen gegenüber anderen.
   n) Partnerschaft, Freundschaft, Liebe.

Die Aufgabe der Psychoanalyse als Therapie ist dann logisch eine Synthese der Strukturen, in die das ursprüngliche Ich aufgespalten wurde; eine Reduktion der persistierenden infantilen Abhängigkeit (also eine Reifung des libidinösen Ego und ein Abbau des antilibidinösen Ego).

Der Widerstand gegen die Behandlung liegt in dem Bestreben, das geschlossene System der inneren Realität statisch aufrechtzuerhalten. Der Freudsche Todestrieb wird neuinterpretiert als die obstinate Tendenz, die Aggressionen innerhalb der Grenzen dieser inneren Welt zu halten.

Diese sehr abgekürzte Darstellung einer Psychologie der frühen Objektbeziehungen ist eine geschlossene Neuformulierung der psychoanalytischen Theorie, die im Umgang mit psychischen Patienten, wie mir scheint, eine bessere Empathie in die dynamischen Vorgänge gestattet, als die bisherige Tradition und dementsprechend eine adäquate Interpretation. Sie bedarf allerdings noch der Korrekturen durch Kernberg und Stierlin.

Auf die massiven Widersprüche zu Kohuts Konzeption der

Entstehung eines integrierten kohäreten Selbst aus ursprünglich unverbundenen „Selbstkernen“ des Erlebens von Körperteilen und Funktionen muß hingewiesen werden. Es wäre denkbar, daß diese Selbstkerne bereits das Ergebnis früherer Splittings sein könnten.

Ein kurzer Hinweis auf *Stierlins* Auffassung von der Funktion der inneren Objekte sei angeschlossen: sie haben zuerst als Objektrepräsentanzen eine „referierende“ Funktion und dienen damit der Einordnung neuer Wahrnehmungen; dann eine „gyroskopische“, d.h. sie bestimmen als Leitbilder (Imagines) steuernd neue Beziehungen (z.B. Partnerwahl). Wie ein Gyroskop haben sie eine stabilisierende Funktion, aber auch eine dynamisch dirigierende. R. Schafer meint etwas ähnliches, wenn er sagt (1968, S. 29):

„Objektrepräsentanzen sind in sich selbst keine motivierenden oder regulierenden psychischen Strukturen, sie dienen jedoch als Wegweiser menschlichen Verhaltens und das Subjekt bedarf einiger Klarheit, Stimmigkeit und Organisation in seiner Repräsentanz anderer Personen.“

Schließlich meint Stierlin, daß innere Objekte zur relativen Autonomie des einzelnen beitragen, indem sie ihm erlauben, sich mit einem Teil seines Selbst in Beziehung zu setzen. Innere Objekte können so starr verinnerlicht oder zu lose und auswechselbar sein. Sekundärer Narzißmus liege vor, wenn äußere Objekte entweder unerwünscht oder unerreichbar erscheinen und das (allerdings schon recht entwickelte) Ich sich statt dessen dem Es als Liebhaber anbietet. Stierlin betont die Rolle Fairbairns bei der Entwicklung einer Theorie von der frühen Verinnerlichung von Objekten, und zwar verstanden als Abwehrprozeß. Das bei Fairbairn allerdings nur die schlechten Objekte eine Rolle spielen, ist eine Schwäche seines Systems. Melanie Klein und Fairbairn engen damit den Bereich dieser Theorie gegenüber dem ursprünglichen Freudschen Potential ein.

Zur Technik wird von *Heinz Kohut* empfohlen, die idealisierende und Spiegelübertragung, dort wo sie auftritt, über lange Zeit zu akzeptieren. Heinz Henseler hat mit Recht (nicht nur bei Suizidanten) darauf hingewiesen, daß häufig ödipal, masochistisch oder oral gefärbte stürmische positive Übertragungen vorkommen (1974, S. 180):

„. . . das Ansprechen der Triebproblematik . . . zeitigt geringen Effekt, wird oft als störend, weil als Mißverständnis empfunden. Deutet man stattdessen hinter den Verbrüderungs- bzw. Verführungswünschen, hinter der masochistischen Unterwerfung oder hinter den oralen Versorgungswünschen liegende narzißtische Bedürfnis nach Bestätigung in bezug auf Männlichkeit bzw. Weiblichkeit, nach Achtung der individuellen Eigenart bzw. nach Ernstgenommen- und Akzeptiertwerden als Mensch überhaupt . . ."

so trifft man das dynamisch entscheidendere Problem. Er scheut auch nicht zurück, den Konfliktpartner (das enttäuschende narzißtische Objekt) früh (natürlich mit Einverständnis des Patienten) in die Therapie einzubeziehen. Schließlich weist Henseler mit Recht darauf hin, daß die unvermeidlichen Kränkungen in der Therapie, die Enttäuschungen der narzißtischen Erwartungen, zum zentralen Problem der Therapie gemacht werden sollen. Es bewährt sich, frühzeitig vorauszusagen, daß mit Sicherheit Enttäuschungen eintreten werden. Auf der Ebene des Arbeitsbündnisses läßt sich – mit wechselndem Erfolg – vereinbaren, daß der Patient im Falle von Enttäuschungen nicht davonlaufen oder schweigen solle, sondern möglichst umgehend darüber sprechen.

Wichtig scheinen uns auch Kernbergs Beobachtungen an Borderline-Fällen. Er beschreibt alternierende entgegengesetzte Manifestationen wie unkontrollierte Triebdurchbrüche, abwechselnd mit Hemmungen, Angst und Schuldgefühlen, als Ausdruck einer Ichschwäche in einem „compartmentalisierten" psychischen Apparat. Als Basis wird das „Splitting" als Abwehrmechanismus bei schizoiden Personen angenommen (Fairbairn, 1952). Die chaotische Übertragung dieser Borderline-Patienten ist zu verstehen als oszillatorische Aktivation dieser Ichzustände, die nicht verdaute internalisierte Objektbeziehungen repräsentieren. Dieser Wechsel ist oft starr strukturiert und ein machtvoller Abwehrmechanismus. Die einander widersprechenden Affekte sind untrennbar verbunden mit entsprechenden internalisierten pathologischen Objektbeziehungen.

Kernberg (1976) skizziert folgendes Modell:

1. Introjektion, Identifikation und Ich-Identität sind die drei Ebenen der Internalisation von Objektbeziehungen in dem psychischen Apparat (Identifikationssysteme).

2. Alle drei Prozesse basieren auf drei Komponenten:

a) Objektrepräsentation oder Bilder

b) Selbstrepräsentation, und

c) Triebabkömmlinge oder Dispositionen zu bestimmten Gefühlszuständen.

3. Die Organisation der Identifikationssysteme erfolgt sehr früh in der Ichentwicklung, wo die Spaltung der Hauptabwehrmechanismus ist. Später ersetzt die Verdrängung das Splitting.

4. Der Grad von Ich- und Überichintegration und -entwicklung hängt davon ab, inwieweit der Abwehrtyp „Splitting" durch die späteren Abwehrmechanismen vom Verdrängungstyp ersetzt wird.

Die primitivste Form, die Introjection, beruht auf Wahrnehmung und Erinnerung (einem Apparat primärer Autonomie). Erfolgt sie unter der positiven Valenz libidinöser Befriedigung, ergibt sich das „gute innere Objekt". Unter dem Einfluß aggressiver Triebabkömmlinge entsteht das „böse innere Objekt". Identifikation kann erst erfolgen, wenn bereits Rollenaspekte perzipiert werden können. Ich-Identität ergibt sich aus einer Konsolidierung der Ichstrukturen und einer konsistenten Konzeption der Welt der Objekte. Die Persistenz von nichtverdauten frühen Introjektionen ist das Ergebnis einer Fixierung schwer gestörter früher Objektbeziehungen.

Positive und negative Objekte werden aus Angst getrennt gehalten, als aktive (Angst)-Abwehr des Ich. Unter gesunden Bedingungen sind die guten Objekte die Kristallisationspunkte der Ichkern-Entwicklung und die bösen werden ausgeschieden. Dieses Ausscheiden ist als frühe Vorstufe der Projektion vorzustellen. Dieses Splitting kann auch verstanden werden als unreife Unfähigkeit des Ich, seine integrative Funktion zu erfüllen. Wird jedoch die Trennung zwischen Selbst und Welt der Repräsentationen zu lange und scharf aufrechterhalten, wird die Entwicklung des Ich und seiner Grenzen ernstlich gefährdet. Die Objektbeziehungen sind also ein wesentlicher Ichorganisator; Mischungen und Entmischungen positiver und negativer Objekt- und Selbstrepräsentanzen können die meisten psychischen Phänomene verständlich machen. Splitting nimmt als Hauptabwehrmechanismus die Zeit zwischen dem dritten Monat und dem Ende des ersten Lebensjahres ein. Ideal-Selbst und Ideal-Objekt werden entwickelt. Die Entstehung des Überich wird im Gegensatz zur klassichen Theorie in das zweite und dritte Lebensjahr vorverlegt.

Das ganze System des dynamischen Unbewußten wird verstanden als zusammengesetzt aus abgewehrten Introjektionen und Impulskomponenten. Auch Libido und Aggression erscheinen im psychischen Apparat als Teile früher Introjektionen und sind daher eng verbunden mit den frühen Objektbeziehungen.

Die Synthese der verschiedenen Identifikationssysteme neutralisiert Aggression und stellt vermutlich die hauptsächliche Energiequelle der späteren Verdrängungsabwehr dar. Splitting hingegen ist eine Hauptursache der Ichschwäche und erfordert wenig Gegenbesetzung, daher neigt ein schwaches Ich dazu, auf diesen Abwehrmechanismus zurückzugreifen. Das führt zu einer Reihe pathologischer Konsequenzen – z.B. die prädepressive Idealisierung. Hier werden die äußeren Objekte als „total gut" gesehen, um zu garantieren, daß sie nicht durch die nach außen projizierten bösen Objekte zerstört werden. Damit entsteht auch ein überbesetztes omnipotentes, aufgeblasenes Ich-Ideal. Unter der Bedingung schlecht funktionierender Ich-Grenzen bleibt auch der Projektionsmechanismus primitiv und uneffizient, so daß das, was nach außen projiziert wurde, verwirrenderweise auch noch als innen empfunden wird. Was bedeutet, daß ein zusätzliches Bedürfnis entsteht, äußere Objekte, in die Aggression projiziert wird, zu kontrollieren: dies wird projektive Identifikation genannt.

Von der psychoanalytischen Technik her gesehen ist den meisten Beobachtern, so auch uns, aufgefallen, daß die übliche Deutungstechnik auf den verschiedenen Fixierungsniveaus der Libidoentwicklung an der eigentlichen Problematik der Patienten vorbeigeht. Es gibt nur wenige Autoren, interessanterweise darunter auch Fromm-Reichmann und Fairbairn, die keinen wesentlichen Unterschied zwischen der Neurosetechnik und der Technik bei Psychosen und Grenzfällen angeben. Alle übrigen beschreiben ein viel intensiveres Engagement, dessen wesentlichstes technisches Kriterium in Opfern auf Seite der Abstinenz zu bestehen scheint. So sagt z.B. *Benedetti* (1980): „Es genügt nicht, dem Patienten seine narzißtischen Lücken zu zeigen, man muß tätig einspringen, um sie auszufüllen." Schon vor 20 Jahren hat Arieti gemeint, daß der Patient spüren muß, daß eine wohlwollende echte Anstrengung gemacht werde, ihn zu erreichen, ohne daß irgendeine Forderung an ihn gestellt wird. Alle Psychotherapeuten stimmen im wesentlichen in diesem Punkt überein. Green hat in seinem Londoner Vortrag 1975 wieder sehr stark darauf hingewiesen, daß bei Psychosetherapien in Patient und Therapeut spiegelbildlich parallele Vorgänge ablaufen müssen, da sonst ein Verständnis und eine Empathie nicht möglich sind. Die negative Haltung der klassischen Psychiatrie zur Psychotherapie narzißtischer Patienten hängt offenbar mit einer negativen Gegenübertragung zusammen, die in Rümkes Präcox-Gefühl am besten beschrieben ist.

Frühe Objektbeziehungsstörungen als Basis narzißtischer Fehlentwicklung liegen fast immer im präverbalen Bereich und sind daher verständlicherweise mit verbalen Deutungstechniken nur marginal erreichbar. Der Therapeut muß sich vielleicht nicht so sehr in seinen Taten, aber zumindest in seiner Haltung diesem Niveau angleichen. Eissler hat bereits 1952 gemeint, daß der Therapeut an seine eigene Allmacht bei solchen Fällen glauben müsse und therapeutisches Versagen unakzeptierbar für ihn sein sollte. Alle diese Patienten stecken voll von Aggression und Feindseligkeit, die sich oft durch Passivität äußert und dann natürlich noch schwerer zu bearbeiten ist, als bei direkter Manifestation.

Das Angebot der eigenen Person als unerschütterliches besseres Objekt als die seinerzeitigen frustrierenden und feindseligen Objekte gibt auf lange Sicht eine Chance zur korrektiven Erfahrung. Jene Grenze zu finden, die diese Erfahrung ermöglicht, ohne daß man in ein gemeinsames nicht mehr aufzuhaltendes Agieren hineingezogen wird, ist die Kunst der Behandlung.

Ich würde vermuten, daß *Stierlin*s Auffassung, daß man Störungen der frühen Objektbeziehung am besten im Zusammenhang mit der Familiendynamik verstehen und behandeln kann, die ideale Grundhaltung wäre und darf noch einen Absatz aus seinem Buch „Von der Psychoanalyse zur Familientherapie" (1975) zitieren (S. 181):

„Auf der einen Seite begegnen wir Eltern, die, von ihren eigenen Eltern psychologisch ausgebeutet und traumatisiert, auf Kosten ihrer Kinder zu überleben versuchen und dabei diese Kinder traumatisieren; und auf der anderen Seite Kindern, die als lebenslange willige Opferlämmer die Macht gewinnen, ihre Eltern durch Induzierung tiefster Schuld zu zerstören. Es ist vor allem diese Macht des loyalitätsgebundenen Opferlamms, die das vielleicht schwierigste Einzelproblem in der Therapie der Schizophrenie darstellt. Indem wir derart die Macht des willigen Opferlammes ins Blickfeld rücken, gewinnt schließlich auch die oben erwähnte Konflikttheorie eine neue therapeutische Relevanz. Denn wir sehen nun den Sadismus vieler schizophrener Patienten, den Searles und andere hervorgehoben haben, in einem neuen Licht von Patienten, die alles darauf angelegt zu haben scheinen, ihre Eltern und Therapeuten durch stures Festhalten am Krankheitsstatus zu quälen. Wir können nun ebenfalls besser verstehen, warum Analytiker

Kleinianischer Provenienz bei einer Reihe dieser Patienten erfolgreich sein können. Denn ihre Deutungen, was immer deren theoretische Begründung sein mag, erscheinen darauf abgestellt zu sein, sie die Verantwortung für destruktive Wünsche und Handlungen übernehmen zu lassen. Das verringert dann ihre sich von dieser Destruktivität herleitende Schuld und Angst, gleichzeitig aber vermindert es ihre Macht über die Eltern. Es wird nun möglicherweise eine positive Gegenseitigkeit und Wiedergutmachung in Gang gebracht, in der beide Parteien – Eltern und Kinder – zu sowohl aktiven Partnern als auch Nutznießern werden können."

Für Heinz Kohut, in den frühen siebziger Jahren sicher der meistzitierte psychoanalytische Autor, ist die Frage einer Psychologie von „Selbstdefekten" gegenüber der üblichen Konfliktpsychologie, man muß leider sagen, wohl eine überwertige Idee geworden. Auch eine „Subsekte" der Kohut-Anhänger beginnt sich zu entwickeln. Obwohl ich diese Auffassung nicht teile, soll doch einiges wiedergegeben werden.

Das „Kernselbst" zeigt drei Strukturen – die beiden polaren Bereiche, das grandios-exhibitionistische Selbst und die idealisierte Elternimago sowie die exekutiven Funktionen (Begabungen und Fertigkeiten), die zur Realisierung der Ideale beider polarer Bereiche benötigt werden. Die Psychologie des Selbst unterscheidet zwischen Objekten, die als ein Teil des Selbst erlebt werden, und echten Objekten als unabhängigen Zentren von Antrieben. Defekte im Selbst treten hauptsächlich als Folge mangelnder Empathie der Selbstobjekte (natürlich vorwiegend der Mutter) auf. Jedes erste Liebesobjekt ist übrigens auch ein Selbstobjekt oder mit anderen Worten ausgedrückt: Es gibt keine Liebesbeziehung ohne gegenseitiges Spiegeln und Idealisieren. Das Selbstwertgefühl kann gesteigert werden durch das Anbieten idealisierbarer Selbstobjekte.

Für die Kohutsche Auffassung sind Trieberfahrungen Desintegrationsprodukte eines nicht ausreichend gestützten Selbst, womit er sich natürlich weit von der traditionellen psychoanalytischen Theorie entfernt, weiter als die meisten ihm folgen können. Natürlich muß man die Beobachtungen und Überlegungen eines so erfahrenen Analytikers wie Kohut ernstnehmen, und wenn er z.B. den pathogenen Ödipuskomplex als das häufige Versagen narzißtisch gestörter Eltern versteht, dann trifft er sich mit den eigenen Auffassungen.

Im Gegensatz zu Kohut ist es Kernberg gelungen, die Theorie vom Selbst und den frühen Objektbeziehungen harmonisch in das Theoriegebäude der bisherigen Psychoanalyse einzufügen. Seine Objekttheorie besagt, daß die „Basic units" der intrapsychischen Strukturen Konstellationen von Selbst- und Objektbildern mit Affektdispositionen seien, die relevante internalisierte Objektbeziehungen reflektieren. Diese Einheiten verbinden sich zu komplexen Strukturen (wie das ideale Selbst und Idealobjekt), die letztlich den drei üblichen Strukturen Ich, Überich und Es ihre endgültige Form geben.

Die frühesten Einheiten sind undifferenzierte Selbst-Objekt-Repräsentanzen mit primitiven überwältigenden Lust- und Unlustgefühlen verbunden (Jacobson, 1964). Die lustvollen bilden später den Kern des Ichs, die unlustvollen werden als primitives „Nicht-Ich" ausgestoßen und projiziert. Die spätere Trennung von Selbst- und Objektrepräsentanzen gestattet den Aufbau der Ich-Grenzen, respektive zwischen Selbst und Außenwelt.

Die weitere Integration erlaubt sowohl die Abgrenzung eines realistisch gesehenen Selbst vom idealisierten, phantasierten Selbst als auch die Abgrenzung von realen Objektbildern gegenüber Elternbildern von einer magischen, alle Wünsche befriedigenden Art (Idealobjekte).

Eine Verdichtung von Ideal-Selbst mit Idealobjekten bildet einen Teil des Über-Ich (Ich-Ideal). Der sadistische Teil des Über-Ich entsteht aus der Projektion und späteren Introjektion aggressiv besetzter Selbst-Objekt-Einheiten.

Das integrierte Selbst-Konzept und die darauf bezogenen realistischen, libidobesetzten Objekt-Repräsentanzen konstituieren zusammen die Ich-Identität; das Selbst ist also ein Subsystem des Ich.

Ein schönes Beispiel der klinischen Anwendung der Überlegungen über den Narzißmus ist das Buch von *Alice Miller* „Das Drama des begabten Kindes" (1979). Sie zeigt, wie mit Common sense und Herz alles wieder relativ einfach wird, was vorher so kompliziert erschien. Die narzißtischen Bedürfnisse des Kindes nach Achtung, Echo, Verständnis, Teilnahme, Spiegelung, werden vor allem durch den Zwang der Anpassung an die Bedürfnisse selbst narzißtisch gestörter Eltern beeinträchtigt.

Gesunder Narzißmus ist bei Miller identisch mit innerer Freiheit und Lebendigkeit (S. 60):

„Hat ein Kind das Glück, bei einer spiegelnden Mutter aufzuwachsen, die sich narzißtisch besetzen läßt, die verfügbar ist, d.h. sich zur Funktion der narzißtischen Entwicklung des Kindes „nutzbar machen" läßt, wie M. Mahler (1972) sagt, so kann im heranwachsenden Kind allmählich das gesunde Selbstgefühl entstehen. Im optimalen Fall ist es eine Mutter, die auch ein freundliches affektives Klima und das Verständnis für die Bedürfnisse des Kindes bietet. Aber auch nicht sehr warmherzige Mütter können diese Entwicklung ermöglichen, wenn sie sie nur nicht hindern. Dann kann sich nämlich das Kind bei anderen Personen das holen, was seiner Mutter fehlt. Verschiedene Untersuchungen zeigen diese unerhörte Fähigkeit des gesunden Kindes, jede noch so geringe affektive „Nahrung" (Anregung) in der Umgebung zu nutzen.

Unter *gesundem Selbstgefühl* verstehe ich die unangezweifelte *Sicherheit*, daß empfundene Gefühle und Wünsche *zum eigenen Selbst gehören.*"

Zu diesem „gesunden Narzißmus" führen folgende Voraussetzungen (S. 61–62):

„1. *Aggressive Regungen* konnten neutralisiert werden, weil sie die Sicherheit und Selbstachtung der Mutter nicht erschüttert haben.

2. *Autonomie-Bestrebungen* wurden nicht als Angriff erlebt.

3. Das Kind durfte *„gewöhnliche"* Regungen (wie Eifersucht, Zorn, Trotz) haben und ausleben, weil es nicht von der Mutter zu etwas „Besonderem" gebraucht, vielleicht zum Aushängeschild ihrer eigenen ethischen Haltung bestimmt wurde.

4. Es mußte (im optimalen Falle) niemandem gefallen, durfte das wachsen lassen und *zeigen*, was auf jeder Entwicklungsstufe in ihm lebendig war.

5. Es konnte die Eltern „brauchen", im Sinne von Winnicott „verwenden", weil sie von ihm unabhängig waren.

6. Diese Voraussetzungen ermöglichten ihm eine erfolgreiche *Trennung von Selbst- und Objektrepräsentanzen*.

7. Weil es ambivalente Gefühle zeigen durfte, konnte das Kind lernen, sowohl sein Selbst als auch das Objekt als *„gut und böse"* zu erleben und mußte nicht das „böse" vom „guten" Objekt abspalten.

8. Eine *Objektliebe* wurde möglich, da auch das Kind von seinen Eltern als getrenntes Wesen geliebt wurde.

9. Die narzißtischen Bedürfnisse des Kindes konnten, unter der Voraussetzung der phasengerechten und nicht traumatischen Versagung, *integriert* und mußten nicht verdrängt oder abgespalten werden.

10. Die Integration ermöglichte ihre Umformung sowie den Aufbau einer triebregulierenden Matrix aufgrund der eigenen *Probe- und Irrtum-Erfahrungen.*"

Bei narzißtischen Störungen gehören Grandiosität und Depression zusammen. Die gemeinsamen Bedingungen sind nach Miller (a.a.O., S. 78):

„1. ein falsches Selbst, das zum Verlust des „eigentlich möglichen“ Selbst geführt hat;

2. die Brüchigkeit der Selbstachtung, die nicht in der Sicherheit über das eigene Fühlen und Wollen, sondern in der Möglichkeit, das falsche Selbst zu realisieren, wurzelt;

3. Perfektionismus, ein sehr hohes Ichideal;

4. Verleugnung der verachteten Gefühle (der fehlende Schatten im Spiegelbild des Narzissos);

5. Überwiegen von narzißtischen Objektbesetzungen;

6. große Angst vor Liebesverlust, deshalb große Anpassungsbereitschaft;

7. Neid auf die Gesunden;

8. starke, aber abgespaltene, deshalb nicht neutralisierte Aggressionen;

9. Anfälligkeit für Kränkungen;

10. Anfälligkeit für Scham- und Schuldgefühle;

11. Ruhelosigkeit.“

Abschließend zu diesem Kapitel, das versucht einen Überblick über die derzeit gärenden Ideen über Narzißmus, Selbst und die Theorie der frühen Objektbeziehungen zu geben, muß betont werden, wie unvollständig diese Wiedergabe ist. Man könnte z.B. mit einer Zusammenfassung über Winnicott oder Edith Jacobson einen ganz anders aufgezogenen Bericht geben; mir lag es aber daran, Kernberg in den Mittelpunkt zu stellen, der gerade auch diese beiden Autoren in seine Auffassung integriert hat.

5.8. Nosologie

Das Wort „Nosologie“ bedeutet „Krankheitslehre“, d.h., daß man in der Medizin versucht, Syndrome (alle relativ typischen Symptomkonstellationen) mit gemeinsamer Ätiologie, Verlauf, Ausgang, also auch Prognose und Behandlungsmöglichkeit, aufzufinden. Dieser Versuch ist von eminenter wissenschaftlicher und praktischer Bedeutung, weil nur auf diesem Wege eine Diagnose und damit auch eine Handlungsanweisung möglich ist. In der Psychiatrie hat *Kraepelin* den ersten entscheidenden Schritt in diese Richtung gemacht, und seine sowie später Kurt Schneiders Konzeption war mehr oder weniger die Basis der klinischen Psychiatrie der ganzen Welt.

Wenn wir auf dem Gebiet der psychischen Krankheiten bleiben, sind dieser an sich selbstverständlich scheinenden Auffassung vier Strömungen entgegengerichtet:

1. die Vorstellung von einer „Einheitspsychose";

2. die psychodynamische Konzeption, die, wenn auch aus ganz anderen theoretischen Überlegungen kommend, ebenfalls eine Art stufenlos ineinander übergehende Pathologie aufgrund von Entwicklungsstörungen annahm;

3. die lerntheoretischen Auffassungen, daß Symptome erlernt seien und keine Krankheiten als solche existieren; und

4. die Labeling Theorie der „Antipsychiatrie", daß Diagnostizieren ein Herrschaftsinstrument sei und dem Patienten durch Stigmatisierung oft schwer schaden kann.

Alle diese Überlegungen haben ihre rationalen Wurzeln und die Bedenken, die aus solchen Richtungen kommen, sollten berücksichtigt werden. Nichtsdestotrotz ist Freud und viele andere Tiefenpsychologen, wohl aus Gründen der Indikation und gegenseitiger Verständnismöglichkeit, an einer Klassifikation interessiert gewesen.

In der Folge geben wir die Auffassung *Fenichel*s aus dem Jahre 1945, der letzte Konsens fast aller Tiefenpsychologen über dieses Thema (siehe Strotzka, 1973, S. 199), wieder:

Nach einer kurzen Darstellung der Metapsychologie und Libidoentwicklung wird als erstes Krankheitsbild die *traumatische Neurose* behandelt. Sie tritt dann auf, wenn Reize auf die Persönlichkeit einwirken, die nicht mehr bewältigt werden können. Ein solches Trauma ist natürlich ein relatives Konzept. Faktoren der psychischen Ökonomie, abhängig sowohl von der Konstitution als auch von früheren Erfahrungen und den aktuellen Bedingungen vor und während des traumatischen Erlebnisses, bestimmen, welcher Grad der Erregung die Verarbeitungsmöglichkeiten des Individuums übersteigt. Auch das Überraschungsmoment spielt dabei eine große Rolle.

Sehr leicht kann die Reizüberflutung und Frustration durch das Trauma zur Auslösung einer echten Neurose führen, vor allem bei einer Disposition, bei der der Reiz den Anstoß zum Zusammenbruch der bisherigen Abwehrformen gibt. Sekundärer Krankheitsgewinn spielt hier eine größere Rolle als bei den Psychoneurosen im Sinne einer Demonstration der Hilflosigkeit, um äußere Hilfe zu mobilisieren. Wir besitzen nur zwei Möglichkeiten, uns nach Traumatisierungen wieder zu stabilisieren: entweder Ruhe mit Distanz, um neue Energie zu sammeln, oder stürmisches, kathartisches Ausagieren der Emotionen. Die Therapie kann je nach gegebenem Bedürfnis beides unterstützen. Psychoanalyse ist nur indiziert, wenn psychoneurotische Komplikationen eintreten.

Bevor sich Fenichel den Psychoneurosen zuwendet, behandelt er noch die Motive der Abwehr, die Mechanismen derselben und die *direkten klinischen Symptome des neurotischen Konflikts*. Der letztere ist stets ein Triebkonflikt und findet zwischen Ich und Es statt. Das Überich kann dabei auf beiden Seiten stehen. Die Motive der Abwehr sind vorwiegend Angst, Schuldgefühl, Scham und Ekel. Es werden keine angeborenen, primären Kräfte angenommen, die gegen Instinkte gerichtet sind.

Die *klinischen Symptome des neurotischen Konflikts* werden noch nicht als Neurosen im engeren Sinn bezeichnet. Sie sind entweder direkter Ausdruck der Aktivitäten der Abwehrmechanismen, d.h. Manifestationen der Gegenbesetzung, oder die Symptome entspringen der relativen Insuffizienz des Ichs im Zustand der Aufstauung. Wir unterscheiden dabei negative Symptome, resultierend aus der allgemeinen Hemmung der Ich-Funktionen, und positive, bestehend aus den Unlustgefühlen der Spannung und der Notfallsentladungen.

Personen mit spezifischer Gegenbesetzung vermeiden entsprechende Situationen, Objekte, Aktivitäten, Interessensgebiete oder Gefühle, in deren Bereich sie behindert sind. Besonders charakteristische Beispiele dafür sind die Impotenz oder die Frigidität in allen ihren Spielarten. Weiterhin können die Partialtriebe gehemmt sein. Hierzu gehören die Eßstörungen und die Abneigung gegen bestimmte Nahrungsmittel, die eine unbewußte Erinnerung an das Objekt darstellen, die durch die verdrängte oralerotische Strebung ersehnt war. Diese Hemmungen können sich auch zu einer generellen Appetitlosigkeit erweitern oder in hysterisches Erbrechen übergehen. Orale Hemmungen können auch auf andere Tätigkeiten verschoben werden, die eine verborgene orale Bedeutung haben, wie Trinken, Rauchen, soziale Aktivitäten oder Lesen. Eltern, die Schwierigkeiten mit ihren Kindern in der oralen Phase hatten, wiederholen dieselben Erziehungsfehler meistens auch in der analen Phase, so daß sich hier häufig Koppelungen zeigen.

Hemmungen der Aggression finden sich bei Personen, deren sadistische oder masochistische Tendenzen verdrängt sind. Viele

Berufshemmungen erklären sich auf diese Weise. Auch die Sexualisierung einer Funktion kann zu einer Hemmung führen, entweder weil das Ich zu stark nach der sexualisierten Lust strebt oder weil es sie blockiert. Dazu gehört die Erythrophobie und viele motorische und sensorische Störungen. Die Hemmung äußert sich aber nicht nur in körperlicher Beziehung, sondern auch in intellektueller, wie bei der Pseudodebilität. Dabei wird als Verdrängung der sexuellen Neugierde auch das normale Interesse für Wissen und Denken unterdrückt. Andererseits kann die Hemmung auch die Bedeutung einer Selbstkastration haben. Die Sexualisierung der Denkfunktion hat praktisch immer anale Ursachen. Mit der Denkstörung nahe verwandt ist die Sprachstörung.

Die Depersonalisation wird als eine Hemmung der Gefühle oder interner Wahrnehmungen angesehen, wobei die Gegenbesetzung als eine erhöhte Selbstbeobachtung erscheint. Jeder Abwehrmechanismus, der eine verstärkte Gegenbesetzung benötigt, schafft notwendigerweise eine Verarmung der Persönlichkeit. Das Resultat ist häufig eine chronische Müdigkeit und verursacht zum Teil die neurotischen Minderwertigkeitsgefühle. Neurasthenische Störungen und Konzentrationsschwäche stammen aus der gleichen Quelle.

Anschließend wird die Angstneurose abgehandelt. Sie wird offenbar mit der *Aktualneurose* im Freudschen Sinn gleichgesetzt. Dieselbe wird noch immer wie bei Freud mit dem Coitus interruptus in Verbindung gebracht; dessen physiologische Erklärung wird aber, ohne sie noch zu erwähnen, durch eine psychologische ersetzt. Die Angst entsteht durch die Unterbrechung eines sexuellen Ablaufs. Wie bei den traumatischen Neurosen ist die Angst hier eine direkte und automatische Expression des Zustandes der Aufstauung. Die positiven neurasthenischen Symptome sind vegetative Entladungen, die durch die Verschiebung im biochemischen Haushalt entstehen. Die frühe Freudsche Auffassung, daß neurasthenische Symptome das Ergebnis übertriebener Masturbation seien, wird ebenfalls übernommen und psychologisch modifiziert durch die damit verbundenen Ängste und Schuldgefühle, die den befriedigenden Charakter der Masturbation stören. Im Vordergrund des Bildes stehen retentive Kräfte wie muskuläre und vasomotorische Spasmen, Verstopfung und verschiedene Kopfschmerzformen oder explosive, unwillkürliche Notfallsentladungen wie Diarrhöe, Schwitzen, Zittern und Unrast.

Beide Auffassungen von der Rolle des Coitus interruptus und der Masturbation sind inzwischen eindeutig obsolet geworden.

Dann geht Fenichel zu den *Psychoneurosen im engeren Sinn* über:

Bis jetzt wurde nur die Möglichkeit besprochen, daß eine Stauung durch einen neurotischen Konflikt entweder durch den Durchbruch der ursprünglichen Impulse oder durch eine Stärkung der Abwehr behoben werden kann. In der eigentlichen Neurose geschieht aber beides. Ein Teil der gestauten Energie wird freigesetzt, aber in einer solchen Weise, daß er die Abwehr gegen den Rest verstärkt. Das typische neurotische Symptom drückt also gleichzeitig Trieb und Abwehr aus. Versprechen und Fehlleistungen sind einfache Beispiele für Kompromisse dieser Art. Neurotische Symptome sind meist nicht direkte Ausdrücke verdrängter Impulse, sondern indirekte, in ihrer spezifischen Form durch derivative Tagträume bestimmt, die zwischen den ursprünglichen Impuls und das endgültige Symptom dazwischengeschoben sind. Obwohl praktisch alle Neurosen verschiedene Mechanismen der Symptomformation gleichzeitig aufweisen, ist eine praktische Notwendigkeit einer nosologischen Spezifizierung gegeben. Die folgende Klassifikation hat daher hauptsächlich einen heuristischen Wert. Zuerst wird die *Angsthysterie* besprochen. In der Angstneurose manifestiert sich eine allgemeine innere Spannung als konstante, frei flottierende Angst oder als Angstbereitschaft. In der Angsthysterie ist die Angst spezifisch mit einer besonderen Situation verbunden, die den neurotischen Konflikt repräsentiert. Eine Angsthysterie, in der die Furcht, die die Abwehr motiviert hat, noch manifest geblieben ist, ist die einfachste Art der Psychoneurose. Offenbar versteht Fenichel unter den Angsthysterien im wesentlichen die *Phobien*. Er unterscheidet dabei Angstsituationen, die unbewußte Versuchungen darstellen (wie die Platzangst als eine Gelegenheit für sexuelle Abenteuer und die Angst vor dem Alleinsein als eine Versuchung zur Masturbation), von solchen, die Strafcharakter haben. Dann ist z.B. ein übersichtlicher Platz eine Gelegenheit, verfolgt und erwischt zu werden. Wenn Verschiebungen vor sich gehen, so hat die „Vertretung" assoziative Verbindungen mit einer Idee, die abgewehrt wurde. Da diese Vertretung aber doch vom ursprünglichen Impuls weit genug entfernt ist, entkommt sie der Verdrängung. Nicht immer ist die Vertretung so einfach wie die Angst vor dem Pferd anstatt vor dem Vater, wie im Fall vom „kleinen Hans" bei Freud. Oft bedarf es langer analytischer Arbeit, um zu klären, was in der Phobie eigentlich befürchtet wird. Der physische Zustand von sexueller oder aggressiver Erregung wird in der Regel nach außen projiziert und durch eine äußere Situation repräsentiert. Gemeinsam ist allen Phobien eine Regression in die Kindheit, z.B. sind viele Agoraphobiker beruhigt, wenn ein Elternsubstitut sie begleitet. Der neurotische Mechanismus zeigt sich aber dann besonders klar, wenn der Begleiter nicht nur die Schutz vermittelnde Person darstellt, sondern auch die Gewißheit, daß frühere Todeswünsche gegen solche ambivalent gehaßte Figuren nicht in Erfüllung gegangen sind.

Die Phobie, d.h. die Vermeidung der angstmachenden Situation, ist nicht die einzige Methode, mit der das Ich die Angst zu überwinden sucht. Andere Mechanismen sind die Sexualisierung der Angst, die Einschüchterung anderer, die Identifikation mit dem angsterregenden Objekt und die Sammlung äußerer Unterstützungen zur Angstüberwindung.

Die Angsthysterie ist eine relativ primitive Kompromißbildung zwischen den widerstreitenden Kräften, sie ist daher die typische Kinderneurose. Eine sehr charakteristische Ursache dafür ist das Erleben der Primärszene. Diese Neurosenform ist eine gute Indikation zur Psychoanalyse, weil Übertragungen sehr leicht zustandekommen. In schweren Fällen von Phobien ist allerdings eine Aktivierung der direkten Anstrengungen zur Überwindung der Angst unvermeidlich.

Zur Angst ist noch zu sagen, daß wir sie als ein Unlustgefühl kennen, das folgendermaßen bedingt sein kann:

1. Angst vor Triebüberflutung,
2. als Signal für äußere und innere Gefahren,
3. vor Über-Ichbedrohung
4. vor Objektverlust,
5. vor Liebesverlust,
6. Kastrationsangst,
7. existentielle Angst (Zerbrechen des Selbst).

„Die nächste Gruppe sind die *Konversionsneurosen*. In der Konversion sind Veränderungen körperlicher Funktionen unbewußt und symbolhaft spezifischer Ausdruck für neurotische Konflikte und verdrängte Impulse. Die Symptomsprache läßt sich durch analytische Bearbeitung in den ursprünglichen Inhalt rückübersetzen. Die Aktivität ist nicht alloplastisch nach außen, sondern durch den Mechanismus der Inversion autoplastisch auf eine hysterische Materialisierung in körperlichen Erscheinungen gerichtet.

Hysterische Anfälle können wie Träume analysiert werden. Es wäre übrigens viel zu einfach, anzunehmen, daß diese Zustände immer (nur) Phantasien eines Koitus darstellen. Monosymptomatische Neurosen will Fenichel nicht als Organneurosen bezeichnet haben. Hysterischer Schmerz war oft wirklich in der Situation der aktuellen Verdrängung vorhanden. Die Wiederholung des Schmerzes als Symptom ist ein Ersatz für das gewünschte Lusterlebnis, das einst damit verbunden war. Der Schmerz ist zugleich auch ein Warnsignal vor dieser Lust. Die Hysterie ist dadurch charakterisiert, daß sie jede Krankheit und jedes Verhalten imitieren kann. Die hysterische Identifikation benutzt allerdings nicht die ganz verfügbare Besetzungsenergie. Sehr häufig ist der typische Fall der hysterischen Identifikation diejenige mit dem glücklichen Rivalen. Solche Identifizierungen erfolgen auf der Basis identischer Bedürfnisse, vorwiegend mit Objekten, zu denen keine echten Objektbeziehungen bestehen. In den berühmten Fällen von Persönlichkeitsspaltung handelt es sich um multiple Identifikationen. Hysterische Halluzinationen seien Wahrnehmungen zur Zeit der Verdrängung. Die sehr häufigen motorischen Störungen, vor allem Lähmungen, sind eine Abwehr gegen die Aktion, sie sind meist mit einer Tonussteigerung verbunden und repräsentieren sowohl eine Versicherung gegen die zweifelhafte sexuelle Aktion als auch eine verzerrte Ersatzbefriedigung derselben. Hysterische Ausnahmezustände und Bewußtseinsstörungen entsprechen den neurotischen Tagträumen. Im Schlafwandeln wird zusätzlich noch eine pantomimische Darstellung produziert. Die Störungen von Sinnesfunktionen entsprechen partiellen Bewußtseinsstörungen.

Die Organwahl erfolgt durch die Korrespondenz der unbewußten sexuellen Phantasien mit der Erogenität des betroffenen Körperteils. Konversionshysteriker benützen ihre prägenitalen Zonen in einer genitalen Weise, wie umgekehrt die Neurastheniker ihre Genitalien prägenital nützen. Das Konzept der Organminderwertigkeit wird aber auch von den Analytikern akzeptiert. Schließlich kann die Organwahl von der aktuellen Verdrängungssituation und von der Fähigkeit des Organs, den unbewußten Trieb symbolisch darzustellen, bestimmt sein. Die spätere Entwicklung der Psychosomatik hat sich dann besonders auf die letztere Möglichkeit gestützt.

Es ist wichtig, daß bereits Fenichel die Konversion nicht nur auf das sensomotorische System beschränkt, sondern auch das vegetative System mit einbezogen hat.

Wenn auch unverändert gilt, daß der Ödipuskomplex für das Zustandekommen der Hysterie entscheidend ist, so finden sich doch in der Regel intermediäre Phantasien und Tagträume in bezug auf alle prägenitalen Stadien und auf die Masturbation. Von der Hysterie unterscheidet sich die *Organneurose* dadurch, daß die unbewußten Triebwünsche die Organfunktion direkt beeinflussen, ohne eine spezifische psychologische Bedeutung zu haben. Es handelt sich um affektäquivalente Veränderungen in der Biochemie durch die emotionelle Aufstauung, durch unbewußte Haltungen oder Verhaltensweisen und durch Kombination dieser drei Möglichkeiten. Es gibt dafür relativ einfache Beispiele: Eine ungewöhnliche Haltung, die auf unbewußten Konflikten beruht, verursacht ein bestimmtes Verhalten (z.B. Art des Essens). Dieses Verhalten wieder verursacht körperliche Veränderungen, die nicht direkt psychogen sind. Die einzelnen Organsysteme werden dann in Anlehnung an die Chikagoer Schule diskutiert (Alexander).

Die *Hypochondrie* als eine narzißtische Zurückziehung von Objektbesetzungen auf Organrepräsentationen betrifft oft besonders sadistische und aggressive Impulse und kann jede Neurosenform begleiten, wird aber von Fenichel doch zu den Organneurosen gezählt.

Die Organsymptomatik ist direkter psychoanalytischer Bearbeitung nicht zugänglich, da sie keine symbolische Aussagekraft hat; es wird aber ein Analyseversuch empfohlen, mit dem Ziel, den dahinterliegenden Grund für die Affektstauung zu finden. Die Epilepsie wird in diesem Zusammenhang als ein Übergangsphänomen besprochen, bei dem die Entladung nicht durch das Vegetativum, sondern durch das zentrale Nervensystem erfolgt.

Die nächste große Gruppe sind die *Zwangsneurosen*. Hier fühlt sich das Ich nicht frei, seine Urteilskraft zu gebrauchen. Auch Zwangsideen sind Derivate und machen dies durch die Disproportion der begleitenden Gefühle oder durch die Rigidität, die ihnen eigen ist, deutlich. Das Ich ist gezwungen, gewisse Dinge zu tun, zu denken oder zu unterlassen. Tut es dies nicht, fühlt es sich von schrecklichen Gefahren bedroht. Hier spielt also das Überich als internalisiertes Elterngebot die entscheidende Rolle. Wie bei allen Psychoneurosen ist aber das Symptom eine Verdichtung von Trieben und entgegengerichteten Kräften. Die erstere Richtung zeigt sich deutlich bei zwanghaften, inzestuösen oder mörderischen Ideen. Die zweite Richtung etwa beim Waschzwang. Zwangsrituale sind häufig eine Karikatur der Masturbation. Psychodynamisch sind vor allem analsadistische und ödipale Fixierungen beteiligt.

Fenichel schließt der Diskussion der Zwangsneurose eine Untersuchung des *analen Charakters* an. Es bestehen nahe Verbindungen zum Phänomen des Aberglaubens. Der pathologische Prozeß in der Zwangsneurose ist in einem höheren Maß internalisiert als in der Hysterie, trotzdem kommt es auch zu körperlichen Erscheinungen im Sinne einer Vespannung, ähnlich der Charakterpanzerung im Sinne von W. Reich. Während in der Hysterie die Verdrängung der Hauptabwehrmechanismus ist, spielen bei der Zwangsneurose Reaktionsbildung, Ungeschehenmachen, Isolation und Überbesetzung der Welt der Konzepte und Wörter eine bedeutsame Rolle. Diese besonderen Abwehrmechanismen werden dadurch notwendig, daß nicht nur genitale, sondern auch analsadistische Wünsche abgewehrt werden müssen. Die psychoanalytische Behandlung ist besonders bei längerer Manifestationsdauer viel schwieriger als bei der Hysterie.

In einem besonderen Kapitel schildert Fenichel die *prägenitalen Konversionen*. Hier entspricht die Symptomatologie dem Konversionsmechanismus der Hysterie, die psychische Struktur des Patienten aber der eines Zwangsneurotikers. Das heißt, daß die gesteigerte Ambivalenz und die Bisexualität, die Sexualisierung von Denken und Sprechen und die partiale Regression zum magischen Denken auftreten, wenn die psychoanalytische Arbeit den Hintergrund klärt. Zu dieser Gruppe gehört das Stottern, das sehr deutlich den Konflikt zwischen Wunsch und Verbot, etwas zu sagen, demonstriert. Neben der klaren analen Fixierung stößt man aber auch häufig auf phallische, orale und exhibitionistische Züge. Die letzteren sind gekoppelt mit dem Konzept magischer Beeinflussung der Zuhörer durch das mächtige Wort. Weiterhin finden wir hier die psychogenen Tics. Die Bewegung, die einst einen Affekt begleitet hat, wird zu einem Äquivalent des Affekts umgewandelt und tritt, ständig wiederholt, wieder auf. Die große Rolle der Aggression bei den Ticks wird von Fenichel noch nicht erwähnt. Er führt in diesem Zusammenhang das Bronchialasthma noch einmal an, das bereits bei den Organneurosen zitiert wurde. Der prägenitale Charakter ergibt sich aus der Fixierung tiefer oralrespiratorischer Konflikte mit Mutterfiguren.

Das nächste Kapitel behandelt *Perversionen und Impulsneurosen*. Diese Gruppe deckt sich mit dem einstmals klassisch-psychiatrischen Begriff der Psychopathien. Bei den Perversionen ist die Sexualität durch eine Komponente ihrer infantilen Vorstufe ersetzt. Neurotiker reagieren auf Regression mit verschiedenen Abwehrhaltungen, während die sexuelle Frustrierung bei den Perversionen mit einer zwanghaften Einschränkung auf die Ausübung infantiler Sexualformen beantwortet wird. Das bedeutet jedoch nicht, daß nicht auch Verdrängungen vorkommen. Die Kastrationsangst ist der entscheidende motivierende Faktor. Bei der männlichen Homosexualität führt die Enttäuschung über ein Objekt oder der Verlust eines solchen zu einer Regression von der Objektliebe zur Identifizierung. Bei der weiblichen Homosexualität sind zwei ätiologische Faktoren zu erwägen: die Ablehnung der Heterosexualität als Folge des Kastrationskomplexes und die Attraktion durch eine frühe Fixierung an die Mutter. Beim Fetischismus wird die Verneinung der Kastrationsangst besonders deutlich. Die meisten typischen Fetische sind Penissymbole. Beim Transvestiten findet sich eine Kombination zwischen homosexuellen und fetischistischen Zügen. Dazu kommt noch ein narzißtischer Zug: der Transvestit repräsentiert die phallische Frau, unter deren Kleid ein Penis verborgen ist. Der Exhibitionismus wehrt die Kastration durch die Überbesetzung des Partialtriebes, erogene Zonen vorzuzeigen, ab. Auch der Voyeurismus entspricht dem gleichen Mechanismus. Voyeure sind an Erlebnisse fixiert, die ihre Kastrationsangst erregt haben, entweder Urszenen oder der Anblick der Genitalien Erwachsener.

Die anderen kleinen Perversionen werden hier übergangen; es sei nur darauf hingewiesen, daß Fenichel immer auch die weibliche Form der Abweichung in ihrer Dynamik mitbespricht.

Der Sadismus wird dadurch erklärt, daß alles, was Macht oder Prestige des Subjekts vermehrt, als Angstabwehr verwendet werden kann. Was immer einem passiv passieren könnte, wird aktiv anderen angetan, um einem Angriff zuvorzukommen. Der sadistische Akt kann heißen: „Ich töte, um meine Ermordung zu vermeiden", aber auch: „Ich bestrafe, um nicht bestraft zu werden", oder: „Ich erzwinge Vergebung durch Gewalt." Er kann letztlich heißen: „Ich quäle dich, bis ich dich zwinge, durch die Intensität deines Leidens mir zu vergeben, um mich von der Schuld zu befreien, die mein Lustgefühl blockiert, so daß ich durch deine Vergebung sexuelle Befriedigung finden kann."

Im Masochismus finden wir einen klaren Widerspruch zum Lustprinzip. Vier Mechanismen können zu einem solchen Verhalten führen:

1. Durch Erlebnisse kann die Überzeugung entstehen, daß sexuelle Lust mit Schmerz bezahlt werden muß, um störende Schuldgefühle auszuschließen.

2. Masochistische Aktivitäten sind ein Opfer, das man den internalisierten Kulturwerten bringen muß, um zu sexueller Befriedigung zu kommen. Symbole der Selbstkastration werden benutzt, um die wirkliche zu vermeiden.

3. Durch das Selbstquälen in einer selbstbestimmten Art soll spielerisch vermieden werden, daß man unerwartet echten Qualen ausgesetzt wird.

4. Die extreme Passivität und Unterwerfung hat eine Schutzfunktion. Sie stellt eine Regression auf oralrezeptive Phasen mit großer Hilflosigkeit dar, in denen die schützende Macht oft auch bedrohend empfunden wurde.

Perversionen und Neurosen sind häufig miteinander kombiniert. Die *Impulsneurosen* sind charakterisiert durch eine niedrige Frustrationstoleranz und sind mehr ichsynton als die anderen Krankheitsformen. Die Fixierung stammt aus einer Zeit, in der das Streben nach sexueller Befriedigung und nach Sicherheit noch nicht differenziert ist. Ihre Objekte sind noch nicht Personen, sondern auswechselbare Spender von Hilfe und Unterstützung. Dazu gehört das zwanghafte Fortlaufen (Poriomanie), die Kleptomanie, die Pyromanie und das Glücksspiel. Bei der Pyromanie finden wir typisch eine Fixierung am Urethralerotizismus. Das Glücksspiel hat eine nahe Beziehung zur Masturbation. In Verbindung mit den Impulsneurosen werden die haltlosen Psychopathien besprochen, die durch eine oralnarzißtische Fixierung charakterisiert sind. Durch frühe Kindheitsfrustrationen kommt es zu einer unvollständigen Überichbildung, einer Isolierung desselben und unter Umständen zu einer Idealisierung der Instinktaktivität entweder als „Kampf für eine gute Sache" oder als Identifizierung mit Vorbildern aus einer kriminellen Umwelt. Der Drogensüchtige gehört ebenfalls zu dieser Gruppe. Er reagiert auf bestimmte Substanzen mit einer Befriedigung archaischer oraler Bedürfnisse. Dieses Lustgefühl macht die genitale Sexualität uninteressant. Die Libido verbleibt in einer amorphen erotischen Spannungsenergie ohne differenzierte Organisation. In einer passiv narzißtischen Haltung werden Objekte nur Lieferanten der Droge.

Es gibt auch Süchtige ohne Drogen. Sie können etwa vom Essen abhängig sein oder von Hobbys, und schließlich gehören die sexuell Hörigen zu dieser Kategorie. Obwohl sie unfähig sind, Liebe zurückzugeben, sind sie von einem Objekt völlig abhängig, als einem Instrument kondensierter oraler Gratifikation.

In der psychoanalytischen Psychotherapie ergeben sich die gleichen Schwierigkeiten wie bei den Perversionen dadurch, daß das Symptom selbst lustbestimmt ist und daß die prägenitale narzißtische Konstitution des Patienten ein Vordringen bis in die tiefsten Schichten erfordert. Die Spannungsintoleranz macht auch Modifikationen der Technik notwendig.

Das Verständnis der Impulsneurosen und Suchtformen gibt die Voraussetzung, auch *Depressionen* zu verstehen. Sie werden als ein Kontinuum der leichten Formen, die fast jede Neurose begleiten, bis zur endogenen Melancholie aufgefaßt. Ein Patient mit einer schweren Depression ist ein oral abhängiges Individuum, dem die vitalen Zufuhren fehlen; eine leichte Depression ist die Vorwegnahme dieser Situation als Warnung. Der Verlust des Selbstgefühls stammt vorwiegend aus dem Fehlen äußerer Zufuhren. In der psychotischen Depression ist der Konflikt völlig internalisiert zwischen Überich und Ich. Trauer über Objektverluste und pathogene Introjektion werden besprochen. Die depressive Person versucht den Verlust durch Introjektion der ambivalent geliebten Person ungeschehen zu machen. Der Sadismus des Überich ist besonders stark.

Die Tiefe der narzißtischen Regression bei der Melancholie läßt auch vom psychoanalytischen Standpunkt an eine organische und hereditäre Basis denken.

Die *Manie* ist nun umgekehrt charakterisiert durch eine enorme Zunahme der Selbsteinschätzung. Es handelt sich um einen totalen narzißtischen Sieg. Das Ich hat durch Vereinigung mit dem Überich Allmacht gewonnen. Wenn die in der Depression gebundenen Energien frei werden, geschieht dies in zahlreichen oberflächlichen Objektbeziehungen – alles wird inkorporiert.

Der manisch-depressive Zirkel ist ein Phasenwechsel zwischen Schuldgefühl und Vernichtung einerseits und Allmacht andererseits. Die Manie ist allerdings nicht eine echte Freiheit, sondern ihre Verkrampftheit erweist sich als eine Reaktionsbildung. Ihre Periodizität hängt mit der oralen Periodizität zwischen Hunger und Sättigung zusammen.

In schweren Fällen scheitert die therapeutische Psychoanalyse an der Schwierigkeit, Übertragungen herzustellen, wenn die pathologischen Prozesse internalisiert sind.

Auch Fenichel ist irritiert durch die Schwierigkeit, die *Schizophrenie* als nosologische Einheit zu charakterisieren. Als gemeinsame Aspekte werden die Absurdität der Symptome, die Fremdheit der Affekte und Gedanken und ihre Unvorhersagbarkeit sowie die Inadäquatheit empfunden. Vom Regressionsstandpunkt läßt sich sagen, der Schizophrene hat seine Objekte verloren, sich von der Realität getrennt, und sein Ich ist zusammengebrochen. Die Regression auf eine frühe narzißtische Periode mit Desintegration des Ich mag organische Wurzeln haben, stärker als bei den anderen Kategorien, kann aber mit den Mechanismen der Neurosen erklärt und verstanden werden. Von den Symptomen der Regression in der Schizophrenie werden die Weltuntergangsphantasien, die Körpersensationen und die Depersonalisation, Größenideen, die typischen Denkstörungen und die katatonen Symptome diskutiert. Als Restitutionssymptome werden Phantasien der Weltwiederherstellung, die Halluzinationen und Wahnideen abgehandelt. Der Reichtum an Gedanken und Beobachtungen, die Fenichel dabei referiert, entzieht sich einer kurzen Wiedergabe; es sei nur erwähnt, daß Wahnideen wie Halluzinationen Vermischungen von verdichteten Wahrnehmungselementen, Gedanken- und Erinnerungsbruchstücke sind, die im Dienste abgewehrter Triebwünsche und Drohungen vom Überich systematisch verbildet sind. Sie können wie Träume interpretiert werden. Der Objektverlust der Schizophrenen schließt nicht aus, daß es zu plötzlichen und intensiven Übertragungsreaktionen libidinöser und aggressiver Art kommen kann, was aber nur für kurze Perioden gelingt. Zum Unterschied von der Neurose kommt es bei der Psychose zu einem Bruch mit der Realität als einem sehr archaischen Abwehrmechanismus analog zur Ohnmacht als Reaktion auf ein Trauma.

Es gibt Grenzfälle zwischen Neurosen und Psychosen mit partiellen Wahnideen, Halluzinationen und Stereotypien.

Entgegen dem Pessimismus Freuds im Hinblick auf die Möglichkeit einer Therapie der narzißtischen Neurosen nimmt Fenichel einen optimistischeren Standpunkt ein, da die Regression zum Narzißmus niemals eine komplette ist. Es sind jedoch technische Modifikationen notwendig, die dabei helfen, den Kontakt mit der Realität und der Vernunft zu schützen und zu erleichtern.

Im nächsten Kapitel befaßt sich Fenichel mit den Abwehrformen gegen Symptome und dem Krankheitsgewinn. Symptome können als Traumen wirken und Neurosen auslösen. Ein sehr häufiger Abwehrmechanismus ist die Verneinung der psychogenen Natur eines Symptoms. Sie kommt sowohl als körperliche Interpretation als auch in einer Reaktionsbildung vor, in dem Sinne, daß man sowieso nur das tue, was man will. Auch die Bagatellisierung ist sehr häufig.

Krankheitsgewinn kann sowohl von außen als auch vom Überich bezogen werden. Der Sekundärgewinn einer Krankheit kann die einzige Lust sein, zu der ein Patient fähig ist. Dann ist eine Therapie allerdings ebenso schwierig wie die einer Perversion.

Die letzte behandelte Kategorie sind die *Charakterstörungen*. Schon zu Fenichels Zeiten war aufgefallen, daß seit Freuds Zeiten bestimmte Neurosenformen zunehmen, bei denen kein Unterschied mehr zwischen Symptom und Persönlichkeit besteht. Die Uneinheitlichkeit der Persönlichkeit, die sich beobachten läßt, wird von ihm wahrscheinlich zu Recht mit der Unsicherheit in den Erziehungshaltungen gleichgesetzt. Seine Ausführungen sind von einer schockierenden Modernität. Der Charakter wird als ein

Ergebnis sozialer Kräfte und Veränderungen, insbesondere als ein Ergebnis wechselnder Werthaltungen, interpretiert. Das Hauptproblem heutzutage ist der Konflikt zwischen emanzipativer Unabhängigkeit und Abhängigkeit von sozialen Systemen.

Charakter ist nicht nur die Summe der Abwehrmechanismen des Ichs, sondern auch der instrumentalen Aufgaben desselben, die allerdings niemals unabhängig von den Instinktbedürfnissen sind. Man kann dies auch so formulieren, daß man darunter die üblichen Formen versteht, wie das Ich die Anpassung an die äußere Welt, das Es und Überich meistert und wie diese verschiedenen Aufgaben miteinander kombiniert werden. Die geforderte Konstanz entspricht dem heutigen Identitätsbegriff Eriksons.

Eine Klassifikation der Charakterzüge kann unter dem Gesichtspunkt erfolgen, ob sie mehr der Durchsetzung der ursprünglichen Triebe dienen oder ihrer Unterdrückung.

Der erste wäre der Sublimationstyp als erfolgreicher Verdrängung, der zweite der reaktive Typ. Hier muß man zwischen der Vermeidung (phobischer Typ) und der Opposition (Reaktionsbildung) differenzieren. Diese reaktiven neurotischen Charakterzüge sind notwendigerweise ineffizient und bedeuten eine Verzerrung und Verarmung der Persönlichkeit, weil sie weder eine volle sexuelle Befriedigung noch eine Sublimation ermöglichen.

Als unsystematische Klassifikation unterscheidet Fenichel:

1. Ein pathologisches Verhalten gegenüber dem Es. Dazu gehören die allgemein frigiden und pseudoemotionellen Typen, die gelegentlich Frigiden, die zu Rationalisierung und Idealisierung triebhafter Impulse und ihrer Isolierung neigen. Entsprechend der Fixierung unterscheidet er anale, orale, urethale (Ehrgeiz), phallische und das Ideal genitale Charakterzüge.

2. Als pathologisches Verhalten gegenüber dem Überich wird die Abwehr von Schuldgefühlen als „Gegenschuldcharakter" abgehandelt, z.B. der moralische Masochismus und der „Don Juan des Erfolgs und des Leistungsprinzips". In der gleichen Gruppe, aber als Gegensatz dazu, finden wir das Fehlen von Schuldgefühlen, die Kriminalität, Fehlidentifikationen sowie ausagierende Charaktere.

3. Als pathologisches Verhalten gegen die Außenwelt werden Fixierungen auf die Vorstadien der Liebe, persistierende Ambivalenz, Eifersucht, soziale Empfindlichkeit an Komplexpunkten, Pseudosexualität und soziale Angst angeführt.

So geistreich diese Syndrome sind, so war Fenichel doch empfindlich durch den Mangel an Systematik beunruhigt, so daß er die reaktiven Charaktere entlang der ähnlichen Neurosenkonfigurationen ordnete als phobische und hysterische Charaktere, die am besten beschriebenen Zwangscharaktere, außerdem zyklische, schizoide und depressive.

Wegen des Mangels an Elastizität oder sogar Krankheitseinsicht ist die therapeutische Chance natürlich nicht sehr groß.

Mit der Schilderung des neurotischen Charakters sind die nosologischen Erwägungen Fenichels abgeschlossen. Er widmete jedoch noch ein Kapitel der Kombination der traumatischen Neurosen mit den Psychoneurosen. Es handelt sich dabei um das Phänomen des Wiederholungszwanges. Die Wiederholungen entstammen drei Quellen:

1. Die Periodizität der Triebe wurzelt in der Periodizität ihres körperlichen Grundes (Hunger, Sättigung).

2. Die Wiederholung entstammt der Tendenz des Verdrängten, einen Durchbruch zu finden. Dies gilt besonders für die psychoneurotischen Wiederholungen.

3. Die Wiederholungen traumatischer Erlebnisse dienen dem Zweck, eine verzögerte Meisterung zu erreichen. Wir finden den gleichen Mechanismus in Kinderspielen und in den Wiederholungsträumen und Symptomen traumatischer Neurosen."

Wir wollen nun dieser Auffassung Fenichels eine moderne Krankheitslehre der Psychoanalyse, herausgegeben von *Wolfgang Loch* (1971) gegenüberstellen.

Die Gliederung dieses Werkes ist nun ganz anders als bei Fenichel.

„Die Nosologie nimmt knapp ein Drittel ein. Die Begriffe traumatische Neurosen und Aktualneurosen kommen nicht mehr vor. Hysterie, Phobie und Zwang werden entsprechend der Fenichelschen Auffassung dargestellt. Bei den Charakterneurosen unterbleiben irgendwelche Einteilungsversuche. Die Schizophrenie wird als eine Krankheit des Ichs und der Objektbeziehungen interpretiert. Ihre Wurzel liegt auf der Stufe der nichtgeglückten Lösung der früheren Dual-Union, bei der die Ichgrenzen noch nicht etabliert sind.

Die Melancholie ist ebenso wie die Schizophrenie die besondere Antwort einer prädisponierten Psyche auf exogene Belastungen. Ihr zentraler Faktor ist das Schuldgefühl. Es setzt sich aus folgenden Komponenten zusammen:

1. Primäre Schuld, d.h. die Existenz als solche wird schon schuldhaft erlebt;
2. Trennungsschuld;
3. Schuld infolge Haß auf das Objekt;
4. Schuld infolge von Wut aus narzißtischer Kränkung.

Die Manie wird erklärt als Krankheit des Ichideals und als Abwehr des unerträglichen depressiven Zustandes mit regressiven Maßnahmen.

Die sehr kurze Schilderung der übrigen Krankheitsbilder deckt sich im wesentlichen mit den klassischen Auffassungen. Bei den psychosomatischen Krankheitsbildern kommt ein neuer wesentlicher Gesichtspunkt zum Vorschein, nämlich die *Somatisation* (Schur). Psychische Reifungsprozesse können wir als zunehmende Desomatisierungen auffassen. Frühkindliche Affekte werden noch durch undifferenzierte Aktionen abreagiert. Mit zunehmender Reifung erhält das Ich die Fähigkeit, Sekundärprozesse zu benutzen und Konfliktspannungen zu ertragen, ohne sich dabei der primitiv-somatischen frühkindlichen Energieabfuhrmechanismen zu bedienen. Bei der Resomatisierung der Affekte findet eine Regression auf die frühkindliche Stufe statt, in der die Primärprozesse vorherrschen und Affekte somatisch abreagiert werden. Der Entlastungseffekt des resomatisierten Affektes ist aber geringer als der des bewußt erlebten desomatisierten. Die spezielle Psychosomatik ist also in diesen mehr als zwanzig Jahren etwas klarer und einfacher geworden.

In einer sehr viel verwendeten anderen Einführung in die Psychoanalyse (Ch. Brenner) fehlt die Nosologie völlig und ist ohne besonderen Akzent in die Gesamtbehandlung der psychoanalytischen Theorie eingebaut.

*Charles Brenner*s Buch sagt aber wenigstens ganz klar, daß die Aktualneurosen „keinen nennenswerten Teil der psychoanalytischen Nosologie mehr darstellen“ (S. 202). Er weist auch nach, daß die frühen Freudschen Begriffe „Ich“ und „Abwehr“ anders zu verstehen sind als in der späteren Metapsychologie und daß daher der frühe Begriff „Abwehrneuropsychosen“ für Hysterie, Zwänge und Phobien längst überholt ist. Dies gilt ebenso für die Annahme, daß die Angstneurose etwas mit ungenügender Entladung sexueller Erregung zu tun habe.

Sonst ist Brenner offenbar so sehr von fließenden Übergängen zwischen Norm und Pathologie und den einzelnen Pathologieformen überzeugt, daß er den Klassifikationen, um die Freud noch so bemüht war, wenig Aufmerksamkeit schenkt.

Noch geringer ist Waelders Interesse an dieser Frage. Von 250 Seiten beschäftigen sich nur 13 damit. Aber auch dort beschreibt er eher Mischungen, z.B. zwischen Neurose und Perversion. Die Charakterstörungen werden entweder als Vermeidung einer drohenden Neurose verstanden, oder es werde eine bereits bestehende Neurose in die Persönlichkeit integriert. Mehr Aufmerksamkeit wird der Kriminalität gewidmet als einer der möglichen Konsequenzen eines Mangels an echten Objektbeziehungen. Bei den Psychosen wird eine Mischung psychologischer und organischer Bedingungen angenommen, psychoanalytisch gesehen handelt es sich um einen Rückzug der Libido von den Objekten. Eine exzessive und vorzeitige Abwehr des Ichs gegen den Sadismus (M. Klein), ein intensiver bisexueller Konflikt (Katan) und das Auftreten reiner Destruktivität, d.h. die Unfähigkeit, Aggressivität zu neutralisieren, sind Es-Aspekte der Psychosen. Die Ich-Aspekte betreffen einen Mangel an Integration, es bestehen unklare Grenzen zwischen innerer und äußerer Welt, eine Störung der Fähigkeit, das Selbst von der Umgebung zu unterscheiden (Federn).

Das Psychopathenproblem wird bei Waelder bereits im Sinne Eriksons als Problem von Menschen gesehen, die ihre Identität nicht gefunden haben, „Als-ob-Persönlichkeiten" im Sinne Helene Deutschs oder Ich-Parasiten. Er meint, daß sich hier der Kastrationskomplex bis ins Ich erstreckt.

Wieder ganz anders stellt sich das Bild bei Kuiper dar, der als Psychiater wieder viel nosologischer denkt. Er glaubt, daß die Existenz von Übergängen zwischen Kategorien kein Grund sei, diese nicht für wertvoll zu halten. Die Diagnose ist für ihn bedeutsamer als ein Haufen ungeordneter Fakten. „Eine Diagnose als ein Gegenstück zu dem „alles wissen" zu betrachten und deswegen nicht diagnostizieren zu wollen, beruht auf einem erkenntnistheoretischen Irrtum."

Die Ablehnung eines nosologischen Diagnostizierens sei oft eine Vermeidung dessen, was man nicht beherrscht.

Nach Kuipers Auffassung gehört zu einer guten Diagnose:

1. Eine Beschreibung der Symptome;

2. eine Bezeichnung des Syndroms im Sinne einer festen oder häufigen Verbindung von Symptomen, unter denen manche größere Bedeutung haben als andere;

3. die Untersuchung der Dynamik, die in den Symptomen zum Ausdruck kommt und

4. die Untersuchung der verschiedenen ätiologischen Faktoren, der psychogenetischen, konstitutionellen und organischen Faktoren, der Einflüsse der engeren und weiteren Umgebung.

Den Unterschied zwischen Psychopathie und Neurose sieht er mit Anna Freud als gegeben durch Defekt und Konflikt oder mit Eissler als zwischen Alloplastik und Autoplastik. Neurosen und Psychopathien sind Formen einer erschwerten Anpassung, Psychosen können als Formen von Desadaptation bezeichnet werden. Sie machen sich vor allem im Bereich der Ich-Funktionen bemerkbar."

Interessant sind seine Überlegungen zur weiblichen Psychologie.

„Es gibt zwei Möglichkeiten, den Kastrationskomplex bei der Frau zu überwinden. Der eine ist nach Abraham der Wunscherfüllungstyp, der versucht, das, was einem fehlt, zu kriegen. Der andere ist der Rachetyp, der das, was der andere hat, zerstören will. Hier nimmt die Frau Rache am Mann. Beide Typen können gehemmt sein. Die dritte Form ist die liebevoll kastrierende Frau. Schließlich beschreibt Kuiper noch die Vergewaltigungsphantasie als „Lust ohne Schuld" und die Prostitutionsphantasien.

Im nächsten Kapitel behandelt Kuiper dann *die hysterischen Neurosen beim Mann*. Auch bei ihm finden wir den klassischen hysterischen Charakter, dessen psychopathische Variante häufig vorkommt, ebenso wie die Hemmungstypen. Fernerhin gibt es den phallisch-narzißtischen Typ, den Don Juan, und seine schon früher erwähnte Variante, den Don Juan des Erfolges. Obwohl es sich eigentlich um eine Perversion handelt, wird die Homosexualität in diesem Zusammenhang besprochen. Eine Notlösung des positiven Ödipuskomplexes besteht darin, daß der kleine Junge eine starke Bindung an seine Mutter hat, aber durch ihre Haltung gegenüber der Sexualität ängstlich wird. Die Folge ist dann die Identifizierung mit der Mutter. Für manche Homosexuelle ist nur das Kind oder der Pubertierende anziehend. Die Patienten wollen mit diesen Partnern das tun, wonach sie selbst in diesen Perioden

Verlangen hatten. Die starke Trennung, die Kuiper zwischen aktiven und passiven Homosexuellen zieht, scheint mir nach den eigenen klinischen Erfahrungen jedoch nicht berechtigt. Als Folge des negativen Ödipuskomplexes wird die Passivität angesprochen, es kommt zu einem Überwiegen der Triebe mit passiven Zielen. Der Don Juan ist das männliche Gegenstück der Frau, die auf Grund ihres Penisneides zu neurotischer Untreue neigt. Der phallisch-narzißtische Mann kann zwar begehren und verliebt sein, aber nicht in einer bleibenden Beziehung lieben. Zu den Komplikationen, die auftreten, wenn der kleine Junge den Konkurrenzkampf mit dem Vater aufgibt und auf eine passive Beziehung mit ihm zurückfällt, sich ihm unterwirft, um dann von ihm geliebt zu werden, gehört auch der Masochismus. Dieser Masochismus hat allerdings oft auch eine andere Nuance. Bestraft und geschlagen werden kann die einzige Art und Weise sein, in der das Kind Zuwendung erfuhr.

Im nächsten großen Kapitel behandelt Kuiper die *Zwangsneurose*. Wenn das Ich sich intensiv, doch vergeblich gegen einen sich bahnbrechenden Impuls wehrt, dann wird dieses Phänomen als Zwang erlebt. Der Verfasser folgt bei der Schilderung der Zwangsneurose den bekannten Regeln der Psychoanalyse. Er diskutiert allerdings, ob es sich wegen der Strenge des Überich bei der Zwangsneurose nicht eigentlich um eine Depression handle.

Das nächste Kapitel ist dem *oralen Charakter, der Depression und Sucht* gewidmet. Diese Menschen sind übertrieben von Liebe und Liebesbeweisen abhängig und fordern dementsprechend auch sehr viel. Die Depression gibt Kuiper Anlaß von der malignen Regression zu sprechen. Ein Objekt, das enttäuscht hat, wird introjiziert, und dadurch entwickelt sich ein Selbsthaß. In der Depression verbindet sich frustriertes passives Liebesverlangen, Aggressionshemmung und Frustration von Größenphantasien mit vitalen Schwankungen, auf die der Verfasser großen Wert legt.

Bei süchtigen Patienten fallen narzißtische und libidinöse Befriedigungen zusammen.

Überraschenderweise taucht der Begriff der traumatischen Neurose bei Kuiper wieder auf. Es sei aber wichtig, sich darüber klar zu sein, daß der Begriff verschiedene Bedeutungen bekommen hat: die einer neurotischen Reaktion nach einer Kopfverletzung, einer solchen auf eine körperliche Schädigung anderer Art, auf eine psychotraumatische Situation und die einer Rentenneurose.

Es ist sehr auffallend, daß in diesem Buch die Problematik der narzißtischen Neurosen, also der Psychosen im psychiatrischen Sinn, überhaupt nicht erwähnt und aus der Neurosenlehre ausgeschlossen wird. Dies zeigt deutlich den Standpunkt eines aus der klassischen Psychiatrie kommenden Psychoanalytikers. Auch die Organneurose wird von ihm nicht erwähnt.

Es scheint unter Analytikern eine erhebliche Konfusion in bezug auf ihre Krankheitslehre zu bestehen. Viele haben – offenbar im Gegensatz zu Freud selbst – eher das Bedürfnis, auf eine Krankheitslehre überhaupt zu verzichten, um es dem freien Spiel der Interaktion zwischen Therapeut und Patient zu überlassen, wie sich der Reifungsprozeß entwickelt, wenn nur überhaupt eine Indikation und Möglichkeit zu einer psychoanalytischen Behandlung gegeben ist. Diese Indikation wird dann nach allgemeinen Kriterien, wie Ichstärke, Abwehrmechanismen, Fixierungen, Objektbeziehungen, beurteilt, unabhängig von einer psychiatrischen Diagnose, oder sie orientiert sich nur an ganz groben Kategorien wie Psychose, Neurose oder Charakterstörung. Eine solche Haltung hat zweifellos ihre Berechtigung. Wenn aber der Psychoanalytiker sich nicht nur für die wenigen Patienten, die in seine Praxis kommen, interessiert, sondern für die psychische Gesundheit einer ganzen Population, wie es in den letzten Jahren zunehmend der Fall war, dann kann er bei seinen Überlegungen über Psychotherapiebedarf und Angebot nicht um irgendeine Krankheitsordnung herumkommen."

Der sozialpsychiatrische Zugang erzwingt also neue Überlegungen zur Neurosenlehre; die Einteilung, die sich dabei aufdrängt, sieht folgendermaßen aus:

1. *Psychogene Reaktionen*, die unter sehr vielen Namen in der Nosologie auftauchen, unter denen man aber immer Leidenszustände oder Verhaltensstörungen versteht, die deutlich streßbezogen sind und die eine Tendenz zum spontanen Abklingen haben, entweder wenn der Streß aufhört oder wenn ein Anpassungsprozeß an diesen Streß vor sich gegangen ist. Diese Gruppe ist in der psychiatrischen Literatur fast völlig vernachlässigt, da in der Regel solche Erscheinungen, wie etwa Trauerreaktionen nach einem Objektverlust, Erregungszustände nach einer Krän-

kung oder Aggression, kaum von Experten gesehen oder höchstens von praktischen Ärzten kurz behandelt werden. Dies ist insofern ein großer Nachteil, als solche psychogenen Reaktionen zahlenmäßig einen relativ großen Anteil der Verhaltensstörungen ausmachen. Ein praktischer Arzt, mit dem ich seit langer Zeit zusammenarbeite, *Ingomar Leitner* (Strotzka und Leitner, 1969), hat solche psychogenen Reaktionen zweimal in seiner Praxis untersucht. Die erste gemeinsame Untersuchung bezog sich auf eine ökonomische Krise in dem von uns „Kleinburg" genannten Untersuchungsfeld. Damals war der größte Industriebetrieb einer ländlichen Gemeinde mit etwa 4000 Einwohnern von einer teilweisen Schließung bedroht, was für Hunderte von Einwohnern die Gefahr der vorübergehenden Arbeitslosigkeit und eines drohenden Berufswechsels bedeutete. In dieser Zeit zeigte sich in der Praxis des Arztes eine deutliche Zunahme von organneurotischen Beschwerden mit einer durchschnittlichen Dauer von drei bis sechs Monaten. Es war nun sehr interessant, daß nicht die mit großer Wahrscheinlichkeit oder tatsächlich von der Entlassung betroffenen Patienten von dieser Welle psychogener Reaktionen erfaßt waren, sondern jene Patienten, bei denen man früher schon die Erfahrung gemacht hatte, daß sie zu solchen Reaktionen neigen. Das Abklingen dieser Störungen erfolgte auch bei unveränderter ökonomischer Krisenlage. In einer zweiten Untersuchung hat dann Leitner, unabhängig von akuten Krisensituationen, bei solchen Patienten festgestellt, daß etwa ein Drittel der überlicherweise als Neurosen bezeichneten Fälle bei Längsschnittbeobachtungen zu diesen psychogenen Reaktionen gehören.

Die theoretisch wichtige Frage, ob nun ein nur quantitativer Unterschied zwischen Neurosen und psychogenen Reaktionen besteht oder auch ein qualitativer, ist wohl im zweiten Sinne zu beantworten.

2. Die *Psychoneurosen* im engeren Sinn. Hier besteht der Konflikt nicht zwischen Umwelt und Ich (wobei eine gewisse Ichschwäche zweifellos auch anzunehmen ist) wie bei den psychogenen Reaktionen, sondern zwischen Ich, Überich und Es, er ist also internalisiert. Äußere Anlässe haben nur einen Auslösewert. Die Unterteilung der Neurosen wurde schon besprochen.

Ob es die *Organneurose* wirklich gibt, scheint mir zweifelhaft. Viele Fälle lassen sich bei entsprechend langer psychoanalytischer

Untersuchung dann doch noch als Konversionsneurosen erklären. In den Fällen, bei denen eine psychodynamische Erklärung nicht möglich ist, wäre am ehesten doch an eine Organminderwertigkeit im Sinne Adlers zu denken.

3. Wir wenden uns nun der dritten großen Kategorie zu, den *Charakterstörungen*. Es besteht kein Zweifel, daß sich der Eindruck bestätigt hat, den Fenichel schon vor fast 30 Jahren hatte, daß immer häufiger symptomarme Neurosen auftauchen, die starke narzißtische und introvertierte Züge haben und eher Charakterhaltungen und fixierte Einstellungen repräsentieren als klassische Krankheitsbilder. Ihre Einteilung je nach Neurosenform in orale, anale, hysterische, aggressive, passiv-aggressive und narzißtische ist für die Majorität dieser Menschen relativ sinnvoll.

Wir haben gesehen, daß Psychoanalytiker bei den narzißtischen Neurosen den organisch-hereditären Anteil in keiner Weise abstreiten, den sie ja auch bei den Neurosen nicht verkennen (siehe das Buch von *H. Schepank*, 1974).

Das Verständnis für die dabei vor sich gehenden psychologischen Vorgänge folgt aber tatsächlich zwanglos den erarbeiteten Regeln tiefenpsychologischer Gesetze. Die deutliche Abgrenzung der Symptomatik, der höhere Grad von organischer Mitbeteiligung in der multifaktoriellen Kausalität, die andersartige Prognose und die anderen Behandlungsmöglichkeiten zwingen aber dazu, die endogenen Psychosen als gesonderte Krankheitseinheiten zu betrachten.

Organische Psychosen und Schwachsinn sollen hier nicht besprochen werden. Es sei nur erwähnt, daß Psychogenese und noch mehr Soziogenese auch hier eine ganz entscheidende Rolle spielen. Ich pflege zu unterscheiden zwischen primärer (direkter) Psychogenese, bei der psychologische Momente die Hauptrolle bei der Entstehung eines Fehlverhaltens spielen, wie bei den Neurosen; sekundärer (indirekter), bei der eine psychische Dynamik im Hintergrund eines organischen Geschehens steht, wie etwa die Auslösung einer senilen Verwirrtheit durch den Verlust eines Lebenspartners; und tertiärer, bei der das jeweilige Erleben bei bereits bestehender Störung die Phänomenologie, den Verlauf und die Prognose einer Verhaltensstörung bestimmen. Soziogenese wirkt zwar immer letztlich auch über die psychischen Apparate und Mechanismen, ist aber aus pragmatischen Gründen dort zu verwenden, wo gesellschaftliche Momente die entscheidenden ätiologischen und auslösenden Faktoren sind, wie in unserem Beispiel die drohende Betriebsschließung oder der Heimaufenthalt.

Derzeit bestehen Tendenzen, den Neurosebegriff aus der Nosologie zu eliminieren; sie gehen einerseits von der biologischen oder organischen Psychiatrie aus, andererseits von amerikanischen Autoren, die das DSM III (Diagnostic-Statistical-Manual der amerikanischen Psychiatrievereinigung) verfaßten, das 1978 veröffentlicht wurde.

Ich halte diese Tendenz für wissenschaftlich falsch und gesundheitspolitisch gefährlich. Erfreulicherweise ist 1981 ein wichtiges Buch ,,Theories of Neurosis" erschienen, das starkes Beweismaterial sowohl von behavioristischer Seite als auch von den anderen psychologischen Schulen für die Beibehaltung des Konzeptes bringt (Gollop).

5.9. Angewandte Tiefenpsychologie

Als Freud im Laufe von Jahrzehnten die Psychoanalyse als Forschungsinstrument über die Wahrheit im menschlichen Seelenleben und als Therapie in mühsamer, langwieriger gemeinsamer Arbeit mit psychisch Leidenden und Ausbildungswilligen erarbeitete, wurde ihm im Laufe der letzten Jahrzehnte seines Lebens bewußt, daß er eine Lawine losgetreten hatte, die eine Eigengesetzlichkeit entwickelte und unsteuerbar geworden war. In manchen Bereichen wäre es ihm lieb gewesen, mehr Echo gefunden zu haben, wie in der akademischen Medizin und Psychologie, in manchen anderen erfüllten ihn die Ausbreitungen und Konsequenzen mit deutlichem Unbehagen, man denke etwa an neue Kunstrichtungen, die der Tiefenpsychologie so viel verdanken.

Ich habe einmal anläßlich des 125. Geburtstages Freuds in einer Rede die Entdeckungen Freuds mit einem Erdrutsch verglichen. Wir Nachfahren können nun die Goldadern, die angerissen wurden, weiterverfolgen, werden aber bald entdecken, daß die wesentlichen Funde von diesem einzigartigen Genie bereits gemacht wurden und man nur mühselig kleine Goldkörner im Schutt suchen kann. Die richtige Vorgangsweise ist jedoch m.E. folgende: wir verfolgen staunend, daß viele Quellen zum Vorschein gekommen sind, die zu einem großen Fluß – der internationalen psychoanalytischen Bewegung – zusammengeflossen sind; aber auch viele Seitenäste haben sich gebildet, manche sind in einem Sumpf versiegt, manche haben Seen und Teiche gebildet, Vermischungen mit anderen großen und kleinen Wasserläufen sind entstanden (etwa aus den Quellen der Sozialpsychologie, Gruppendynamik, Lerntheorie und Systemtheorie, um nur die vier wichtigsten zu nennen). Jedenfalls ist neues befruchtendes Leben entstanden, das in seiner Vielfalt kaum mehr überblickbar ist.

So soll das Anwendungsgebiet verstanden und nur in einigen Andeutungen hier skizziert werden.

1. In der Medizin als Psychosomatik, dynamische Psychiatrie, und den verschiedensten Psychotherapieformen, wie wir es in diesem Buch zu zeigen versucht haben.

2. In der Psychologie als Gegengewicht gegen eine oft simplifizierende, in den Laborbedingungen nicht der Buntheit des wirklichen Lebens entsprechenden, experimentellen Haltung, die bei ihrer hochentwickelten Statistik und Mathematik oft vergißt, daß die Daten, die in die Maschine eingegeben werden, oft banal, irrelevant oder schlicht verfälschend sind.

3. In der Pädagogik, wo fast alle neuen Entwicklungen – vor allem der Frühpädagogik – aus dem neuen Wissensgebiet stammen. Von Anna Freud über Aichhorn bis zu Alice Miller ist die Zahl der Pioniere erfreulich groß.

4. Die neuen Kenntnisse und Techniken der Sozialarbeit (Case work) wären ohne den tiefenpsychologischen Hintergrund undenkbar.

5. Im Rechtswesen haben die Reformen des Strafvollzugs und die Konzeption der Grundlagen der Rechtssprechung erst in Anfängen von der Psychoanalyse Gebrauch gemacht. Wenn auch die „straffreie Gesellschaft“ eine Utopie bleiben wird, so sind viele Anregungen schon verwirklicht (z.B. die Entkriminalisierung der Homosexualität), andere sind in Vorbereitung.

6. Zwischen Tiefenpsychologie und Linguistik finden gegenseitige Bereicherungsbeziehungen statt, die auch praktische Konsequenzen haben (Wodak, 1981).

7. Das gleiche Phänomen ist in der bildenden Kunst und

Literatur zu beobachten. Es ist mir ein faszinierendes Zeitphänomen, daß um die Jahrhundertwende zu gleicher Zeit das Unbewußte in Wissenschaft und fast in allen Künsten explosionsartig zum Vorschein kam. Es seien nur Arthur Schnitzler und die Surrealisten erwähnt.

8. In der Nationalökonomie wissen wir heute, wie groß die Rolle des Irrationalen auch bei wirtschaftlichen Entscheidungen ist. Daß die Psychoanalyse auch beim Management, dem Training und ganz besonders in der Werbung eine sehr große Rolle spielt, ist eine Erscheinung, die Freud sicher nicht beglückt hätte. Ernest Dichter ist damit weltweit bekannt geworden.

9. Die Geschichtswissenschaft ist durch Motivationsforschung im Unbewußten in eine neue Phase getreten (Psychohistory), die erst im Anfang steht.

10. Volkskunde, Völkerkunde, Mythologie und die Lehre von den Märchen ist ohne die tiefenpsychologische Basis nicht mehr vorstellbar (man denke etwa an Margaret Mead und Bruno Bettelheim).

11. Auch die moderne Seelsorge bedient sich zum Teil ihrer Techniken und Konzepte.

Schließlich kann man in allen Medien und Alltagsgesprächen sich nicht dem Eindruck entziehen, daß, natürlich meist vereinfacht und verfälscht, tiefenpsychologisches Gedankengut eine meinungsbildende Rolle in allen Lebensbereichen spielt. Ich möchte nur auf die fast generelle Reaktion auf Fehlleistungen hinweisen, die ganz deutlich zeigen, daß unbewußte Regungen und Ambivalenzen – zumindest in der westlichen Welt – schon recht gut verstanden werden.

6. Zukunft der Psychotherapie

Der Beobachter der psychotherapeutischen Szene sieht sich mit zwei einander fürs erste widersprechenden Tendenzen konfrontiert.

Einerseits tauchen immer neue Psychotherapieformen auf, die allerdings offenbar nur dann Chancen auf Erfolg haben, wenn sie mit großem charismatischem Anspruch missioniert werden (was oft in krassem Widerspruch zum Innovationsgehalt steht), andererseits zeigen sich aber auch zunehmend Konvergenzbestrebungen und Integrationsbemühungen zwischen verschiedenen Richtungen. Es scheint mir nicht wahrscheinlich, daß die Bemühungen, eine Gefolgschaft für immer absurdere Ideen in der Psychotherapie zu finden, im gleichen Maße weitergehen könne wie bisher. Eher dürften die Integrationstendenzen eine Chance haben – ich denke dabei etwa an Hilarion Petzold, der aus Gestalttherapie und Psychodrama ein reicheres Therapieangebot als vorher konzipierte.

Zumindest darf man der Hoffnung Ausdruck geben, daß die etablierten Schulen – Psychoanalyse, Neopsychoanalyse, Individualpsychologie, Gruppenmethoden, Verhaltenstherapie, Gesprächstherapie, Gestalttherapie, Psychodrama, Familientherapie, Autogenes Trainig, Hypnose usw. – und katathymes Bilderleben mehr *gemeinsame* Interessen haben als divergierende Meinungen über den richtigen Weg einer Psychotherapie. Wir haben an einem Institut zeigen können, daß der Methodenpluralismus im Sinne einer differentiellen Indikation funktionsfähig ist (Strotzka, 1978, 1979, 1980); es ist dazu nur notwendig, den Allgemeingültigkeitsanspruch einer Schule allein aufzugeben, der sowieso nicht mehr ernsthaft vertretbar ist. Die gemeinsamen Interessen sind demgegenüber sehr schwerwiegend. Sie betreffen Organisation und Finanzierung der Psychotherapie, Regelung der nichtärztlichen Behandlung, eventuell gesetzliche Verankerung der Psychotherapie,

Schaffung einer Gegenposition zur rein naturwissenschaftlichen Medizin, um nur einige der wichtigsten gemeinsamen Aufgaben zu erwähnen. Ohne eine Kooperation ist nicht daran zu denken, hier einen Erfolg zu erreichen, der im Sinne einer optimalen Patientenversorgung läge.

Zwischen Verhaltenstherapie und Psychoanalyse zeigen sich vielversprechende Ansätze – Tiefenpsychologen sehen die lerntheoretischen Aspekte ihrer Arbeit, Verhaltenstherapeuten erkennen, daß die Therapeutenvariable (Übertragung und Gegenübertragung) von ihnen bis jetzt übersehen wurde.

Ein gemeinsamer Dachverband, wie er derzeit in Österreich gegründet wurde, wäre vielleicht ein erster Schritt in dieser Richtung. Unverändert ist derzeit eine Ausbildung in mindestens einer der großen Schulen eine Voraussetzung, ernstgenommen zu werden. Es wäre denkbar, in ferner Zukunft eine gemeinsame Basisausbildung zu konzipieren, aufgrund derer dann eine Spezialisierung erfolgen könnte.

Selbsthilfegruppen (*Moeller*, 1978) gewinnen schließlich zunehmend an Bedeutung und sind prinzipiell zu begrüßen als eine Bewegung, die wieder mehr Autonomie und Emanzipation fördert. Ihre Unterstützung ist eine wichtige Aufgabe für Psychotherapeuten, wenn dies erwünscht ist.

7. Die Beziehungen zur Organmedizin, klinischen Psychiatrie, Psychologie und Sozialwissenschaft

An den meisten medizinischen Fakultäten beginnt das Medizinstudium mit Biologie, Physik, Chemie, Morphologie und Physiologie. In manchen Ländern, wie in der Bundesrepublik Deutschland, wurde diese massive organische Indoktrination durch medizinische Psychologie und Soziologie aufgelockert. Die bisherigen Erfahrungen haben aber gezeigt, daß das Schwergewicht der anderen Fächer durch den Unterricht im psychosozialen Bereich kaum verändert werden kann. In der klinischen Ausbildung fällt kaum ein Wort über Psychosomatik, so daß wir (von Ausnahmen abgesehen, die sich spontan engagieren) Ärzte produzieren, die die psychosoziale Seite ihrer Tätigkeit entweder nicht kennen, bagatellisieren, oder je nach Interesse und selbstverschafften Ausbildungsbruchstücken mehr oder weniger glücklich auf diesem Gebiet agieren. Der Traum jedes psychohygienisch Interessierten, daß die organischen und psychosozialen Aspekte gleichberechtigt miteinander integriert gelehrt werden, ist nur an wenigen Universitäten und auch eher nur experimentell realisiert. Daß die Notwendigkeit einer solchen Organisation nur von so wenigen Gesundheitspolitikern gesehen wird, ist wohl das größte Skandalon im ganzen medizinschen Bereich. Nur so könnte nämlich eine breite Basis für die psychotherapeutische Grundhaltung bei den Medizinern erarbeitet werden, wodurch die verbreitete Iatrogenie minimiert würde.

In der Beziehung zur klinischen Psychiatrie gibt es eine recht befriedigende Integration mit tiefenpsychologischem Gedankengut, die unter dem Namen „dynamische Psychiatrie“ über lange Zeit vor allem für die guten amerikanischen Kliniken typisch war. Eine charakteristische Vertretung dafür war das Lehrbuch der

Psychiatrie von F. C. Redlich und D. X. Freedman (1970). Auch die Psychiatrielehrbücher von H. Hoff und bis zu einem gewissen Grade Eugen Bleuler können herangezogen werden. Im letzten Jahrzehnt hat das machtvolle Eindringen der Sozialpsychiatrie einerseits und das Aufkommen zahlreicher Konkurrenten der Psychoanalyse in Theorie und Praxis der Psychotherapie andererseits diese „Machtposition" einigermaßen erschüttert. Von vielen Seiten wurde zwischen Sozialpsychiatrie (Regionalisierung, therapeutische Gemeinschaft, Tages- und Nachtkliniken, rehabilitative Gruppenaktivitäten, Wohnheime usw.) und Tiefenpsychologie ein Gegensatz gesehen. Ich kann einen solchen nicht erkennen (Strotzka, 1965), sondern halte diese beiden Strömungen für komplementär im Dienste des Patienten. Die sozialpsychiatrische Richtung der Psychiatrie wird am repräsentativsten durch Dörner und Plog (1978) vertreten.

Eine methodenpluralistische Psychotherapie, die realistisch die ökonomischen Möglichkeiten berücksichtigt, ist für alle Fragen der Psychiatrie so unentbehrlich, daß es eigentlich eine Selbstverständlichkeit wäre, sie in Ausbildung, Praxis und Forschung zu integrieren. Hochspezialisierte Ausbildungen, wie die Psychoanalyse im engeren Sinne, müssen selbstverständlich den dazu zuständigen Vereinigungen vorbehalten bleiben.

Besonders spannungsreich war und ist das Verhältnis der Tiefenpsychologie zur akademisch experimentellen Psychologie. Die Urteile der Psychoanalyse über diese Wissenschaft waren etwa die, daß sie banale und irrelevante Probleme unter irrealen Laborbedingungen oft mit großem Aufwand an Pseudoexaktheit untersucht und die gleichen emotionalen Widerstände gegen die Tiefenpsychologie habe, wie die Patienten in der Behandlung.

Umgekehrt sprach man der Psychoanalyse jede Wissenschaftlichkeit ab. Wenn man in der Psychoanalyse eine reine (Tiefen-) Hermeneutik sieht, wie manche Psychoanalytiker dies tun, dann ist eine solche Diskussion überflüssig, weil dann ein solcher Anspruch gar nicht erhoben wird. Sieht man aber an ihr eine (Verhaltens)-Wissenschaft, wie es auch der Verfasser tut, dann muß man mit Genugtuung registrieren, daß zunehmend auch von experimentellen Psychologen Bestätigungen wenigstens für Teile der psychoanalytischen Theorie auftauchen. Fisher und Greenberg (1977) geben einen hervorragenden Überblick über die überraschend große Literatur, besonders im anglo-amerikanischen Bereich. Es besteht offenbar auch hier ein Trend zur Konvergenz. Der Einwand von Popper, daß die Psychoanalyse nicht falsifizierbar sei, weil sie alles erklären könne, ist natürlich ernstzunehmen. Gibt der Analytiker eine Interpretation, kann sie vom Analysanden enthusiastisch begrüßt werden, dann besteht der Verdacht einer Übertragungsreaktion, oder völlig abgelehnt werden, dann wird vielleicht ein Widerstand angenommen. Die Bestätigung der Richtigkeit einer Deutung liegt darin, daß im weiteren Verlauf sich weitere Beweise ergeben, daß hier ein echter Einsichtsgewinn vorliegt. Popper geht also in seiner Kritik von einem zu einfachen punktuellem Modell der der Psychoanalyse aus. Den größten Gewinn hat die Psychoanalyse aus den Beziehungen zu den Sozialwissenschaften gezogen. Man denke an Talcott Parsons, an die Kulturanthropologen (Margaret Mead, Ruth Benedict, Kardiner) und an Jürgen Habermas. Ich teile selbst allerdings nicht die Auffassung vom szientistischen Selbstmißverständnis der Psychoanalyse von Habermas, das darf aber nicht seine große Leistung übersehen lassen.

Literatur

Abraham, K.: Versuch einer Entwicklungsgeschichte der Libido auf Grund der Psychoanalyse seelischer Störungen. Neue Arbeiten zur ärztlichen Psychoanalyse. Leipzig: Internat. Psa. Verlag. 1924.

Ackerknecht, E.: Geschichte der Psychiatrie. Stuttgart: Enke. 1967.

Adler, A.: Menschenkenntnis. Frankfurt a.M.: Fischer. 1971.

Adler, A.: Über den nervösen Charakter. Darmstadt: Wissenschaftliche Buchgesellschaft. 1969.

Aichhorn, A.: Verwahrloste Jugend. Bern: Huber. 1969.

Alexander, F.: Psychosomatische Medizin. Berlin: de Gruyter. 1971.

Amery J.: Hand an sich legen – Diskurs über den Freitod. Stuttgart: Klett. 1976.

Ammon, G. (Hrsg.): Psychoanalytische Traumforschung. Hamburg: Hoffman & Campe. 1974.

Ammon G. (Hrsg.): Psychotherapie der Psychosen. München: Kindler. 1975.

Ansbacher, H.L., Ansbacher, R.A. (Hrsg.): Alfred Adlers Individualpsychologie. Eine systematische Darstellung seiner Lehre in Auszügen aus seinen Schriften. München: Reinhardt. 1972.

Badelt, Ch.: Soziökonomie der Selbsthilfeorganisation. Frankfurt a.M.: Campus. 1980.

Bach, G. R., Deutsch, R. M.: Pairing. Köln: Diederichs. 1972.

Balint, M.: Der Arzt, sein Patient und die Krankheit. Stuttgart: Klett. 1965.

Balint, M.: Die drei seelischen Bereiche. Psyche *11*, 321–345 (1957).

Balint, M., Balint, E., Ornstein, P.: Fokaltherapie. Frankfurt a.M.: Suhrkamp. 1973.

Balint, E., Norell, J. S.: Fünf Minuten pro Patient. Frankfurt a.M.: Suhrkamp. 1975.

Balmer, H. H., Die Archetypentheorie von G. C. Jung. Berlin-Heidelberg-New York: Springer. 1972.

Bandura, A.: Sozial-kognitive Lerntheorie. Stuttgart: Klett-Cotta. 1979.

Bartlett, H. M.: Grundlagen beruflicher Sozialarbeit. Freiburg: Lambertus. 1976.

Basaglia, F.: Die negierte Institution oder die Gemeinschaft der Ausgeschlossenen. Frankfurt a.M.: Suhrkamp. 1971.

Bateson, G.: Mind and Nature. New York: Dutton. 1979.

Bateson, G.: Ökologie des Geistes. Frankfurt a.M.: Suhrkamp. 1981.

Battegay, R., Trenkel, A. (Hrsg.): Der Traum. Bern: Huber. 1976.

Bauer, M.: Psychotherapeutische Versorgung. In: Handbuch der Sozialmedizin, Bd. 3 (Blohmke, M., v. Ferber, C., Kisker, K. P., Schaefer, H., Hrsg.), S. 275–316. Stuttgart: Enke. 1976.

Baumer, F.: Vom Zauberkult zur Psychoanalyse. München: Südwest-Verlag. 1970.

Beck, A. T., Rush, A. J., Shaw, B. F., Emery, G.: Kognitive Therapie der Depression. München: Urban & Schwarzenberg. 1981.

Becker, A. M., Reiter, L. (Hrsg.): Psychotherapie als Denken und Handeln. München: Kindler. 1977.

Becker, N.: Sexuelle Funktionsstörungen. In: Therapie sexueller Störungen (Sigusch, V., Hrsg.), S. 11–25. Stuttgart: G. Thieme. 1980.

Bellak, L., Hurvich, M., Gediman, H. K.: Ego Functions in Schizophrenics, Neurotics, and Normals. New York: Wiley. 1973.

Bellak, L., Small, L.: Kurzpsychotherapie und Notfall-Psychotherapie. Frankfurt a.M.: Suhrkamp. 1972.

Benedetti, G.: Klinische Psychotherapie. Einführung in die Psychotherapie der Psychosen. Bern: Huber. 1980.

Bergin, A. E., Garfield, S. L.: Handbook of Psychotherapy and Behavior Change: An Empirical Analysis. New York: Wiley. 1971.

Bergler, E.: Die psychische Impotenz des Mannes. Bern: Huber. 1937.

Berne, E.: Spiele der Erwachsenen. Reinbek/Hamburg: Rowohlt. 1967.

Berne, E.: Struktur und Dynamik von Organisationen und Gruppen. München: Kindler. 1979.

Blaser, A.: Der Urteilsprozeß bei der Indikationsstellung zur Psychotherapie. Bern: Huber. 1977.

Bleuler, E.: Bemerkungen zur Arbeit von E. Roenau. Z. Ges. Neur. *157*, 166–168 (1937).

Bleuler, E.: Lehrbuch der Psychiatrie. Berlin-Heidelberg-New York: Springer. 1969.

Blos, P.: On Adolsescence. New York: The Free Press. A Division of Macmillan Publishing. 1962.

Bosch, G., Lübcke-Westermann, D.: Synopse psychiatrischer Dokumentationen, Teil 1-2. Berlin, Platane 19. 1980.

Boszormenyi-Nagy, I., Framo, J. L. (Hrsg.): Familientherapie. Bd. 1–2. Reinbek/Hamburg: Rowohlt. 1975.

Bowlby, J.: Trennung. München: Kindler. 1976.

Bräutigam, W.: Die sexuellen Verirrungen. In: Psychiatrie der Gegenwart (Kisker, K., et al., Hrsg.). Bd. 2: Klinische Psychiatrie, Teil I, 2. Aufl. Berlin-Heidelberg-New York: Springer. 1972.

Bräutigam, W., Christian, P.: Psychosomatische Medizin, 2. Aufl. Stuttgart: G. Thieme. 1975.

Brenner, C.: Grundzüge der Psychoanalyse. Frankfurt a.M.: Fischer. 1967.
Bronfenbrenner, U.: Ökologische Sozialisationsforschung (Lüscher, K., Hrsg.). Stuttgart: Klett. 1976.
Buber, M.: Das Problem des Menschen. Heidelberg: Lambert Schneider. 1948.
Caruso, I. A.: Soziale Aspekte der Psychoanalyse. Reinbek/Hamburg: Rowohlt. 1972.
Caruso, I. A.: Die Trennung der Liebenden. Bern: Huber. 1968.
Cohn, R. C.: Von der Psychoanalyse zur themenzentrierten Interaktion. Stuttgart: Klett. 1975.
Cremerius, J.: Die Beurteilung des Behandlungserfolges in der Psychotherapie. Berlin-Göttingen-Heidelberg: Springer. 1962.
Cremerius, J.: Die Prognose funktioneller Syndrome. Stuttgart: Enke. 1968.
Cumming, J., Cumming, E.: Ich und Milieu. Göttingen: Vandenhoeck & Ruprecht. 1979.
Dicks, H. V.: Marital Tensions. London: Routledge & Kegan Paul. 1967.
Dörner, K., Plog, U.: Irren ist menschlich. Wunstorf: Psychiatrie-Verlag. 1978.
Dohrenwend, B. S., Dohrenwend, B. P.: Social Status and Psychological Disorder: A Causal Inquiry. New York: Wiley. 1969.
Dohrenwend, B. S., Dohrenwend, B. P.: Stressful Life Events: Their Nature and Effects. New York: Wiley. 1974.
Dreikurs, R.: Kinderpsychotherapie durch Erziehungsberatung. In: Handbuch der Kinderpsychotherapie, Bd. 1 (Biermann, G., Hrsg.), S. 95–107. München: Reinhardt. 1969.
DSM III: Diagnostic and Statistical Manual of Mental Disorders, 3. Aufl. Washington: American Psychiatric Association. 1978.
Dubois, P.: Die Psychoneurosen und ihre seelische Behandlung. Bern: Francke. 1910.
Duehrssen, A.: Analytische Psychotherapie in Theorie, Praxis und Ergebnissen. Göttingen: Vandenhoeck & Ruprecht. 1972.
Duehrssen, A.: Psychotherapie bei Kindern und Jugendlichen. Göttingen: Vandenhoeck & Ruprecht. 1968.
Dürkheim, K. v.: Die heilende Wirkung der reinen Gebärde. In: Meditation (Bitter, W., Hrsg.), S. 108–134. Stuttgart: Klett. 1973.
Eckes-Lapp, R.: Psychoanalytische Traumtheorie und Trauminterpretation. Göttingen: Vandenhoeck & Ruprecht. 1980.
Eder, A., Grumiller, I., Jandl-Jager, E., Springer-Kremser, M.: Der psychosoziale Hintergrund körperlicher Erkrankungen. Social Psychiatry *16*, 151–161 (1981).
Ehrenwald, J. (Hrsg.): The History of Psychotherapy – From Healing Magic to Encounter. New York: Aronson. 1976.
Eissler, K. R.: Der sterbende Patient. Stuttgart: Fromm-Holzboog. 1978.

Eidelberg, L.: A Comparative Pathopsychology of Neurosis. New York: International University Press. 1954.
Ellenberger, H. F.: Die Entdeckung des Unbewußten, Bd. 1–2. Bern: Huber. 1973.
Ellis, A., Grieger, R.: Praxis der rational-emotiven Therapie. München: Urban & Schwarzenberg. 1979.
Erickson, G. D., Hogan, T. P.: Family Therapy. Monterey, Calif.: Brooks/Cole (Wadsworth). 1972.
Erickson, M., Rossi, E. L., Rossi, S. L.: Hypnose. München: Pfeiffer. 1978.
Erikson, E. H.: Dimensionen einer neuen Identität. Frankfurt a.M.: Suhrkamp. 1975.
Erikson, E. H.: Einsicht und Verantwortung. Stuttgart: Klett. 1966.
Erikson, E. H.: Identität und Lebenszyklus. Frankfurt a.M.: Suhrkamp. 1966.
Erikson, E. H.: Kindheit und Gesellschaft. Stuttgart: Klett. 1971.
Ernst, K., Kind, H., Rotach-Fuchs, M.: Ergebnisse der Verlaufsforschung bei Neurosen. Berlin-Heidelberg-New York: Springer. 1968.
Ernst, K.: Die Prognose der Neurosen. Berlin-Göttingen-Heidelberg: Springer. 1959.
Eser, A. (Hrsg.): Suizid und Euthanasie als human- und sozialwissenschaftliches Problem. Stuttgart: Enke. 1976.
Eysenck, H. J.: Wege und Abwege der Psychologie. Reinbek/Hamburg: Rowohlt. 1971.
Eysenck, H. J., Rachman, S.: Neurosen – Ursachen und Heilmethoden. Berlin: Deutscher Verlag der Wissenschaften. 1971.
Eysenck, H. J., Wilson, G. D. (Hrsg.): Experimentelle Studien zur Psychoanalyse Sigmund Freuds. Wien: Europaverlag. 1979.
Fairbairn, W. R.: Psychoanalytic Studies of the Personality. London: Tavistock. 1952.
Fenichel, O.: The Psychoanalytic Theory of Neurosis. London: Routledge & Kegan Paul. 1971.
Fiedler, P. A.: Diagnostische und therapeutische Verwertbarkeit kognitiver Verhaltensanteile. In: Grundlagen kognitiver Therapie (Hoffmann, N., Hrsg.). Bern: Huber. 1979.
Fink, N.: Lehrbuch der Schlaf- und Traumforschung, 2. Aufl. München: Minerva. 1979.
Fischle-Carl, H. (Hrsg.): Theorie und Praxis der Psychoanalyse. Fellbach: Bonz. 1979.
Fisher, S., Greenberg, R. P.: The Scientific Credibility of Freud's Theories and Therapy. Hassocks: Harvester Press. 1977.
Foulkes, S., Anthony, H.: Therapeutic Group Analysis. London: Allan & Unwin. 1964.
Frank, J.D., Hoehn-Saric, R., Imber, S.D., Liberman, B.L., Stone, A.R.:

Effective Ingredients of Successful Psychotherapy. New York: Brunner/ Mazel. 1978.

Frank, J. D.: Persuasion and Healing. Baltimore: The Johns Hopkins Press. 1961.

Frankl, V. E.: Theorie und Therapie der Neurosen, 4. Aufl. München: Reinhardt. 1975.

Frankl, V. E.: Der Wille zum Sinn. Ausgewählte Vorträge über Logotherapie, 2. Aufl. Bern: Huber. 1972.

Freud, A.: Das Ich und die Abwehrmechanismen. München: Kindler. 1964.

Freud, A.: Die Schriften, Band VIII: Wege und Irrwege in der Kinderentwicklung. München: Kindler. 1980.

Freud, S.: Die Traumdeutung. Über den Traum (1900, 1901). Gesammelte Werke, Bd. 2/3.

Freud, S.: Zur Dynamik der Übertragung (1912). Gesammelte Werke, Bd.8, S. 363-374.

Freud, S.: Triebe und Triebschicksale (1915). Gesammelte Werke, Bd. 10, S. 209-232.

Freud, S.: Über die weibliche Sexualität (1931). Gesammelte Werke, Bd.14, S. 515-538.

Freud, S.: Zur Lage der Laienanalyse (1926). Gesammelte Werke, Bd.14, S. 209-296.

Freud, S.: Hemmung, Symptom und Angst (1926). Gesammelte Werke, Bd. 14, S. 114-205.

Freud, S.: Neue Folge der Vorlesungen zur Einführung in die Psychoanalyse (1916/17). Gesammelte Werke, Bd. 15.

Freud, S.: Die endliche und unendliche Analyse (1937). Gesammelte Werke, Bd. 16, S. 59-99.

Freud, S.: Die Ichspaltung im Abwehrvorgang (1938). Gesammelte Werke, Bd. 17, S. 59-62.

Friedrich, H., Fränkel-Dahmann, I., Schaufelberger, H.-J., Streeck, U.: Soziale Deprivation und Familiendynamik. Göttingen: Vandenhoeck & Ruprecht. 1979.

Frijling-Schreuder, E.: Übertragung und Gegenübertragung in der psychoanalytischen Kindertherapie. In: Handbuch der Kinderpsychotherapie, Bd. 1 (Biermann, G., Hrsg.), S. 302–313. München: Reinhardt. 1969.

Fromm, E.: Analytische Sozialpsychologie und Gesellschaftstheorie. Frankfurt a.M.: Suhrkamp. 1971.

Fromm, E.: Anatomie der menschlichen Destruktivität. Stuttgart: Deutsche Verlags-Anstalt. 1974.

Fromm, E.: Die Furcht vor der Freiheit. Wien: Europäische Verlagsanstalt. 1971.

Fromm, E.: Haben oder Sein. Stuttgart: Deutsche Verlags-Anstalt. 1977.

Fromm-Reichmann, F.: Psychoanalyse und Psychotherapie. Stuttgart: Klett-Cotta. 1978.
Fürstenau, P.: Zur Theorie psychoanalytischer Praxis. Stuttgart: Klett-Cotta. 1979.
Gastager, H., Gastager, S.: Die Fassadenfamilie. München: Kindler. 1973.
Gehmacher, E., Kaufmann, A., Strotzka, H.: Wohnen und psychische Gesundheit. (Forschungsstelle für Wohnen, Bauen und Planen, Monographie 26.) Wien: 1977.
Glaser, B. G., Strauß, A. L.: Interaktion mit Sterbenden. Göttingen: Vandenhoeck & Ruprecht. 1974.
Goffman, E.: Asyle. Frankfurt a.M.: Suhrkamp. 1972.
Goffman, E.: Interaktion: Spaß am Spiel. München: Piper. 1973.
Goffman, E.: Interaktionsrituale. Frankfurt a.M.: Suhrkamp. 1971.
Goldstein, A. P.: Therapist-Patient Expectancies in Psychotherapy. Oxford: Pergamon. 1962.
Goldstein, A. P., Stein, N. (Hrsg.): Maßgeschneiderte Psychotherapien. Darmstadt: Steinkopff. 1980.
Gossop, M.: Theories of Neurosis. New York: Springer. 1981.
Graber, G. H.: Die Ambivalenz des Kindes. Leipzig: Imago. 1924.
Graupe, S.-R.: Ergebnisse und Probleme der quantitativen Erforschung traditioneller Psychotherapieverfahren. In: Psychotherapie: Grundlagen, Verfahren, Indikationen, 2. Aufl. (Strotzka, H., Hrsg.). München: Urban & Schwarzenberg. 1978.
Grawe, K.: Differentielle Psychotherapie I. Bern: Huber. 1976.
Groddeck, G.: Psychische Bedingtheit und psychoanalytische Behandlung organischer Leiden (1917). In: Psychoanalytische Schriften zur Psychosomatik (Glaser, G., Hrsg.). Wiesbaden: Limes. 1966.
Häfner, H. (Hrsg.): Psychiatrische Epidemiologie. Berlin-Heidelberg-New York: Springer. 1978.
Haines, J.: Interventionsprozesse in der sozialen Arbeit. Freiburg: Lambertus. 1979.
Haley, J.: Direktive Familientherapie. München: Pfeiffer. 1977.
Haley, J.: Gemeinsamer Nenner Interaktion. München: Pfeiffer. 1978.
Haley, J.: Die Psychotherapie Milton H. Ericksons. München: Pfeiffer. 1978.
Harlfinger, H.: Arbeit als Mittel psychiatrischer Therapie. Stuttgart: Hippokrates. 1968.
Harper, R. A.: Die neuen Psychotherapien. Salzburg: O. Müller. 1979.
Hartmann, H.: Ich-Psychologie und Anpassungsproblem. Internat. Z. Psychoanalyse und Imago *24*, 62–135 (1939); Psyche *14*, 81–164 (1960).
Heigl-Evers, A.: Konzepte der analytischen Gruppenpsychotherapie. Göttingen: Vandenhoeck & Ruprecht. 1972.
Heimann, P.: Bemerkungen zur analen Phase. Psyche *16*, 420–439 (1962).

Henseler, H.: Narzißtische Krisen/Zur Psychodynamik des Selbstmords. Reinbek/Hamburg: Rowohlt. 1974.

Herren, R.: Freud und die Kriminologie. Stuttgart: Enke. 1973.

Hirvas, J.: Identity and Mental Illness. Helsinki: The Academic Bookstore. 1966.

Höck, K.: Psychotherapie in der DDR, eine Dokumentation zum 30. Jahrestag in der Republik, Teil 1–2. Berlin: Haus der Gesundheit. 1979.

Höck, K., Seidel, K. (Hrsg.): Psychotherapie und Gesellschaft. Berlin: Deutscher Verlag der Wissenschaften. 1976.

Hoffmann, N.: Depressives Verhalten. Salzburg: O. Müller. 1976.

Hoffmann, N. (Hrsg.): Grundlagen kognitiver Therapie. Bern: Huber. 1979.

Hollingshead, A. B., Redlich, F.: Der Sozialcharakter psychischer Störungen. Frankfurt a.M.: Fischer. 1975.

Horney, K.: Der neurotische Mensch unserer Zeit (1951). München: Kindler.

Horney, K.: Selbstanalyse. München: Kindler. 1974.

Hungerleider, F.: Zen – aus japanischer Sicht. In: Meditation (Bitter, W., Hrsg.), S. 72–82. Stuttgart: Klett. 1973.

Jacobi, Y.: Die Psychologie von C. G. Jung. Zürich-Stuttgart: Rascher. 1967.

Jacobson, E.: Das Selbst und die Welt der Objekte (1964). Frankfurt a.M.: Suhrkamp. 1973.

Janov, A., Holden, E. M.: Das neue Bewußtsein. Frankfurt a.M.: Fischer. 1977.

Janov, A.: Der Urschrei. Frankfurt a.M.: Fischer. 1973.

Jones, M.: Die therapeutische Gemeinschaft. Stuttgart: Klett. 1973.

Jones, R. M.: The New Psychology of Dreaming. Harmondsworth: Penguin Books. 1978.

Jores, A.: Praktische Psychosomatik. Bern: Huber. 1973.

Jung, C. G.: Die Beziehungen zwischen dem Ich und dem Unbewußten. Studienausgabe. Olten-Freiburg: Walter. 1971.

Jung, C. G.: Psychologische Typen. Gesammelte Werke, Bd. 6. Olten-Freiburg: Walter. 1971.

Jung, C. G.: Seelenprobleme der Gegenwart. Studienausgabe. Olten-Freiburg: Walter. 1973.

Jung, C. G.: Vom Wesen der Träume. Die praktische Verwendbarkeit der Traumanalyse. In: Bedeutung und Deutung des Traumes in der Psychotherapie (Graevenitz, J., Hrsg.). Darmstadt: Wissenschaftliche Buchgesellschaft. 1968.

Katschnig, H. (Hrsg.): Die andere Seite der Schizophrenie. München: Urban & Schwarzenberg. 1977.

Katschnig, H., Strotzka, H.: Epidemiologie der Neurosen und psychosomatischen Störungen. In: Handbuch der Sozialmedizin (Blohmke, M., v. Ferber, C., Kisker, K. P., Schaefer, H., Hrsg.), Bd. 2, S. 272–310. Stuttgart: Enke. 1977.

Kaufmann, L.: Familie, Kommunikation und Psychose. Bern: Huber. 1972.
Keleman, S.: Dein Körper formt dein Selbst. München: Kösel. 1980.
Kemper, W.: Frühkindliche Erlebniswelt, Neurose und Psychose. Psyche *6*, 641–667 (1953).
Kemper, W.: Die funktionellen Sexualstörungen. Stuttgart: G. Thieme. 1975.
Kernberg, O. F.: Borderline-Störungen und pathologischer Narzißmus. Frankfurt a.M.: Suhrkamp. 1978.
Kernberg, O. F.: Object-Relations Theory and Clinical Psychoanalysis. New York: Aronson. 1976.
Kickbusch, I., Trojan, A. (Hrsg.): Gemeinsam sind wir stärker. Frankfurt a.M.: Suhrkamp. 1981.
Klein, M.: Contributions to Psycho-Analysis 1921–1945. London: Hogarth Press. 1973.
Klein, M.: Die psychoanalytische Spieltechnik, ihre Geschichte und Bedeutung. In: Handbuch der Kinderpsychotherapie, Bd. 1 (Biermann, G., Hrsg.), S. 151–168. München: Reinhardt. 1969.
Klein, M.: Zur Psychogenese der manisch-depressiven Zustände. Internat. Z. Psychoanalyse *23*, 235–305 (1937); Psyche *14*, 256–284 (1960).
Kohlberg, L.: Zur kognitiven Entwicklung des Kindes. Frankfurt a. M.: Suhrkamp. 1974.
Kohut, H.: Die Heilung des Selbst. Frankfurt a.M.: Suhrkamp. 1979.
Kohut, H.: Narzißmus. Frankfurt a.M.: Suhrkamp. 1973.
Kuhn, T. S.: Die Struktur wissenschaftlicher Revolutionen. Frankfurt a.M.: Suhrkamp. 1973.
Kübler-Ross, E.: Interview mit Sterbenden. Gütersloher Verlagshaus: G. Mohn. 1974.
Kuiper, P. C.: Die seelischen Krankheiten des Menschen. Bern-Stuttgart: Huber/Klett. 1969.
Kurzeja, D.: Jugendkriminalität + Verwahrlosung. Gießen-Wieseck: Edition 2000. 1972.
Laplanche, J., Pontalis, J.-B.: Das Vokabular der Psychoanalyse. Frankfurt a.M.: Suhrkamp. 1972.
Lasch, C.: Das Zeitalter des Narzißmus. München: Steinhausen. 1980.
Lazarus, A. A. (Hrsg.): Angewandte Verhaltenstherapie. Stuttgart: Klett. 1976.
Lazarus, A. A.: Behaviour Therapy and Beyond. New York: McGraw-Hill. 1971.
Lehr, U. (Hrsg.): Interventionsgerontologie. In: Praxis der Sozialpsychiatrie 11. Darmstadt: Steinkopff. 1979.
Leuner, H. (Hrsg.): Katathymes Bilderleben. Ergebnisse in Theorie und Praxis. Bern: Huber. 1980.
Leutz, G.: Psychodrama. Berlin-Heidelberg-New York: Springer. 1974.

Loch, W. (Hrsg.): Die Krankheitslehre der Psychoanalyse. Stuttgart: Hirzel. 1971.
Lorenz, K.: Das sogenannte Böse. Wien: Borotha-Schoeler. 1966.
Lowen, A.: Der Verrat am Körper. Bern: Scherz. 1980.
Luban-Plozza, B. (Hrsg.): Praxis der Balint-Gruppen. München: Lehmann. 1974.
Luban-Plozza, B., Pöldinger, W.: Der psychosomatisch Kranke in der Praxis. Berlin-Heidelberg-New York: Springer. 1977.
Luborsky, L., Strupp, H. H.: Research in Psychotherapy, Vol. 2. Washington: American Psychological Assoc. 1969.
Mader, R., Strotzka, H. (Hrsg.): Drogenpolitik zwischen Therapie und Strafe. Wien: Jugend und Volk. 1980.
Mahler, M. S.: Die psychische Geburt des Menschen. Frankfurt a.M.: Fischer. 1978.
Malan, D. H.: The Frontier of Brief Psychotherapy. New York: Plenum. 1976.
Malan, D. H.: Individual Psychotherapy and the Science of Psychodynamics. London: Butterworths. 1979.
Malan, D. H.: Psychoanalytische Kurztherapie. Bern-Stuttgart: Huber/Klett. 1965.
Malan, D. H.: Toward the Validation of Dynamic Psychotherapy. New York: Plenum. 1976.
Masters, W. H., Johnson, V. E.: Die sexuelle Reaktion. Frankfurt a.M.: Akademische Verlagsgesellschaft. 1967.
Matussek, P.: Psychotherapie schizophrener Psychosen. Hamburg: Hoffmann & Campe. 1976.
Meerwein, F. (Hrsg.): Einführung in die Psycho-Onkologie. Bern: Huber. 1981.
Meistermann-Seeger, E.: Gestörte Familien. München: Beck. 1976.
Meltzoff, J., Kornreich, M.: Research in Psychotherapy. New York: Atherton Press. 1970.
Meyer, J.-E.: Tod und Neurose. Göttingen: Vandenhoeck & Ruprecht. 1973.
Mentzos, S.: Interpersonale und institutionalisierte Abwehr. Frankfurt a.M.: Suhrkamp. 1976.
Miller, A.: Das Drama des begabten Kindes und die Suche nach dem wahren Selbst. Frankfurt a.M.: Suhrkamp. 1979.
Miller, J. G.: Living Systems. New York: McGraw-Hill. 1978.
Minuchin, S.: Familie und Familientherapie. Freiburg: Lambertus. 1978.
Mitscherlich, A.: Einführung in die Psychoanalyse. Amsterdam: de Munter. 1973.
Mitscherlich, A.: Krankheit als Konflikt, Bd. 1–2. Frankfurt a.M.: Suhrkamp. 1969.
Moeller, M. L.: Anders helfen. Stuttgart: Klett-Cotta. 1981.
Moeller, M. L.: Selbsthilfegruppen. Reinbek/Hamburg: Rowohlt. 1978.

Möllering, J.: Schutz des Lebens – Recht auf Sterben. Stuttgart: Enke. 1977.
Moreno, J. L.: Die Grundlagen der Soziometrie. Opladen: Westdeutscher Verlag. 1974.
Moreno, J. L.: Gruppenpsychotherapie und Psychodrama. Stuttgart: G. Thieme. 1973.
Moser, U.: Aggressives Verhalten. Manuskr. Arbeitspapier eines Seminars am Institut für Tiefenpsychologie und Psychotherapie der Universität Wien vom 21. bis 25. Mai 1973.
Moser, U.: Die Entwicklung der Objektbesetzung. Psyche *21*, 97–124 (1967).
Nagera, H.., et al.: Basic Psychoanalytic Concepts on the Theory of Dreams. New York: Basic Books. 1969.
Nedelmann, C., Becker, H.: Psychoanalyse und Politik. Frankfurt: Suhrkamp. 1983.
Nunberg, H.: Allgemeine Neurosenlehre. Bern: Huber. 1959.
Ornstein, R. E.: Die Psychologie des Bewußtseins. Köln: Kiepenheuer & Witsch. 1974.
Overbeck, G., Overbeck, A. (Hrsg.): Seelischer Konflikt – körperliches Leiden. Reinbek/Hamburg: Rowohlt. 1978.
Paul, N. L., Byfield Paul, B.: Puzzle einer Ehe. Stuttgart: Klett-Cotta. 1977.
Perls, F. S.: Gestalt-Therapie in Aktion. Stuttgart: Klett. 1974.
Perls, F. S.: Grundlagen der Gestalttherapie. München: Pfeiffer. 1976.
Perls, F. S., Hefferline, R. F., Goodman, P.: Gestalt-Therapie. Stuttgart: Klett-Cotta. 1979.
Petzold, H. G.: Angewandtes Psychodrama, 2. Aufl. Paderborn: Junfermann. 1979.
Petzold, H. G.: Gestalttherapie und Psychodrama. Kassel: Nicol. 1973.
Petzold, H. G.: Psychodrama-Therapie. Paderborn: Junfermann. 1979.
Piaget, J., Inhelder, B.: Die Entwicklung des inneren Bildes beim Kind. Frankfurt a.M.: Suhrkamp. 1979.
Plog, U.: Differentielle Psychotherapie, II. Bern: Huber. 1976.
Pohlen, M.: Gruppenanalyse. Göttingen: Vandenhoeck & Ruprecht. 1972.
Pohlmeier, H.: Selbstmord und Selbstmordverhütung. München: Urban & Schwarzenberg. 1978a.
Pohlmeier, H.: Selbstmordverhütung – Anmaßung oder Verpflichtung. Bonn: Keil. 1978b.
Popper, K. R., Eccles, J. C.: The Self and Brain. Berlin-Heidelberg-New York: Springer. 1977.
Rapaport, D.: Die Struktur einer psychoanalytischen Theorie. Stuttgart: Klett. 1970.
Raskin, N. J.: Studies of Psychotherapeutic Orientation: Ideology and Practice. In: AAP Research Monograph. Orlando: Fla.: American Academy of Psychotherapists. 1974.
Rattner, J.: Psychologie der zwischenmenschlichen Beziehungen. Olten-Freiburg: Walter. 1969.

Redlich, F. V., Freedman, D. X.: Theorie und Praxis der Psychiatrie. Frankfurt a.M.: Suhrkamp. 1970.
Reich, E.: Die Massenpsychologie des Faschismus. Köln: Kiepenheuer & Witsch. 1971.
Reich, W.: Charakteranalyse (1933). Köln: Kiepenheuer & Witsch.1971.
Reiter, L.: Werte, Ziele und Entscheidungen in der Psychotherapie. In: Psychotherapie: Grundlagen, Verfahren, Indikationen (Strotzka, H., Hrsg.). München: Urban & Schwarzenberg. 1976.
Richter, H. E.: Engagierte Analysen. Reinbek/Hamburg: Rowohlt. 1978.
Richter, H. E.: Flüchten oder Standhalten. Reinbek/Hamburg: Rowohlt. 1976.
Richter, H. E.: Der Gotteskomplex. Reinbek/Hamburg: Rowohlt. 1979.
Richter, H. E.: Lernziel Solidarität. Reinbek/Hamburg: Rowohlt. 1974.
Richter, H. E.: Patient Familie. Reinbek/Hamburg: Rowohlt. 1972.
Richter, H. E., Strotzka, H., Willi, J. (Hrsg.): Familie und seelische Krankheit. Reinbek/Hamburg: Rowohlt. 1976.
Ringel, E. (Hrsg.): Selbstmordverhütung. Bern: Huber. 1966.
Ringler, M.: Verhaltenstherapie. In: Psychotherapie: Grundlagen, Verfahren, Indikationen (Strotzka, H., Hrsg.), 2. Aufl., S. 245–264. München: Urban & Schwarzenberg. 1978.
Roenau, E.: Ambivalenz. Z. Ges. Neur. *157*, 153–166 (1937).
Rogers, C. R.: Client-Centered Psychotherapy. In: Comprehensive Textbook of Psychiatry, II (Freedman, A. M., Kaplan, H. I., Sadock, B. J., Hrsg.), S. 1831–1843. Baltimore: Williams & Wilkins. 1980.
Rogers, C. R.: Entwicklung der Persönlichkeit. Stuttgart: Klett. 1976.
Rogers, C. R.: Die klientenzentrierte Gesprächstpsychotherapie. München: Kindler. 1972.
Rohde-Dachser, C.: Das Borderline-Syndrom. Bern: Huber. 1979.
Rosen, J. N.: Psychotherapie der Psychosen. Stuttgart: Hippokrates. 1964.
Rosenmayr, L., Strotzka, H., Firnberg, H.: Gefährdung und Resozialisierung Jugendlicher. Wien: Europaverlag. 1968.
Rudas, S.: Wenn die Macht mächtig macht. Die „Legitimation des Common Sense". In: Der Psychotherapeut im Spannungsfeld der Institutionen (Strotzka, H., Hrsg.), S. 379–384. München: Urban & Schwarzenberg. 1980.
Sadger, J.: Aus dem Liebesleben Nikolaus Lenaus. Leipzig: Deuticke. 1909.
Satir, V.: Familienbehandlung. Freiburg: Lambertus. 1973.
Schaefer, H., Blohmke, M.: Herzkrank durch psychosozialen Streß. Heidelberg: Hüthig. 1977.
Schafer, R.: Aspects of Internalization. New York: International University Press. 1968.
Schepank, H.: Erb- und Umweltfaktoren bei Neurosen. Berlin-Heidelberg-New York: Springer. 1974.

Schmidbauer, W.: Die hilflosen Helfer. Reinbek/Hamburg: Rowohlt. 1977.
Schmiedeck, R.: The Personal Sphere Model. New York: Grune & Stratton. 1978.
Schorsch, E.: Sexuelle Perversionen: Ideologie, Klinik, Kritik. In: Therapie sexueller Störungen (Sigusch, V., Hrsg.), S. 119–156. Stuttgart: G. Thieme. 1980.
Schützenberger-Ancelin, A.: Psychodrama. Stuttgart: Hippokrates. 1979.
Schultz, J. H.: Das autogene Training. Stuttgart: G. Thieme. 1953.
Schultz, J. H.: Die seelische Krankenbehandlung (Psychotherapie). Stuttgart: G. Fischer. 1963.
Schultz-Hencke, H.: Einführung in die Psychoanalyse (1927). Göttingen: Vandenhoeck & Ruprecht. 1972.
Schultz-Hencke, H.: Lehrbuch der analytischen Psychotherapie. Stuttgart: G. Thieme. 1951.
Schulz, K. A., Schulz, W.: Normales Trinken und Suchtentwicklung, Bd. 1–2. Göttingen: Hogrefe. 1976–1977.
Schur, M.: Comments on the Metapsychology of Somatization. In: The Psychoanalytic Study of the Child, Vol. 10, S. 119–156. New York: International University Press. 1955.
Schutz, W. C.: Freude. Reinbek/Hamburg: Rowohlt. 1971.
Sechehaye, M. A.: Symbolic Realization. New York: International University Press. 1970.
Sechehaye, M. A.: Tagebuch einer Schizophrenen. Frankfurt a.M.: Suhrkamp. 1973.
Seligman, M. E. P.: Erlernte Hilflosigkeit. München: Urban & Schwarzenberg. 1979.
Sellschopp, A., Vollrath, P.: Psychoanalytisch-klinische Therapie. In: Die Psychologie des 20. Jahrhunderts, Bd. 9: Psychosomatik (Hahn, P., Hrsg.), S. 961–977. Zürich: Kindler. 1979.
Selvini-Palazzoli, M., et al.: Der entzauberte Magier. Stuttgart: Klett-Cotta. 1978.
Selvini-Palazzoli, M., Boscolo, L., Cecchin, G., Prata, G.: Paradoxon und Gegenparadoxon. Stuttgart: Klett. 1977.
Sifneos, P. E.: Problems of Psychotherapy of Patients with Alexithymic Characteristics and Physical Disease. Psychotherapy and Psychosomatics *26,* 65–70 (1975).
Sigusch, V.: Therapie sexueller Störungen. Stuttgart: G. Thieme. 1975.
Singer Kaplan, H.: The New Sex Therapy. New York: Brunner/Mazel. 1974.
Specht, H., Vickery, A. (Hrsg.): Methodenintegration in der Sozialarbeit. Freiburg: Lambertus. 1980.
Spitz, R.: Vom Säugling zum Kleinkind. Stuttgart: Klett. 1969.
Springer, A.: Pathologie der geschlechtlichen Identität: Transsexualismus

und Homosexualität. Theorie, Klinik, Therapie. Wien-New York: Springer. 1981.
Sullivan, H. S.: Das psychotherapeutische Gespräch. Frankfurt a.M.: Fischer. 1976.
Szasz, T. S.: Geisteskrankheit – ein moderner Mythos? Olten-Freiburg: Walter. 1972.
Stephanos, S.: Analytisch-psychosomatische Therapie. Bern: Huber. 1973.
Stierlin, H.: Delegation und Familie. Frankfurt a.M.: Suhrkamp. 1978.
Stierlin, H.: Eltern und Kinder. Frankfurt a.M.: Suhrkamp. 1978.
Stierlin, H., Rücker-Embden, I., Wetzel, N., Wirsching, M.: Das erste Familiengespräch. Stuttgart: Klett-Cotta. 1977.
Stierlin, H.: Von der Psychoanalyse zur Familientherapie. Stuttgart: Klett. 1975.
Stierlin, H.: Das Tun des Einen ist das Tun des Anderen. Frankfurt a.M.: Suhrkamp. 1971.
Stokvis, B., Wiesenhütter, E.: Der Mensch in der Entspannung. Stuttgart: Hippokrates. 1961.
Stoller, R. J.: Perversion. Reinbek/Hamburg: Rowohlt. 1979.
Strotzka, H.: Über Ambivalenz. Psyche *22*, 287–300 (1968).
Strotzka, H.: Einführung in die Sozialpsychiatrie. Reinbek/Hamburg: Rowohlt. 1965.
Strotzka, H.: Fairneß, Verantwortung, Fantasie. Eine psychoanalytische Alltagsethik. Wien: Deuticke. 1983.
Strotzka, H. (Hrsg.): Fallstudien zur Psychotherapie. München: Urban & Schwarzenberg. 1979.
Strotzka, H.: Ist Familientherapie auf psychoanalytischer Basis möglich? In: Theorie und Praxis der Psychoanalyse. Fellbach: Bonz. 1979.
Strotzka, H.: Zu einer medizinischen Psychologie der Einstellung. W. Arch. Psychol., Psychiatr., Neurol. *2*, 4–10 (1952).
Strotzka, H.: Neurose, Charakter, soziale Umwelt. München: Kindler. 1973.
Strotzka, H.: Die Potenzstörung. Der praktische Arzt *29*, 561–574 (1975).
Strotzka, H. (Hrsg.): Der Psychotherapeut im Spannungsfeld der Institutionen. München: Urban & Schwarzenberg. 1980.
Strotzka, H. (Hrsg.): Psychotherapie: Grundlagen, Verfahren, Indikation, 2. Aufl. München: Urban & Schwarzenberg. 1978.
Strotzka, H.: Psychotherapie der Psychosen. In: Psychotherapie: Grundlagen, Verfahren, Indikationen (Strotzka, H., Hrsg.). München: Urban & Schwarzenberg. 1978.
Strotzka, H.: Psychotherapie und soziale Sicherheit. Bern: Huber. 1969.
Strotzka, H.: Das Rollenspiel als Ausbildungsmethode. Gruppenpsychotherapie und Gruppendynamik *6* (3), (1973).

Strotzka, H.: Schuld und Strafe. Berliner Ärzteblatt *79*, 683-686 (1966).
Strotzka, H.: Versuch über den Humor. Psyche *11*, 597–609 (1957).
Strotzka, H., Leitner, I.: Die sozialpsychiatrischen Auswirkungen einer akuten ökonomischen Krise. In: Wien. Med. Wschr. *119*, 196–199 (1969).
Strotzka, H., Simon, M. D., Siwy, P., Kunze, E., Stadler, H.: Interdependenzen sozialer Desintegration. Social Psychiatry *6*, 158–166 (1971).
Strupp, H. H., Fox, R. E., Lessler, K.: Patients View Their Psychotherapy. Baltimore: The Johns Hopkins Press. 1969.
Strupp, H. H.: Psychotherapists in Action. New York: Grune & Stratton. 1960.
Strupp, H. H.: Psychotherapy: Clinical, Research and Theoretical Issues. New York: Aronson. 1973.
Strupp, H. H., Hadley, S. W., Gomes-Schwartz, B.: Psychotherapy for Better or Worse. New York: Aronson. 1977.
Tausch, R.: Gesprächspsychotherapie. Göttingen: Hogrefe. 1970.
Thomä, H.: Über die psychoanalytische Behandlung eines Ulcuskranken. Psyche *8*, 92–126 (1954).
Thomä, H.: Schriften zur Psychoanalyse: Vom spiegelnden zum aktiven Psychoanalytiker. Frankfurt a.M.: Suhrkamp. 1981.
Toman, W.: Tiefenpsychologie. Stuttgart: Kohlhammer. 1978.
Uexküll, T. v. (Hrsg.): Lehrbuch der psychosomatischen Medizin. München: Urban & Schwarzenberg. 1979.
Waelder, E.: Die Grundlagen der Psychoanalyse. Bern-Stuttgart: Huber/Klett. 1963.
Wallnöfer, H.: Autogenes Training. Mannheim: Boehringer. (o.J.).
Watzlawick, P.: Die Möglichkeit des Andersseins. Bern: Huber. 1977.
Watzlawick, P.: Wie wirklich ist die Wirklichkeit? München: Piper. 1976.
Watzlawick, P., Beavin, J. H., Jackson, D. D.: Menschliche Kommunikation. Bern: Huber. 1971.
Weizsäcker, V. v.: Der Gestaltkreis. Stuttgart: G. Thieme. 1946.
Wendt, H.: Integrative Sexualtherapie. München: Pfeiffer. 1979.
Westmeyer, H., Hoffmann, N. (Hrsg.): Verhaltenstherapie. Frankfurt a.M.: Hofmann & Campe. 1977.
Willi, J.: Die Zweierbeziehung. Reinbek/Hamburg: Rowohlt. 1975.
Wing, J. K. (Hrsg.): Schizophrenia. New York: Grune & Stratton. 1978.
Wing, J. K., Häfner, H. (Hrsg.): Roots of Evaluation. London: Oxford University Press. 1973.
Winkler, W. T.: Übertragung und Psychose. Bern: Huber. 1971.
Winnicott, D. W.: Von der Kinderheilkunde zur Psychoanalyse. München: Kindler. 1976.
Winnicott, D. W.: Reifungsprozesse und fördernde Umwelt. München: Kindler. 1974.

Wodak, R.: Das Wort in der Gruppe. Wien: Verlag der Österr. Akademie der Wissenschaften. 1981.
Wunnerlich, A.: Zur Psychoanalyse der ausweglosen Situation. Bern: Huber. 1972.
Yalom, I. D.: Gruppenpsychotherapie. München: Kindler. 1974.
Zullinger, H.: Schwierige Kinder. Bern: Huber. 1970.

Sachverzeichnis

IBM-Composersatz: Springer-Verlag Wien
Umbruch und Druck: Novographic, Ing. Wolfgang Schmid, Wien

Biokybernetik und Psychopathologie

Das holophrene Syndrom als Modell

Von Dr. med. **B. Mitterauer,**
Psychiatrische Krankenhausabteilung, Landesnervenklinik Salzburg

Mit einem Geleitwort von F. Seitelberger

1983. 20 Abbildungen. XIV, 172 Seiten.
Geheftet DM 53,—, öS 370,—. ISBN 3-211-81760-3

Preisänderungen vorbehalten

Dieses Buch befaßt sich mit dem Zustand des wahnbedingten Orientierungsverlustes (holophrenes Syndrom), welcher im Rahmen der sogenannten endogenen (funktionellen) Psychosen auftreten kann.
Die Thematik wird unter drei verschiedenen Gesichtspunkten bearbeitet: In den ersten fünf Kapiteln liegt neben der Syndrombeschreibung und differentialdiagnostischen Überlegungen der Schwerpunkt auf typischen Einzelfalldarstellungen. Ferner wird durch die Formulierung eines endomorph-dysphorischen Achsensyndroms versucht, die Affektlage nicht-syntoner Wahnsyndrome zu erfassen. In den Kapiteln VI bis XI sind die kybernetischen bzw. hirntheoretischen Grundlagen einer Theorie des holophrenen Syndroms dargelegt. Das letzte Kapitel setzt sich mit den Behandlungsmöglichkeiten des wahnhaften Orientierungsverlustes (holophrenen Syndroms) auseinander.
Diese Art der interdisziplinären Darstellung eines psychopathologischen Syndroms ist neu. Die Besonderheit dieses Buches liegt in dem Versuch, den wahnhaften Orientierungsverlust kybernetisch und hirntheoretisch zu begründen. Neben zwei erstmals beschriebenen psychiatrischen Syndromen wird eine neue Theorie der Formatio reticularis des Gehirns vorgelegt. Ferner erfährt das kybernetische Konzept der Selbstreferenz eine Weiterentwicklung (Kontinuum der Selbstreferenz), was eine Reformulierung psychopathologischer Konzeptionen mit sich bringt. Es ist das Ziel dieser Arbeit, Grundlagen für eine künftige wissenschaftliche Psychiatrie zu erarbeiten. Das Buch ist für Leser aus den verschiedensten Wissenschaftszweigen von Interesse, da es mit interdisziplinären Mitteln die derzeitige psychiatrische Nosologie und Psychopathologie nicht nur kritisiert, sondern auch neue Ansätze anbietet.

Springer-Verlag Wien New York